看護学入門 **13**

精神看護

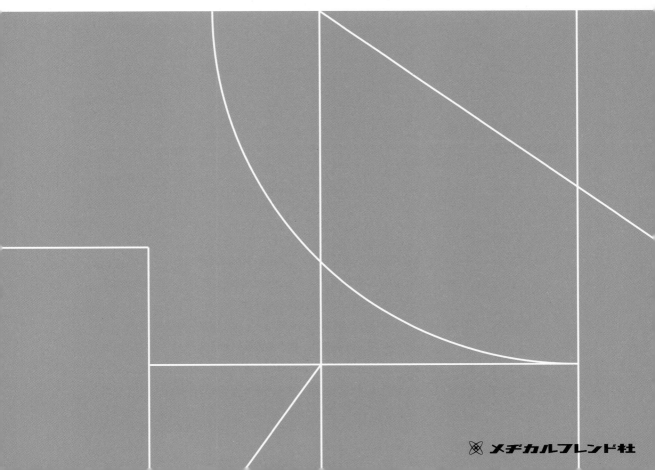

メヂカルフレンド社

■精神看護 ─────────────────────────────────

編集

榎本　哲郎　　国立国際医療研究センター国府台病院精神科医長

執筆

榎本　哲郎　　国立国際医療研究センター国府台病院精神科医長

宇佐美政英　　国立国際医療研究センター国府台病院子どものこころ総合診
　　　　　　　療センター長，児童精神科診療科長

鈴木　美央　　千葉大学大学院看護学研究院助教，国立国際医療研究センター
　　　　　　　国府台病院客員研究員，精神看護専門看護師

中島　亮子　　国立国際医療研究センター国府台病院副看護師長

遠竹　華子　　医療創生大学葵会柏看護専門学校看護学科専任教員

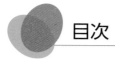

目次

序章　精神看護のとらえ方　　　　　　　　　鈴木美央，中島亮子，遠竹華子　2

A　精神障害および医療・看護の拡大…… 2
　1．地域医療と精神看護 ……………… 2
　2．拡大する精神看護の対象 ………… 3
B　精神看護技術の多様化……………… 3
C　精神看護・精神科看護の理念 ……… 3
D　トータル・ケア・システムの発展…… 4
　1．治療共同社会 …………………… 4
　2．トータル・ケア・システム …… 4

第1章　心の健康と発達　　　　　　　　　6

Ⅰ　心の健康とは何か ………… 榎本哲郎　6
　1．ライフステージと心の健康 ………… 6
　2．環境・価値観の変化と心の健康 …… 7
Ⅱ　脳の発達 ………………… 宇佐美政英　7
　1．脳神経系の形成 ………………… 8
　2．社会に適応する脳 ……………… 8
Ⅲ　遺伝と環境 ……………………… 8
　1．ゴッテスマンの双生児研究 ……… 8
　2．人間に育てられたチンパンジー … 9
　3．宿命的な規定と変化 …………… 9
Ⅳ　発達段階の課題 ………………… 10
A　乳児期 …………………………… 10
B　幼児初期（2〜4歳頃） ………… 12
C　幼児期（遊びの時期，5〜7歳頃）… 12
D　学童期（児童期，8〜12歳頃） … 14
E　青年期（思春期）……………… 15
　1．青年期前期（13〜15歳頃） …… 15
　2．青年期中・後期（16〜22歳頃）… 16
F　成人期 ………………… 榎本哲郎　17
　1．成人初期 ……………………… 17
　2．壮年期 ………………………… 18
G　老年期 …………………………… 18

第2章　心の働きと危機　　　　　　　　　22

Ⅰ　心の不健康と危機状況 …… 榎本哲郎　22
A　心の不健康状態…………………… 22
　1．心の不健康状態とは …………… 22
　2．防衛機制と適応機制 …………… 23
B　危機状況と危機介入 …………… 23
　1．自殺 …………………………… 23
　2．死の問題 ……………………… 24
　3．生きがいと成長 ……………… 24
Ⅱ　自我と防衛機制 ………… 宇佐美政英　25
　1．防衛機制とは ………………… 25
　2．防衛機制の種類 ……………… 25
Ⅲ　ストレスの心身への影響 ………… 26
　1．ストレス ……………………… 26
　2．心的外傷後ストレス障害 ……… 27
Ⅳ　人間関係と心の健康 …………… 27
　1．言語的理解 …………………… 27
　2．非言語的理解 ………………… 27
　3．人間関係と人間理解 ………… 28
Ⅴ　環境と心の健康 ………………… 28
A　家族関係 ………………………… 28
　1．母親との関係 ………………… 29
　2．父親との関係 ………………… 29
　3．家庭崩壊と再統合 …………… 29
B　学校 …………………………… 30
　1．児童・生徒の心の健康………… 30
　2．スクールカウンセラー，スクールソーシャルワーカー ………… 30
C　職場 ………………… 榎本哲郎　31
　1．ワーカホリック ……………… 31
　2．職場のストレス ……………… 31

　　　3．心身の健康管理 ……………… 31
　　　4．ストレスチェック制度 …………… 32
　D　地域社会 ………………………… 32
　　　1．ノーマライゼーション ………… 32
　　　2．コミュニティ ………………… 33
　E　災害時のメンタルヘルス ………… 33
　　　1．被災者に起こる精神的問題 …… 33
　　　2．支援者に起こる精神的問題 …… 34
　　　3．災害派遣精神医療チームとは …… 34
Ⅵ　ライフサイクルにおける心の危機　34
　A　乳幼児期 ……………… **宇佐美政英** 34
　B　学童期（児童期） ……………… 35
　　　1．学童期の心の不健康 …………… 35
　　　2．児童虐待の発見と対応 ………… 35

　C　青年期（思春期） ………………… 36
　　　1．精神的自立と心の危機 ………… 36
　　　2．様々な心の危機 ……………… 36
　D　成人期 ………………… **榎本哲郎** 37
　　　1．成人期の心の問題 …………… 37
　　　2．心の危機と成長 ……………… 37
　　　3．老後への準備 ………………… 38
　E　妊娠・出産 ……………………… 39
　　　1．妊婦の健康が胎児に及ぼす影響 …… 39
　　　2．妊婦の精神状態が胎児に及ぼす影響
　　　　　………………………………… 39
　F　老年期 ………………………… 40
　　　1．精神老化と認知症 …………… 40
　　　2．老年期の生きがい …………… 41

第3章　精神障害者の診療
榎本哲郎　45

Ⅰ　精神障害者に関する統計的知識 …… 45
Ⅱ　精神障害の原因と種類　47
　A　精神障害の原因 ………………… 47
　B　精神障害の分類 ………………… 48
　　　1．DSM-5分類 ………………… 48
　　　2．ICD-10分類とICD-11分類 ……… 48
Ⅲ　精神障害の症状と精神状態 ………… 49
　A　精神障害にかかわる個々の症状 …… 49
　　　1．身だしなみ，外見，表情，態度，接
　　　　触，疎通性，話し方 …………… 49
　　　2．感覚および知覚の障害 ………… 50
　　　3．思考の障害 …………………… 50
　　　4．気分（感情）の障害 ………… 52
　　　5．意欲・行動の障害 …………… 52
　　　6．意識の障害 …………………… 53
　　　7．記憶の障害 …………………… 54
　　　8．知的機能の障害 ……………… 55
　B　精神状態像と症候群 …………… 55
　　　1．不安状態 ……………………… 55
　　　2．心気状態 ……………………… 55

　　　3．幻覚妄想状態 ………………… 56
　　　4．抑うつ状態 …………………… 56
　　　5．興奮状態（精神運動興奮）…… 56
　　　6．昏迷状態 ……………………… 56
　　　7．無為・自閉状態 ……………… 56
　　　8．引きこもり状態 ……………… 57
　　　9．記憶減弱状態 ………………… 57
　　　10．認知症状態 …………………… 57
　　　11．もうろう状態 ………………… 58
　　　12．神経心理学的症状群 ………… 58
Ⅳ　精神障害の診察と検査　59
　A　精神障害の診察 ………………… 59
　B　主な検査 ……………………… 60
　　　1．画像検査 ……………………… 60
　　　2．脳波検査 ……………………… 60
　　　3．光トポグラフィー検査 ………… 61
　　　4．心理テスト …………………… 61
　　　5．一般血液検査，尿検査 ………… 62
　　　6．脳髄液検査（腰椎穿刺）……… 63

第4章　主な精神障害の治療
64

Ⅰ　精神障害治療の考え方 …… **榎本哲郎** 64
　A　薬物療法 ……………………… 65

　　　1．抗精神病薬 …………………… 66
　　　2．気分安定薬 …………………… 68

3.　抗うつ薬 ………………… 68
4.　抗不安薬 ………………… 70
5.　睡眠薬 …………………… 70
6.　抗認知症薬 ……………… 71
7.　抗てんかん薬 …………… 72
8.　精神刺激薬 ……………… 73
9.　抗酒薬，断酒補助薬，飲酒量低減薬
………………………………… 73
10.　パーキンソン病治療薬 … 73
B　身体療法（薬物療法を除く） ……… 74
1.　断眠療法，高照度光療法（光パルス
療法） ………………………… 74
2.　電気けいれん療法（ECT）……… 74
3.　経頭蓋磁気刺激法（TMS） …… 74
C　精神療法 …………………………… 74
1.　集団精神療法 …………… 75
2.　個人精神療法 …………… 75
3.　その他 …………………… 77
D　社会復帰療法（リハビリテーション療法）
………………………………… 77

Ⅱ　**各障害の分類と治療**……………… **78**
A　神経認知障害群（器質性精神障害）… 78
1.　認知症性老年精神障害……… 78
2.　頭部外傷後遺症 ………… 84
3.　進行麻痺 ………………… 85
4.　症状精神病，急性脳障害… 85
5.　てんかん ………………… 85
B　物質関連障害および嗜癖性障害（精神
作用物質使用による精神および行動の
障害） ………………………… 91
1.　アルコール関連障害群……… 92
2.　そのほかの物質依存・中毒 ……… 94
C　統合失調症スペクトラム障害および他
の精神病性障害 ……………… 95
1.　統合失調症………………… 96
2.　短期精神病性障害と統合失調症様障

害 ……………………………… 102
3.　妄想性障害………………… 102
4.　統合失調感情障害 ……… 102
5.　緊張病 …………………… 103
D　うつ病と双極性障害 ……………… 103
1.　概念，疫学，分類 ……… 103
2.　気質，性格………………… 104
3.　躁病エピソード（躁病相）… 105
4.　軽躁病エピソード（軽躁病相）… 105
5.　抑うつエピソード（うつ病相）… 106
E　不安症群，強迫症および関連症群，心
的外傷およびストレス因関連障害群，
解離症群，身体症状症および関連症群
………………………………… 110
1.　不安症群／不安障害群……… 110
2.　強迫症および関連症群／強迫性障害
および関連症群 ……………… 111
3.　心的外傷およびストレス因関連障害
群 ……………………………… 111
4.　解離症群／解離性障害群… 112
5.　身体症状症および関連症群… 113
F　食行動障害および摂食障害群 …… 113
G　睡眠－覚醒障害群 ………………… 114
H　性機能不全群 ……………………… 114
I　性別違和 …………………………… 114
J　パーソナリティ障害群…………… 114
K　発達障害 ……………… **宇佐美政英** 115
1.　精神遅滞 ………………… 116
2.　注意欠如・多動症／注意欠如・多動
性障害 ………………………… 116
3.　自閉スペクトラム症 …… 117
4.　学習障害 ………………… 118
L　小児期および青年期に発症する行動お
よび情緒の障害 ……………… 118
1.　チック，抜毛症，遺糞症，遺尿症… 118
2.　情緒障害群………………… 119

第5章　精神障害者の看護
鈴木美央，中島亮子，遠竹華子　121

Ⅰ　**精神障害の見方と患者とのコミュニケ
ーション** …………………………121
A　精神障害の見方 …………………… 121
1.　精神障害とは …………………… 121

2.　精神障害の観察 …………………… 121
3.　面接の技術 ……………………… 122
B　精神障害者とのコミュニケーション　123
1.　感情に意識を向ける ……………… 123

2. 会話を促進する ……………… 123
3. 自分の感情を認知する ……… 124

Ⅱ　精神障害者看護の基本 ……… 125
A　看護の基本 …………………… 125
1. 看護の目的と本質 …………… 125
2. 精神看護と精神科看護 ……… 125
3. 精神科看護の対象者 ………… 126
4. 正しい知識・理解の必要性 … 126
5. 対人的援助 …………………… 126
6. 日常生活の援助 ……………… 126
7. 治療的環境の調整 …………… 127
8. 様々な場での精神医療・精神看護 … 127
B　患者−看護師関係 …………… 128
1. 対人関係における患者−看護師関係
…………………………………… 128
2. 看護理論における患者−看護師関係
…………………………………… 129
C　観察 …………………………… 129
1. 身体的側面の観察 …………… 129
2. 精神的側面の観察 …………… 129
3. 社会的側面の観察 …………… 130
4. 日常生活の観察 ……………… 130
D　精神科看護における記録 …… 131
1. 看護記録とは ………………… 131
2. フローシート ………………… 132
3. 叙述的経過記録 ……………… 132
4. プロセスレコード …………… 132

Ⅲ　精神科医療の実際と福祉的視点 …… 133
A　精神科医療の実際 …………… 133
1. 通院治療（外来通院） ……… 134
2. 入院治療 ……………………… 135
3. 精神科リハビリテーション … 135
B　看護援助における福祉的視点 … 136
1. 福祉的視点とは ……………… 136
2. 環境の調整 …………………… 136

Ⅳ　精神科看護の場とその看護 … 137
A　入院治療場面での看護 ……… 138
1. 入院時の看護 ………………… 138
2. 入院中の看護 ………………… 141
3. 入院中のリスクマネジメント … 149
B　社会生活場面での看護 ……… 152
1. 患者（精神障害者）が地域で暮らす
ということ …………………… 152
2. 社会復帰施設 ………………… 153

3. 精神科訪問看護 ……………… 154
4. 包括型地域生活支援プログラム …… 154

Ⅴ　経過と看護 …………………… 154
A　急性期の看護 ………………… 154
1. 身体管理とセルフケア援助 … 155
2. 服薬援助 ……………………… 155
B　回復期の看護 ………………… 155
1. 行動範囲の拡大 ……………… 155
2. 病識の獲得に向けた援助 …… 156
C　退院に向けた看護 …………… 156
1. 対処行動の獲得 ……………… 156
2. 日常生活行動の訓練 ………… 156
3. 退院後の生活に向けた環境調整 … 156

Ⅵ　症状と看護 …………………… 157
A　症状のアセスメント ………… 157
1. 精神状態のアセスメント …… 157
B　主な症状と看護 ……………… 157
1. 幻覚 …………………………… 158
2. 妄想 …………………………… 158
3. 躁状態 ………………………… 158
4. うつ状態 ……………………… 159
5. 自傷行為 ……………………… 160
6. 不安，焦燥 …………………… 161
7. 無為，自閉 …………………… 162
8. 拒絶 …………………………… 162
9. 強迫行為 ……………………… 163
10. 依存 …………………………… 163
11. 摂食行動の障害 ……………… 164
12. 認知症 ………………………… 165
13. せん妄 ………………………… 165

Ⅶ　治療に伴う援助 ……………… 166
A　薬物療法と看護 ……………… 167
1. 薬物療法における看護の基本—コン
プライアンスからアドヒアランスへ—
…………………………………… 167
2. 薬物療法に伴う看護 ………… 167
B　電気けいれん療法と看護 …… 169
C　精神科リハビリテーションと看護 …… 169
1. 心理教育に伴う看護 ………… 170
2. 社会生活スキルトレーニングに伴う
看護 …………………………… 170
3. レクリエーション療法に伴う看護 … 170
4. 作業療法に伴う看護 ………… 171
5. 認知機能リハビリテーションに伴う

　　看護 ……………………………… 171
　6. セルフヘルプ運動（自助グループ）

　　　やピアサポートに伴う看護 ………… 172
Ⅷ　統合失調症患者看護の事例 ………173

第6章　精神保健福祉の変遷

榎本哲郎　177

Ⅰ　精神医療の歴史 ………………177
　A　近代以前の精神医療 ………………177
　　1. 古代 ……………………………… 177
　　2. 中世 ……………………………… 177
　B　近代精神医学の成立 ………………178
　　1. 近代医学としての精神医学 …… 178
　　2. 精神障害者の処遇改善をめぐる変遷
　　　………………………………… 180
　C　精神疾患における治療法の変遷 …… 181
　　1. 開放療法の発展 ……………… 181
　　2. 薬物療法 ……………………… 182
　　3. 社会復帰療法 ………………… 183
Ⅱ　わが国の精神保健福祉の歴史 ………183
　A　近代精神医学以前 ………………183
　　1. 神仏と精神障害者 …………… 183
　　2. 滝治療 ………………………… 184
　　3. 癲狂学と『精神病約説』………… 184

　　4. 精神病院の発達 ……………… 184
　　5. 相馬事件 ……………………… 184
　B　呉秀三と精神医学 ………………184
　　1. 日本の近代精神医学を築いた人々… 184
　　2. 処遇改善改革 ………………… 185
　C　精神医療の発展 ………………186
　D　精神保健福祉にかかわる法制度の変遷
　　　………………………………… 186
　　1. 精神病者監護法 ……………… 186
　　2. 精神病院法 …………………… 186
　　3. 国民優生法と優生保護法 …… 187
　　4. 精神衛生法 …………………… 187
　　5. 精神保健法 …………………… 188
　　6. 障害者基本法 ………………… 189
　　7. 精神保健福祉法 ……………… 189
　　8. 心神喪失者等医療観察法 …… 190
　　9. 障害者総合支援法 …………… 191

第7章　精神保健福祉対策

榎本哲郎　193

Ⅰ　精神保健福祉のとらえ方 …………193
　A　精神保健 ………………………193
　　1. 精神疾患と予防の関係……… 193
　　2. 個人と精神保健 ……………… 194
　　3. 生活の場からみた精神保健 …… 195
　B　社会復帰と地域精神医療 ………196
　　1. 地域精神医療の幕開け ……… 196
　　2. 地域における精神科サービス ……… 197
　C　地域精神リハビリテーション …… 198
　　1. 精神医療とリハビリテーション …… 198
　　2. 地域精神リハビリテーションとセル
　　　フヘルプ運動の概要 ………… 200
　D　精神福祉 ………………………202
　　1. ノーマライゼーションと医療モデル，
　　　障害モデル，生活モデル … 202
　　2. 精神障害へのアプローチ ……… 203

Ⅱ　精神保健福祉の資源と施策 …………205
　A　精神保健福祉にかかわる施設 …… 205
　　1. 精神科病院と処遇 …………… 205
　　2. 通所型・入所型施設 ………… 207
　　3. 指定病院 ……………………… 207
　　4. 保健所 ………………………… 208
　　5. 精神保健福祉センター ……… 208
　　6. 社会復帰施設 ………………… 208
　B　精神保健福祉施策 ………………209
　　1. 社会復帰対策 ………………… 209
　　2. 統合失調症患者の社会復帰対策 …… 210
　　3. 認知症高齢者対策 …………… 210
　　4. アルコール関連問題対策 …… 211
　　5. 思春期精神保健対策 ………… 211
　　6. 薬物乱用防止対策 …………… 211

第8章　精神的健康の保持・増進　　　　　榎本哲郎　214

▌巻末付録　准看護師試験問題・解答 ……………………………………………………… 215

▌索引 ……………………………………………………………………………………………… 217

＊各章末の「ふりかえりチェック」には解答がついておりません。本文中にヒントがありますので，チャレンジしてください。

精神看護

■ 精神看護

序章 精神看護のとらえ方

　精神看護は，精神の健康の保持・増進，疾患の予防，また疾患からの速やかな回復を第1の目的としている。すなわち，精神看護は**精神疾患をもつ患者の看護だけでなく，広く人間の心の健康や発達にかかわる**ことを意味し，精神保健を含む精神的な健康の様々な局面にかかわることである。

　かつて，わが国の精神障害者の大部分は，精神科病院に入院して治療を受けてきた。今でもわが国の精神科病床の数は約24万床に及び，病床数を減少させようという努力は必ずしも成功していない。したがって，精神看護の主眼が病院内での看護に置かれてきたのもやむを得ない面があった。

　しかし，近年では，精神障害者にも対応した地域包括ケアシステムの構築に代表されるように，地域，すなわち家庭，職場，学校などを含めた，より広い精神保健の視野をもって，柔軟に対応していくことが求められている。

A　精神障害および医療・看護の拡大

1. 地域医療と精神看護

　現在精神科医療は**病院中心から地域生活中心の医療に移行**している。このような社会の動きのなかで，精神障害者を地域で支え，精神症状が再燃した場合には速やかに入院治療を施し，病状が安定すれば地域へ再び導くことが求められている。

　このようなニードに対し，看護師は複雑な問題をもっている精神障害者が速やかに社会復帰できるよう，**急性期から地域移行を視野に入れて介入**することが求められている。そのために，優れた技能を修得した**専門看護師**や**認定看護師**などのスペシャリストが必要になる。

　また，精神障害者を地域で支えるためには，看護師の力だけでは及ばない。医師，薬剤師，精神保健福祉士，公認心理師（臨床心理士），作業療法士など，それぞれの職種が専門の知識や技術に関する職種独自の強みを生かし，互いに連携することが必要である。

2．拡大する精神看護の対象

　精神看護は，精神に障害をもつ人だけでなく，身体疾患により精神の健康が脅かされている人，より高次の精神の健康を求めている人，精神の健康が脅かされる危険がある人なども対象とする。

　2011（平成23）年に発生した東日本大震災は，多くの犠牲者を出す大惨事となった。**心的外傷（トラウマ）**や**心的外傷後ストレス障害（PTSD）**を生じた人も少なくなかった。また，その数か月から数年後にうつ病などの精神疾患を発症することもあった。東日本大震災をきっかけに，被災者に対する継続的な「心のケア」の必要性が認識されるようになった。

　また，「現代はストレス社会」といわれるように，社会構造の変化，経済不況などの影響で，自殺者が増加したことが社会問題となった。自殺の背景にはうつ病などの精神疾患があり，その多くは適切な介入を受けることによって避けられる死であるとされる。精神看護は，精神疾患をもつ人だけでなく，災害や社会問題を背景とした精神的な問題をもつ人など，様々な対象に拡大している。

B　精神看護技術の多様化

　近年は，診断技術や薬物療法，精神科リハビリテーションが発展している。精神科医療の目標は，精神症状がなくなることではなく，精神障害者が地域でその人らしい生活を送れるようにすることに変化している。

　精神看護においても，成育歴や生活歴，家族背景など，対象者を取り巻く様々な要素を把握し，多角的に理解することが必要である。そのためには心身の健康状態をアセスメントしながら，対象者と援助関係を形成し，精神障害者が疾患をもちながらも自己実現できるようにすることを支援する。

　地域生活中心の精神科医療に重点が置かれるようになったことで，看護も提供する場が変化している。積極的に対象者のいる場所（地域）に出向いて働きかけること（**アウトリーチ**）が求められており，訪問看護も充実してきている。また，精神科デイケアやナイトケア，保健センター，就労支援施設や地域生活支援センターなどの地域における保健福祉施設においても看護師が活躍している。

C　精神看護・精神科看護の理念

　アメリカ看護師協会（ANA）では，**精神看護**を「精神の健康に関する顕在的な問題や潜在的な問題を予防したり改善したりする活動である」と述べている。また，日本精神科看護協会は，精神科看護とは，「精神的健康について援助を必要としている人々に対し，個人の尊厳と権利擁護を基本理念として，専門的知識と技術を用い，自律性の回復を通して，その人らしい生活ができるよう支援することである」

としている[1]。

D　トータル・ケア・システムの発展

1．治療共同社会

　マックスウェル・ジョーンズ（Jones, M.）＊の提唱した**治療共同社会**の考えは，精神科病院における入院患者の治療の基本として発展してきた。特に慢性化した長期入院患者に対し，病院内の開放的処遇，病院環境の整備（病棟環境・建物の改善，グラウンド・庭園の整備など），生活療法，作業およびレクリエーションへの努力が払われ，退院促進につながっている。

　治療共同社会とは，自由で，開放的であり，患者の気持ちを尊重するような，その雰囲気自体が精神障害の治療に役立つ環境をいう。最近の精神科病院では，開放化および人権の尊重に対する配慮（施錠・隔離室［保護室］の制限，信書の自由，電話および外部との交流の促進など）が進められているが，医療の努力だけでは患者の退院という目標の達成は難しい。それには，地域のなかに患者を受け入れる体制を十分に確保することが重要である。

　そこで，治療共同社会をさらに病院外の地域社会のケアに広げようとする，**社会復帰療法**の考え方が普及した。治療の場が入院中心主義から地域生活中心となり，精神科リハビリテーションが発展した。

2．トータル・ケア・システム

　社会復帰療法においては，地域における精神障害者に対する理解およびケアシステムの整備とともに，入院・地域での療養を通じて，総合的，かつ一貫した精神障害者ケアが目指される。これが**トータル・ケア・システム**の理念である。2006（平成18）年に障害者自立支援法が施行され，2013（平成25）年に**障害者総合支援法**（障害者の日常生活及び社会生活を総合的に支援するための法律）に改正された。

　それまで**精神保健福祉法**（精神保健及び精神障害者福祉に関する法律）で規定されていた社会復帰施設が，障害者総合支援法に基づく支援体系となった。これにより，精神障害者のみならず，身体障害者，知的障害者，難病患者などへの福祉サービスを市町村が一元的に行うことになり，障害者の社会復帰が促進されることになった。

　精神保健施設としては，**精神保健福祉センター**や**保健所**などがある。精神保健福祉センターは，技術指導・援助，教育研修，広報普及，調査研究，精神保健福祉相談，協力組織の育成などを行い，保健所は企画，実態把握，精神保健福祉相談，訪問指導，患者家族会などの活動の支援，関係機関との連絡調整を行っている。

＊マックスウェル・ジョーンズ：第6章-I-C「精神疾患における治療法の変遷」参照。

　このようなトータル・ケア・システムにおいては，看護もまた施設内ケアの狭い考え方ではなく，病院，家庭，地域を全体として考える一貫した看護に脱皮しなければならない。精神保健福祉法に基づいて，精神保健福祉センターや保健所における地域活動，精神保健福祉相談，社会復帰相談指導，訪問指導のほか，地域住民の精神的健康の保持・増進のための活動も精神看護の重要な分野となってきている。

　看護師も，精神看護におけるこのような変容に対応して，その内容・技術を変えていかなければならない。特に，地域においては，医師の指示によって動くという従来のパターンを脱却し，主体的に対応する技術と能力を備えた看護が要求されるであろう。そこでは，看護師の人間性および人格的成熟，特に人間理解の深さや，人生経験の豊かさが求められる。さらに，他職種との多面的で柔軟な協働が重要である。

引用文献

1）日本精神科看護協会：精神科看護の定義，2004. http://www.jpna.jp/outline/define.html（最終アクセス日：2020/8/4）

序　精神看護のとらえ方

1　心の健康と発達

2　心の働きと危機

3　精神障害者の診療

4　主な精神障害の治療

5　精神障害者の看護

6　精神保健福祉の変遷

7　精神保健福祉対策

8　精神的健康の保持・増進

■ 精神看護

第 1 章　心の健康と発達

▶学習の目標
●心の健康とは何かを理解する。
●脳の発達や遺伝，環境が，心の発達に及ぼす影響を理解する。
●心がどのように発達していくかを発達段階ごとに理解する。

I　心の健康とは何か

　　心の健康には，「精神障害なのか，精神障害ではないのか」という狭義の心の健康と，精神障害でありながらも自分自身に自信をもっていきいきと生活しているというような広義の心の健康がある。これは「心の病気に罹ったけれど，心は健康」ということである。

　　一方，精神障害ではないのだが，いつも自分自身に自信がもてず何かしようという気にもなれず，いたずらに時間だけが過ぎていく生活をしている場合は「心は病気ではないけれど，心は不健康」（心の不健康状態）といえるだろう。

　　厚生労働省「健康日本 21」では，心の健康について次のようにまとめている。

　　こころの健康とは，世界保健機関（WHO）の健康の定義を待つまでもなく，いきいきと自分らしく生きるための重要な条件である。具体的には，自分の感情に気づいて表現できること（情緒的健康），状況に応じて適切に考え，現実的な問題解決ができること（知的健康），他人や社会と建設的でよい関係を築けること（社会的健康）を意味している。人生の目的や意義を見出し，主体的に人生を選択すること（人間的健康）も大切な要素であり，こころの健康は「生活の質」に大きく影響するものである。こころの健康には，個人の資質や能力の他に，身体状況，社会経済状況，住居や職場の環境，対人関係など，多くの要因が影響し，なかでも，身体の状態とこころは相互に強く関係している。

1．ライフステージと心の健康

　　人の一生をとおして，病気に罹らずにいるのは現実には困難なことである。乳児期，幼児期，児童期，青年期，成人期，老年期の人々には，それぞれに特有の問題と困難があり，それがストレスとなって精神的健康を脅かされることになる。

特に思春期には，その精神的発達のなかで最も重要な自我同一性の確立，あるいは人格の成熟に失敗することで，その後の人生における様々な状況に適応できないことなどの問題が生じ得る。

また，成人期には無気力症候群，燃えつき症候群，初老期や老年期には，定年やリストラなどによりうつ病，さらには認知症，老年期精神障害などを発症するおそれがある。一方，身体疾患に伴う精神障害，あるいは高齢者における生活習慣病（糖尿病，高血圧など）に伴う精神障害によっても，心の健康は侵されることになる。

2．環境・価値観の変化と心の健康

人間がそれぞれのライフステージで遭遇する心の健康問題については前述したとおりだが，その問題には社会環境がかかわることも多い。特に，現代の社会環境は急速に変化しつつあるため，心への影響は，以前に増して大きくなっている。その変化の中心にあるものは，価値観の変化である。

第2次世界大戦後のわが国の社会では，民主主義の導入により価値観の急激な変化がみられたものの，なお家庭や学校，あるいは会社にも一定の秩序があった。しかし，そのような秩序は戦後75年を経た今日，急速に崩壊しつつある。

価値観の変化は，現代の社会に様々な病理現象を生む原因の一つとなっている。自由と平等を誤ってとらえることにより，子どもはわがままとなり，親の権威は失われ，学校は崩壊しつつある。社会的にも，「ルールを守る」という基本的な道徳観が失われつつあり，社会的に地位の高い，責任ある人々の間にも，嘘をつくことに抵抗を覚えないかのような風潮がみられる（モラルハザード，道徳的退廃）。このようにして，社会における秩序と信頼は急速に失われてきた。

こうした価値観の急激な変化による秩序の崩壊と社会病理は，人々に心の拠り所を失わせ，心を不健康に陥らせる様々な危険を増大させている。青年期に固有の精神障害と考えられる，摂食障害，不登校，家庭内暴力，非行・逸脱行為，あるいは薬物やアルコールなどの物質乱用などは，この典型的な例である。

このように考えると，それぞれのライフステージにおける課題を達成し，困難を克服し，かつ社会・環境からのストレスにさらされながら心の健康を維持するのは，至難の業であるといわざるを得ない。すなわち，心の健康は自然に与えられるものではなく，困難との絶えざる戦いのなかで勝ち取るという，動的な過程といえる。

Ⅱ　脳の発達

心の発達は，生物学的な側面からも理解することができる。まずは，脳の発達のメカニズムを概観してみよう。

序　精神看護のとらえ方

1　心の健康と発達

2　心の働きと危機

3　精神障害者の診療・

4　主な精神障害の治療

5　精神障害者の看護

6　精神保健福祉の変遷

7　精神保健福祉対策

8　精神的健康の保持・増進

1. 脳神経系の形成

　人間が成人するまで発育に要する期間は，ほかの哺乳類に比べて非常に長い。しかし，生後1〜2年の発達はめざましいものがある。人の精神活動は脳神経系の基礎の上に営まれるが，脳の神経細胞は，受胎後2〜3週後から急激に増加し，生まれた時，脳には1000億ともいわれる神経細胞（ニューロン）が備わっている。

　新生児の脳重量は約400gであるが，数年もたつとおよそ3倍近くになる。脳神経細胞は，刺激を受ける樹状突起と，情報を処理してほかに伝える軸索（神経突起）からなり，この2つの突起が外界から刺激を受けるたびに，次々と枝葉が茂るように神経線維が伸びていく。こうして脳神経細胞どうしに無数のつなぎ目（シナプス）ができ，情報の受け渡しのために神経伝達物質（セロトニン，ドパミン，アセチルコリン，ノルアドレナリンなど）が使われ，網の目状に回路（ニューロンネットワーク）が作られる。脳の大きさは，3歳頃までに成人の60%，児童期までに90%になるといわれている。

2. 社会に適応する脳

　社会に適応していく柔軟性を獲得するために，乳幼児期の脳にはニューロンやシナプスが必要以上に存在している。そのうち，不要であるニューロンやシナプスは退化して，社会に適応する脳が形作られる。すなわち，脳という精巧で柔軟性のある回路により，社会に適応した新しい機能が獲得されることからも，乳幼児を囲む環境がいかに大切かがわかる。

Ⅲ 遺伝と環境

1. ゴッテスマンの双生児研究

　遺伝子を利用してiPS細胞が作製され，私たちの生活に近いところまで遺伝子という言葉が浸透してきている。そして，「**遺伝**」という言葉はもっと日常的に使われており，遺伝カウンセリングなどという言葉も目にすることがある。

　また，昔から日本には「栴檀は双葉より芳し」や「ウリのつるにナスビはならない」という遺伝を優位とするような諺もあれば，一方では「氏より育ち」や「トンビがタカを産む」という遺伝より育った環境を優位とするようなものもある。これらの諺によれば，遺伝が動物を規定すると同時に，環境からも影響を受けるということが古来よりわかっていたといえる。

　ゴッテスマン（Gottesman, I. I.）らの統合失調症の研究を例にあげてみると，一卵性双生児では48%が，二卵性双生児では17%が共に統合失調症を発症してい

るという報告がある。このことは，遺伝子という設計図がまったく同じであっても，同じ精神疾患に罹患(りかん)するとは限らず，発症は少なからず環境の影響を受けているということを示している。

　同時に，二卵性より一卵性のほうが発症率が高いことから，精神疾患の発症に遺伝子が関与している可能性が高いことも示唆される研究結果であった。このような結果は摂食障害などのほかの精神疾患を対象とした双生児研究においても，遺伝子のみで疾患が規定されるわけではないと示されている。また，次のような極端な例も過去にある。

2．人間に育てられたチンパンジー

　生後間もないメスのチンパンジーに，哺乳びんでミルクを与え，おむつをつけ，抱いて話しかけ，トイレットトレーニングを行うなど，人間とまったく同じように育てたヘイズ夫妻（Hayes, K. J. & C.）による研究がある。

　初めは同じ時期のヒト赤ん坊より活動的で，ヒトの言うこともある程度理解し，スプーンで食事をするなどといったことの習得も早かった。しかし，決定的な問題は，言葉を話せないことであった。そこを分岐点として，2〜3歳からヒトの子が明らかに優位になったのである。

　この研究は，どんなに人間らしく育てられても，チンパンジーとしての遺伝学的規定を変えることはできないことを示している。

3．宿命的な規定と変化

　このように遺伝子と環境が相互に関与しながら，人間が成長し，人格が形成されていくことが明らかとなった現代においても，遺伝や遺伝子という言葉やその働きを正確に説明することはなかなか難しい。

　生物は，生まれつき備わった遺伝子（DNA＝デオキシリボ核酸）の中に，一つ一つ刻み込まれたプログラムによってすべてのことが規定され，環境に対応するための行動をとっている。われわれの遺伝子は，両親や祖父母の素因によって色濃く染められているが，さらに人類誕生に至る何百万年にも及ぶ先祖代々の対応行動の積み重ねも組み込まれている。「私は，人類であり，日本人であり，○○家の家族であり…」というような，半ば宿命的な規定（素質）をもちながら，それぞれの家庭や社会，文化のなかでの学習と体験によって様々に変化し，個々の人格がつくられていく。

　人格は遺伝子によって規定されているが，環境からの刺激と，自分の生き方によって，この世でたった1人しか存在しない個性（私）がつくられていく。すなわち，発育過程の人格の形成には，遺伝か環境かという二者択一の問題ではなく，その両者の相互作用がかかわっていることがわかる。

序　精神看護のとらえ方

1　心の健康と発達

2　心の働きと危機

3　精神障害者の診療

4　主な精神障害の治療

5　精神障害者の看護

6　精神保健福祉の変遷

7　精神保健福祉対策

8　精神的健康の保持・増進

Ⅳ　発達段階の課題

　　人は生まれてから死に至るまで，絶えず変化していく。この生きるための適応への変化の過程を，**発達**または**成長**とよんでいる。その変化のしかたには個人差があるが，大きな視点からみれば，法則性や共通性がある。一般に心の発達過程には，各年代に応じた変化の特徴があり，常に分化と統合を繰り返しながら，より高次のまとまりをもった人格ができ上がっていく。

　　人の発達・成長を追究する学問である**発達理論**には，多くの説がみられる。ここでは，**アイデンティティ（自我同一性）**の概念と独自の**漸成的発達理論**を提唱した**エリクソン***（Erikson, E. H., 表 1-1）を中心にし，母親の愛情供給の大切さを唱えた**マーラー***（Mahler, M. S.）や知能の発達の研究を行った**ピアジェ***（Piaget, J.）らと，さらに最近の脳科学の見解を参考にして述べることにする。

A　乳児期

●**特徴**　新生児（出生〜4週頃）は，脳の神経回路が未完成なために精神構造が未分

表 1-1 ● エリクソンによる発達段階と発達課題

発達段階		発達課題	
		ポジティブな面	ネガティブな面
乳児期	0〜2歳頃	基本的信頼	基本的不信
幼児初期	2〜4歳頃	自律感	恥・疑惑
幼児期	5〜7歳頃	主導性（積極性）	罪悪感
学童期	8〜12歳頃	勤勉性	劣等感
青年期	13〜22歳頃	アイデンティティの確立	役割の拡散
成人初期	23〜34歳頃	親密性	孤立（孤独）
壮年期	35〜60歳頃	生殖性	停滞
老年期	65歳頃〜	統合性	絶望

***エリクソン**：1902〜1994。ドイツ生まれ。アメリカの精神分析学，自我心理学者。精神分析学をアンナ・フロイトに学び，ウィーン精神分析研究所において児童分析の指導を受け，1933年アメリカに移住。パーソナリティの発達理論や，自我同一性の概念を明らかにし，青年期における危機の問題を考察した。

***マーラー**：1897〜1985。精神科医。ドイツで精神医学を学び，後にニューヨークの児童相談センターで児童を対象に研究活動に従事した。特に生後3年までの幼児の発達について，正常な自閉期（0〜1か月），共生期（1〜6か月），分離−個体化期（6〜36か月）を区分し，各段階に特徴的な母子の相互作用と子どもの心理状態があることを詳細に示した。

***ピアジェ**：1896〜1980。スイスの心理学者。機能的心理学の立場をとり，個体と環境の関係から児童の言語や思考の発達を研究。4つの発達段階を提唱した。

化で，自分の内と外との区別もはっきりしていない。漠然とした快・不快の感じしかなく，自分の手や足を外部の対象物として見たり，母親の乳房を自分の一部だと錯覚したりする。

　自我はまだ母親と一体であり，共生的である。新生児の脳内には，生まれた時にすでに，喜びや興味，嫌悪，苦痛などの基本的情動が組み込まれているという説（Izard, C. E., 1991）もあるが，発達とともに個体内で中枢神経系の組織化が進むにつれて情動表出が伴ってくる。

　4週間もすると目で後追いが始まり，5〜6週になると，自分を抱き上げ授乳してくれる母親を凝視し，あやすと微笑むようになる。そのうち，喃語 *が始まる。母親も乳児の反応に喜びを感じ，こうして母子交流の第1歩が踏み出される。

●**基本的信頼感**　この「欲求→サイン（泣くこと）→適切な対応（授乳，愛情）→満足」の繰り返しの過程が，人間関係に不可欠な**基本的信頼**感を生むことになる。世話をする母親が，赤ちゃんの出す信号を，そのつど的確に読み取って対応し，愛情のこもった**母親的接触** *が，乳児に安心感をもたらす。基本的信頼感こそ人格形成の土台になるのである。

　このことについては，ハーロウ（Harlow, H. F.）の有名な赤毛ザルの研究がある。生まれたばかりの子ザルを飼育するのに，一方には哺乳びんのついた針金製の人形を，他方には柔らかな布製の人形をオリの中に入れたところ，子ザルはミルクを飲むとき以外はいつも布製の人形のほうへ行く（図1-1）。

　また，オリの中に大きな動物のおもちゃを入れて脅すと，「キーキー」と鳴きながら布製の人形にしがみつき，決して針金製のほうへは行かなかったという。布製

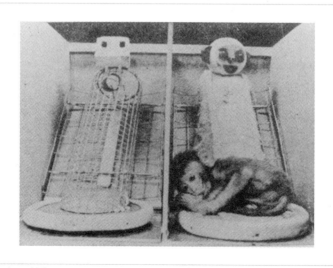

図 1-1 ● ハーロウの実験

＊**喃語**：乳児が発する，言葉にならない発声。

＊**母親的接触**：マザーリング。たとえば抱いたり，あやしたり，その際の柔らかなぬくもりと肌ざわりなど。

序　精神看護のとらえ方

1　心の健康と発達

2　心の働きと危機

3　精神障害者の診療

4　主な精神障害の治療

5　精神障害者の看護

6　精神保健福祉の変遷

7　精神保健福祉対策

8　精神的健康の保持・増進

の人形に母親代わりの感覚を求めていたのであろう。

　また，生まれてすぐ母親ザルから離された子ザルは，成長してから同じサル仲間と付き合うことも，性行動もできなかった。これにより，ハーロウは，子ザルが社会性を獲得していく過程では，母親ザルにとって代わる存在はいないと断言している。人間もまったく同様である。

B　幼児初期（2〜4歳頃）

●**特徴**　子どもが立って歩き，言葉が話せるようになると，情緒面が分化し，ほかの諸機能も一段と進歩する。1歳半頃に自己意識が目覚め，自己発達の大きな転換点となる。自分が母親や周囲の人たちから，いつも愛され認められているという確認の儀式が繰り返される。幼児は心のなかに母親を表象できるようになるので，母親と離れて周囲の探索行動をとるようになり，母親がそこにいなくても我慢して待つことができるようになる。

　エリクソンはこの時期の課題を，**自律性**を覚えることが，**恥と疑惑**の克服とし，マーラーは，幼児が親から分離した個別の人間という感覚を身につけるという意味から，**分離−個体化**とよんだ。

●**自律性の発達**　トイレットトレーニングによって，排泄の自立が完了するのもこの頃である。それまでは，すべて母親と共生的存在であったものが，自分で行うことに喜びを感じ，自分でやると言ってきかなかったりする。禁止されると，それに逆らったりする。親に逆らうこの時期を，ビューラー（Bühler, C.）は，**第1反抗期**と名づけている。この頃に反抗がみられないほうが，むしろ問題であり，自立の遅れを示唆する場合もある。母親から離れられるのも，母親への全幅的信頼感があればこそ可能なのである。母親はエネルギーの補給基地であり，そこで安心を得て再び外へ向かう。不信があれば，離れることが恐く，心の発達は阻害される。

●**失敗の克服**　また，この時期は，幼児が自分でやろうとしても実際には失敗することが多く，叱られたりする。失敗も学習の一つであり，そのなかで自分のやれることや，してよいこと，してはいけないことなどを身につけていく。時には，叱る親のほうに問題があることもある。たとえば，母親が自身のもつ不満やいらだちを子どもに向けて感情的になったり，子どもの失敗に対し，いつも「お前はダメな子」などと呼んでいたりすると，子どもの恥や疑惑を強め，劣等感を植えつけることになる。反対に，親が何の規制もせず甘やかすと，子どもの自己愛や万能感を助長し，他者との協調ができずに，衝動的でわがままな性格になりやすい。

C　幼児期（遊びの時期，5〜7歳頃）

●**特徴**　通常，この年代は幼児期の範疇にあるが，エリクソンは，子どもが主導性（積極性）を覚え，恥や罪悪感を克服していく時期として，**遊びの時期**を設けた。あえ

てこの時期を設定したのは，遊びが積極性を養う大切な役割を担っているからである。乳児も一人遊びをするが，まだ本当の遊びではなく，この遊びの時期になると他者と協調して共に遊べるようになる。

●**主導性と罪悪感**　これまでは母親と共に過ごすという経験や体験をしてきたが，この時期はそれまでの母親との**基本的信頼**のもと，父親や自分を取り巻く家族とのかかわり合いを通じて，様々なことにチャレンジすることで**主導性**（積極性）がめばえてくる時期である。一方で，他者とうまくかかわれないことや「できなかったこと」によって，**罪悪感**もめばえる時期である。

●**遊戯療法**　この時期の遊びは，「作る」「求める」「～のようにする」という，自発性，創造性，判断力，協調性，情緒的な満足感を与えるだけでなく，社会生活の基本を学習するのに大いに役立っている。また，遊びは，子どもの情動を発散したり，心のなかを映し出すことから，子どもの心の治療には**遊戯療法**（プレイセラピー）が用いられる。

　遊戯療法は，遊びをコミュニケーションの手段とし，セラピストと共に遊ぶうちに子どもの何が問題なのかを知ると同時に，一緒に遊ぶこと自体が子どもの心の健康的な側面を増進することになる。

●**同一化**　「**ごっこ遊び**」が盛んなのも，この頃である。アニメーションの主人公になったつもりで，無力な自分があたかも偉大な力を付与されたかのように変身を夢見る。また，ままごと遊びは，母親の姿を模倣し，父親やそのほかの人の真似ごとをすることである。これは，幼児が，母親または父親の特徴を自分の内面に取り込み，自分のものとしていることの証でもある。対象を自分と同じものとして見ることを**同一視**，そしてそれを自分の中に取り込むことを**同一化**という。親への同一化は，すでに2～3歳頃から始まっているが，この時期にさらに明確なものとなる。やがて，学童期には，同一化が仲間や社会の偉人にも向けられ，それが人格形成のうえでの糧となる。もし，年齢相応の同一化が行われない場合，あるいは同一化の対象がまわりにいない場合は，後に対人関係がうまく結べなくなるだろう。

●**移行対象**　親から離れ，外の世界に移っていくこの時期には，**移行対象**が出現するウィニコット* 移行対象とは，乳幼児の愛着対象物であり，ぬいぐるみや毛布，タオルなどが多い。乳児の指しゃぶりの名残りであり，自身の指が外の対象に向かい，たとえばタオルの端などをしゃぶったりする行動に表れる。人によって対象となる物は異なり，お気に入りのおもちゃ，ぬいぐるみ，人形などをいつも持ち歩く子もいる。ちなみに，スヌーピーの漫画に登場するライナスが，いつも毛布を引きずっていたのもそれであろう。

　子どもは，眠りにつく時や1人で寂しい時などに，母親代わりを移行対象にゆだねる。彼らにとって，それは最初に現れる所有物であり，生命力や実在的な性質

---

*ウィニコット（Winnicott, D.W.）：1896～1971。イギリスの小児科医・精神分析学者。自我と対象とのかかわりについて，本能を間においた二元論ではなく，かかわりそれ自体を一義的とする立場をとった。また，精神分析療法において，患者の治療者に対する，態度・感情・考えの逆転移現象について研究した。

序　精神看護のとらえ方

1　心の健康と発達

2　心の働きと危機

3　精神障害者の診療

4　主な精神障害の治療

5　精神障害者の看護

6　精神保健福祉の変遷

7　精神保健福祉対策

8　精神的健康の保持・増進

をもつお守りのようなものである。内的世界にある対象を，実在する外的世界に移していく1つの過程であり，この過程を経て遊びの興味も外に向かい始める。こうして，一人遊びから，仲間と遊ぶことができるようになる。

●**学びのための遊び**　友達と遊べるようになるまでは，まず母親を遊びの相手に求める。母親と楽しく遊ぶ経験は，幼児にとって極めて大切である。親も子どものレベルに立って，共に遊ぶことを心がけるべきであろう。保育園や幼稚園では，子どもたちどうしで時々おもちゃを取り合ったりしてけんかをする。しかし，けんかも，一緒に遊ぶルールを覚えるなどのための学びなのである。

D　学童期（児童期，8〜12歳頃）

●**特徴**　学童期（児童期）は，心身の発達のうえで最も安定している時期である。遊びはこの時期にも大きな比重を占め，大人の直接的な保護を必要としない仲間どうしでの遊びや一人遊びが，共に増加する。この頃の子どもは，遊びの天才である。自分たちで創意工夫をこらして遊びをいっそうおもしろくしたりする能力も出てくる。この年代は**ギャングエイジ**とよばれ，生活空間も広がり，仲間との交流が盛んになり，家庭の養育環境とは異なった経験をする。家庭以外でのこのような経験は，その後の青年期（思春期）につながる大事な基盤となる。

●**勤勉性と劣等感の克服**　この時期については，エリクソンは**勤勉性**と**劣等感**の克服が課題であるとした。また，ピアジェは，様々な可能性を考えて抽象能力も備わってくる形式的操作の段階の時期と指摘している。記憶力や反射機能は抜群であり，テレビゲームなどでは大人も顔負けの力を発揮する。小学校高学年になると，学習による知識や技術が向上し，仲間意識や協調性も備わってくるが，一方では，仲間が競争相手となる厳しい体験をすることになる。仲間と比較し，自分より優れた仲間を尊敬したり，競争心を抱いたり，自分の能力に対して劣等感をもったりすることもある。

●**青年期（思春期）へのプロローグ**　児童期も終わりに近づくと，青年期へのプロローグとなる。概して，女子のほうが青年期への踏み出しが早く，小学校4〜5年生頃には月経が始まり，心身ともに女の子らしさが増してくる。同年代の男子との精神発達に大きな差が生じ，男子と女子の違いに注意を要する時期でもある。近年，身体的な成長が早まってきているのは，食生活をはじめ，社会的・文化的な諸要因によるといわれている。

　そして，IT機器の普及とともに，子どもたちは多種多様な情報に触れることができるようになった。インターネットを駆使すれば，今まで会ったこともない人とコミュニケーションをとったり，不適切な情報などに触れたりする機会もある。子どもたちはそれらの情報に左右され，不適切な行動様式を学習してしまったり，独創性や感性の欠如を助長してしまうこともある。

E　青年期（思春期）

　青年期，思春期という呼称とその年代の区分は，人によって多少異なる。語感からは，思春期は中学生や高校生，青年期は大学生の年代に該当しよう。ブロス*（Blos, P.）は，青年期を前期（13〜15 歳），中期（16〜18 歳），後期（19〜22 歳頃）としており，この区分のしかたが一般にも多く用いられている。これによると，青年期は，青年期前・中期にあたる（表 1-2）。

1．青年期前期（13〜15 歳頃）

1 性衝動

　この時期は，身体的に急激な成長を伴い，特に**第 2 次性徴**が顕著になる。そして，学童期に潜在していた本能衝動が活発になる。この時期の男子の性衝動は，自分でもコントロールが難しく，気持ちが不安定になる。女子も男性としての父親を意識し始め，その反動形成として父親を忌避したり，距離を置いたりするようになる。普通は，性衝動を知的活動やスポーツに転化（昇華）するが，なかには無理に抑圧し，潔癖な態度をとる者がいる。性教育は，小学校高学年の頃までに行うべきだろう。

2 友人関係

　次に，この時期の特徴としてあげられるのは，これまで親に全面的に依存していた学童期とは異なり，親しい同性の友人に自分の欠けているものを求め，自分の考えや体験を話し合ったりすることである。特定の友人に同性愛的な友情をもったりするのも，この頃である。交流は，やがて異性を含めたほかの友人に広がり，仲間集団に帰属し，仲間に共感を覚えるようになる。

3 心理的自立

　ここで，親から離れる**第 2 の分離−個体化**ともいうべき心理的自立の時期を迎える。すなわち，これまでの親への依存関係を修正し，親とは異なる価値観や考え方にしだいに目覚めていく。親は親，自分は自分という自覚や，親への反抗も出てくる。これが**第 2 反抗期**である。

表 1-2 ● 青年期の発達段階（ブロス）

前青年期	10〜12 歳	プロローグ
青年期前期	13〜15 歳	中学生
青年期中期	16〜18 歳	高校生
青年期後期	19〜22 歳	大学生
後青年期	23 歳〜	エピローグ

* **ブロス**：1904〜1997。ドイツで精神分析，生物学を学び，1934 年に渡米。思春期・青年期の発達研究と治療に従事し，正常な発達過程の理解に大きな貢献を果たした。後に，アメリカ児童分析協会の会長を務めた。

序　精神看護のとらえ方

1　心の健康と発達

2　心の働きと危機

3　精神障害者の診療

4　主な精神障害の治療

5　精神障害者の看護

6　精神保健福祉の変遷

7　精神保健福祉対策

8　精神的健康の保持・増進

　これは，大人のいう既成の社会や考え方に対する挑戦であり，それによって自分を確認しようとしているのである。第1反抗期がないのは要注意であるが，第2反抗期がまったくないのも問題であろう。この年代になっても，親の過保護，過干渉の状態にあって，親の完全な支配下において「良い子」であり続けることは，自立の妨げになる。

　このような場合，「ほかの人が自分をどう思っているか」という外側からの評価に過敏になり，本当の自分の意思や情動を出せなくなってしまう。この状況から抜け出せないと，葛藤的になり，引きこもりや社会生活での不適応状態に陥ることが少なくない。主に女子では，拒食や過食などの摂食障害を発症する場合もある。

　一般に，自立と依存という両価性の狭間に悩むのは思春期の特性であるが，そのためにしばしば，不安や抑うつなどの精神症状や逸脱行動を起こす。これらの問題点は，一見同じように見えても，その病理の程度は様々であるため，注意しなければならない。それが幼児期の分離－個体化の失敗からきているような場合には，専門家（精神科医や公認心理師）によるカウンセリングや薬物の投与など，継続的治療が必要となる。

2．青年期中・後期（16～22歳頃）

1　親離れ

　教育制度にあてはめると，青年期中期は高校生年代に，青年期後期は大学生年代にあてはまるだろう。しかしながら，現代ではその境界線が不明瞭化しつつあり，30歳を目前にしても親離れが進まずに青年期心性が続いている場合すらある。

　子どもたちにとって，この時期はスポーツ，学問，さらには趣味に至るまで，個々の個性が開花すると同時に，親との分離が明確になってくる時期である。実際にアルバイトをするなど，親元を離れ個として社会に参加することができ，進学や就職などの自分の将来像も明確にイメージできるようにもなる。そして青年期が終わりを告げる頃には，1人の人間として心理的にも経済的にも社会で自立し，親とは別の人生を生きていけるようにもなる。

　それぞれの時期をみてみると，青年期中期では，通常，親子の分離は表面上穏やかに進行し，相互の信頼のなかで，心理的な子の親離れ，親の子離れが自然に行われる。まわりの先輩や教師が理想像になり，同性との友情は異性愛へと発展する。男性としての自分，女性としての自分を受け入れ，心身共に男らしさ，女らしさが整い，性同一性が確立されていく。

　青年期後期になると，職業の選択や異性との恋愛関係など，社会的な価値や意義が明確になってくる。この時期には，社会的に是認されるような自己の価値観や，過去から現在にわたって一貫性のある自己意識をもち，さらには自分がいったい何者で，いかに生きるべきかという基本的な問いに対して答えていかなければならない。エリクソンは，これを**アイデンティティ（自我同一性）の確立**といい，人生における最大の発達課題であるとしている。自我同一性には，これまでの発達過程の

総仕上げ的な意味がある。それゆえ，各時期の発達課題を乗り越えられなかった者は，その確立をめぐって深刻な危機に直面することになる。本当の自分を自覚できず，どう生きたらよいのかわからない。これを，エリクソンは**役割の拡散**と名づけた。

2 引きこもり

　青年期中期から後期にかけた親からの自立は，時に様々なライフイベントとともにうまくいかないことがある。なかには中学生年代に不登校が始まり，卒業後も自宅に閉居し，長期の**引きこもり**に至る場合もある。年代相応の社会参加が思いどおりにできず，再び社会に参加することで過度に傷つくことを恐れる不安から，引きこもりが長期化することも少なくない。それらの不安と，親から自立をしていきたい気持ちとの葛藤から，激しい家庭内暴力を認めることもある。同時に，年代的にも，それらの背景に，精神病を含めた多様な精神疾患が潜んでいることも忘れてはならない。

　また，高度経済成長期を経て経済大国の一つとなったわが国では，大学進学率の上昇など急激な社会変化に伴い，価値観の多様化とともに青年が社会から早急に自立していくことを求められにくくもなってきた。2003（平成15）年には，働くことも学校に通うこともしないが，外出や趣味の時間をもつことができる若者は**ニート（NEET）**とよばれるようになった。これは，かつて**ピーターパン症候群**などとよばれていた。このような背景には青年期の遷延（**モラトリアム**）が考えられるが，こうした期間が，迷いながらも真の自己もしくは自己の進むべき道を模索する準備期間であるならば，必ずしも否定的なものとは決めつけられない。

F　成人期

　成人期はこれまで培われてきた自己の内面を，より深めていく時期である。この時期は長期間にわたるため，エリクソンは成人初期と壮年期に分けている。

1．成人初期

　成人初期の課題は**親密性**である。社会人として職業に就き，パートナーとの愛を実らせ，「安定した生活構造をつくり上げる時期」（Levinson, D. J.）にあたる。互いの自我同一性や価値観を尊重しながら，友人や信頼するパートナーとの相互協調によって仕事や家事，子育て，あるいはレクリエーションを共にする。社会的参加を通じて人格的にも職業的にも，さらなる成長を遂げ，自分自身の位置づけを確立していく。

　最近では考え方も多様になり，結婚をしなかったり，子どもをつくらなかったりする人が増えた。なかには自分の歩む道に迷いが生じ，果たしてこのままでよいのかという問いかけを行い，もう一度別の道を選び直す人もいる。そのための転職・離婚などもこの頃によく行われる。また，この時期に，自分のなかに親密性が育た

なかった人は，他人と協調できずに**孤立**する（エリクソンの「親密対孤立」）。

2．壮年期

　壮年期は30歳代後半から50歳代頃までのいわゆる働き盛りにあたり，職業人として，また，家庭人として重要な役割を果たすことになる。したがって，この世代の男女の社会への参加・関与のしかたは，どこの国でも仕事が1位なのは当然であるが，アメリカをはじめとするそのほかの国では2位が社会奉仕活動であるのに比べて，日本の男性は2位が趣味・レジャーになっている（中西，1987）。しかし，最近ではわが国でも時代の趨勢（すうせい）として，高齢者への支援や環境問題へのボランティア活動などに参加する人が多くなってきている。

　エリクソンはこの時期を**生殖性（生産性）**あるいは**世代性**としてとらえているが，その意味は自分たちの経験を次の世代に継承し，育成する橋渡し的役割と考えている。職業においては自分の仕事に満足できるものを達成し，家庭にあっては親としての責任を果たし，余暇活動を楽しみ，年老いた親の世話をするなど，毎日が時間に追われる日々となる。この時期の課題が乗り越えられないと，すべてが**停滞**し，抑うつ状態に陥ったり，逆に自覚のない過信から，権威主義を振りかざしたりする人もいる（エリクソンの「生殖性対停滞性」）。

G　老年期

　わが国では急速に人口の高齢化が進み，老年期[*]をいかに過ごすかが重要視されるようになった。老年になると身体的衰えや，親もしくは配偶者の死に出合い，経済的にも制約を受け，様々な喪失感を体験する。

　現在，「老化とは何か」ということが科学的に徐々に解明されつつあるが，脳の萎縮，脳神経細胞の減少・壊死（えし），中枢神経系の統合機能の低下などは，一様に高齢健常者にみられる。これらの結果，老年期の性格，知能，感情などがどのように変化するのだろうか。

●**性格**　加齢に伴い性格傾向は，頑固や保守的，自己中心的，猜疑的（さいぎてき），依存的，愚痴っぽいなど，むしろ否定的な側面が強調されがちであった。しかし一方で，若い頃より角が取れ，人から信頼されている人もいる。病的に性格変化をきたす人は別として，一般には性格が極端に変わることは少なく，加齢とともに本来その人がもつ特性が目立つようになることが多い。

●**知能**　老年期における知能は低下の一途をたどるというのが常識であったが，事実は必ずしもそうではない。たとえば，ウェクスラー（Wechsler, D.）の知能検査（WAIS）によると，「一般的知識」「一般的理解」「単語問題」など，いわゆる**結晶**

---

[*]**老年期**：老年期の年齢については，かつては60歳以上からとされていたが，近年では65歳以上に上がってきた。国連の世界保健機関（WHO）の定義では，65歳以上の人のことを高齢者としており，65〜74歳までを前期高齢者，75歳以上を後期高齢者とよぶようになった。

性知能は比較的保たれている。知能検査の問題で「奥の細道の作者はだれか」「税金はなぜ納めなければならないか」「修繕という意味は」というような知識や基本的な理念は，その記憶が失われない限り答えられる。

これに対して「数唱問題」「符号問題」「積み木問題」など，記銘力，反応の速さ，問題の処理能力などの**流動性知能**は，明らかに低下する。

個人差はあるが，総体的には高齢者の知能は，以前考えられていたほど急速な減退はしないといえる。アメリカのシアトルにおいて，若年者から高齢者を対象に7年間隔で5回の知能検査を行った縦断的研究では，60歳代半ばまではっきりした低下が見られなかった（図 1-2）。一般的に 60 歳代では，まだ社会的にもてる力を十分に発揮できると考えてよい。その後，緩やかに低下するが，明確な低下を示すのは 80 歳以降である。

●**感情的側面**　感情のコントロール，気分の安定という点では，若年群よりむしろ勝っている結果が示されている[1]。しかし，ロールシャッハ・テストを高齢者群に施行すると，明らかに情動面や感性，柔軟な思考力が，若年群に比べて落ちている[2]。なかには若い人と変わらない精神内界の動きを示す人もいたが，このような人たちは高齢になるまで知的好奇心をもち，社会活動を続けていた人であった。

ハヴィガースト（Havighurst, R. J.）と**ノイガルテン**（Neugarten, B. L.）らは，老年期の人を対象に，その性格傾向，生活態度，役割活動を調査し，いくつかのタイプ分けをしている[3]。主なものをあげると，「これまでの経験を生かし役割活動をして，満足している人」「役割活動は少ないが，今の生活に満足している人」「他

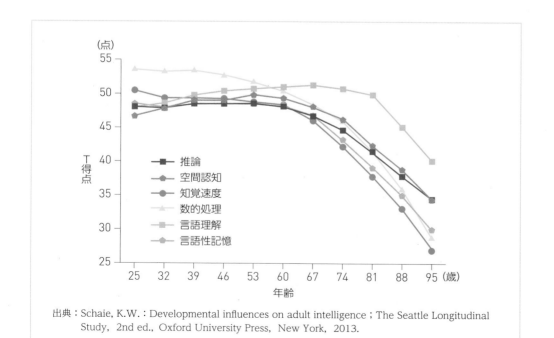

出典：Schaie, K.W.：Developmental influences on adult intelligence；The Seattle Longitudinal Study, 2nd ed., Oxford University Press, New York, 2013.

図 1-2 ● 知能の加齢パターン

序 精神看護のとらえ方

1 心の健康と発達

2 心の働きと危機

3 精神障害者の診療

4 主な精神障害の治療

5 精神障害者の看護

6 精神保健福祉の変遷

7 精神保健福祉対策

8 増進 精神的健康の保持・

者からの援助をあてにする依存タイプ」「役割活動も満足度も低いタイプ」などである。

　豊富な知識と経験を**統合**し，あるがままの姿を受け入れて，新たな生き方を模索することが，エリクソンのいう**老年の英知**であろう。要は，高齢になっても自分の生きてきたこと，そして今の自分自身を肯定的に受け止め，自分が今できることにベストを尽くすことである。肩書など過去に固執し続ける人は身体的機能の低下に**絶望**（悲観）的になり，家にこもることが多くなる。

　以上述べてきたように，心の発達過程とは，複雑な要因がかかわるなかで，その個人なりの適応目標に向けられた変化を意味している。乳幼児期の基本的信頼感の獲得に始まり，母親を介しての外界の探求，児童期の仲間との遊びや対話をとおしての自己への気づき，そして青年期の自我同一性を果たすための孤独な闘いなど，発達の歩みは山あり谷ありで，決して平坦ではない。発達の段階ごとに，課題に伴う幾多の危機的体験を克服し，自己のなかに統合していかなければならない。その意味で，発達段階は，この危機にどのように対処し，それをいかに克服するかということにあるともいえよう。

　自我の未開発な子どもが危機を克服するには，親や周囲の人の愛情と適切な援助が必要であり，親や周囲の人は子どもの悩みを共有し，理解することが大切である。それが親として，人としての基本的な役割でもある。このように，危機体験は発達段階に顕著ではあるが，その時期に限られたものではなく，一生続くものである。これを乗り越える道程こそ自己実現であり，自らの成長の土壌となる。そして，他人の心の傷をも共に深く思いやる心が生じるのである。

　こうして人は，いかに生きるべきかを自らに問い続けるとともに，最後にはいかに死すべきかが課題となる。看護にあたる者は，末期がんなど余命が限られた人たちの気持ちや，その家族の心の痛みをしっかりと受け止めなければならない。

　次章では，こうした，心の不健康や様々な危機状況，またそれに応じた防衛機制などについてみていく。

引用文献
1）Lawton, M.P., Brody, E.M.：Assessment of older people：self-maintaining and instrumental activities of daily living, Gerontologist, 9(3):179-186, 1969.
2）岡部祥平，菊池道子：ロールシャッハ・テスト Q&A，星和書店，1993.
3）Neugarten, B.L., Havighurst, R.J., et all.：The Measurement of life satisfaction, Journal of Gerontology, 16:134-143, 1961.

学習の手引き

1. 心の健康が，どのように成り立っているかを理解しよう。
2. 遺伝と環境が，心の発達に大きな影響をもつといわれるのはなぜか，説明してみよう。
3. 遺伝と環境が，人の心や人格形成にどのようにかかわっているか，説明してみよう。
4. 各発達段階における，心の発達の特徴を整理してみよう。
5. 自分自身の問題として，自我同一性を考えてみよう。

第1章のふりかえりチェック

次の文章の空欄を埋めてみよう。

1 心の健康とは

厚生労働省「健康日本21」によれば，心の健康とは，自分の ┌1┐ に気づいて表現できること（情緒的健康），状況に応じて適切に考え，現実的な問題解決ができること（ ┌2┐ ），他人や ┌3┐ と建設的で良い関係を築けること（ ┌4┐ ）を意味している。

2 発達理論家

生きるための適応への変化の過程を， ┌5┐ または ┌6┐ とよんでいる。発達理論家としては， ┌7┐ （自我同一性）の概念と独自の漸成的発達理論を提唱した ┌8┐ を中心に，母親の愛情供給の大切さを唱えたマーラーや知能の発達の研究を行った ┌9┐ などがいる。

3 エリクソンの発達理論

発達段階	発達課題	
	ポジティブな面	ネガティブな面
┌10┐ 期	基本的信頼	基本的不信
幼児初期	自律感	┌11┐
幼児期	主導性（積極性）	罪悪感
┌12┐ 期	┌13┐	劣等感
青年期	┌7┐ の確立	┌14┐ の拡散
成人初期	┌15┐	孤立（孤独）
壮年期	生殖性	停滞
老年期	統合性	絶望

4 青年期の特徴的な危機

親からの自立の時期となる青年期にはライフイベントがうまくいかないことをきっかけに， ┌16┐ や自宅への閉居が始まり，長期の ┌17┐ となることがある。また，近年，学校に通わず，働くこともしない若者は ┌18┐ とよばれるようになったが，迷いながらも ┌19┐ や自己の進むべき道を模索する準備期間であるならば，必ずしも否定的なものとは決めつけられない。

■ 精神看護

第 **2** 章 心の働きと危機

▶**学習の目標**
- ●心の不健康とは何かを理解する。
- ●心の不健康と精神障害の相違を学ぶ。
- ●外部からの刺激に対する心の防衛機制について理解する。
- ●人間関係や環境が，心の健康と関連することを理解する。
- ●人のライフサイクルのなかで，どのような心の危機が起こるかを学ぶ。

I 心の不健康と危機状況

A 心の不健康状態

1．心の不健康状態とは

　心の不健康状態とはどのような状態だろうか。第1章-Iで述べた「心の健康」が損なわれた状態といえるであろう。つまり，情緒的健康，知的健康，社会的健康，人間的健康が損なわれた状態を意味している。心の不健康状態は「生活の質」に大きく影響するものである。

　精神障害には，精神遅滞（知的障害）そのほかの発達障害や認知症およびせん妄，精神病（統合失調症，気分障害，てんかん精神病），物質乱用による精神障害，不安障害，人格（パーソナリティ）障害などがある。ただし，次にあげる障害では，重症であれば精神障害を引き起こすが，軽症の場合は心の健康が害された状態，すなわち心の不健康状態にとどまるものがある。その代表的なものは，物質関連障害，不安障害，虚偽性障害，解離性障害，性障害，摂食障害，適応障害などの一部または大部分である。

　各発達段階における様々な危機により，悩みや苦しみが生まれ，それが精神障害を引き起こすこともある。たとえ精神障害に至らなかったとしても，必ずしも心が健康な状態にあるとはいえない。子どもの家庭内暴力，不登校，いじめ，成人期の燃えつき症候群，無気力症候群などがその例である。非行や犯罪すらも，その多く

が精神障害に起因するというよりは，不健康な心の状態が基盤になっていることが想像される。

2．防衛機制と適応機制

　心の不健康には，身体状況や脳の機能異常などのほかに，環境に適切に適応できないことが原因になる場合がある。**力動精神医学**的＊な考えでは，幼い頃からの人格の発達や社会文化的環境を重視しており，人間はストレスに遭遇した場合，心のなかの葛藤や環境の変化に反応して，**防衛機制**＊または**適応機制**を使って，外界に適応していると説明されている。多くは無意識に行われるが，意識されるものもある。それに失敗すれば，いわゆる適応障害を起こし，心が不健康の状態となる。

　適応機制には，心の健康を維持するために有用なものと，心が不健康になりやすいものがある。たとえば，劣等感に悩まされた青年が，より高い目標に向かって努力し，芸術や学問などに励むことで自信を取り戻すのは「**昇華**」であるが，「**退行**」では，幼児のような態度になり，甘えるなどの行動がみられる。

B　危機状況と危機介入

　困難な状況や極端な欲求不満に陥り，困惑して解決の方法のないとき，人は様々な反応を起こす。パニックに陥る，落ち込む，妄想的になるなど，精神障害をきたすことをはじめとして，様々な不健康状態に陥ることが多い。そのなかでも危険なのは，自殺である。また，極端な場合では，殺人を犯す可能性もある。このような状態に対しては，危機介入の必要がある。周囲に安心して相談できる人がいることが大切だが，緊急の場合は医療者が積極的に介入すべきである。

1．自殺

　精神障害者には自殺する症例が多くみられる。自殺または希死念慮＊，自殺企図の多いのはうつ病である。うつ病を抱える人の自殺は，その始まり，または軽快期に集中しており，うつ病の極期には自殺を敢行する実行力がないといわれる。

　しかし，案外知られていないのは統合失調症患者の自殺で，精神科病院内での自殺はうつ病のそれよりも多いといわれる。統合失調症では急性の幻覚そのほかの異常な体験が起こるとき，突然理由不明の自殺が敢行される。また，慢性患者でも病気を悲観したり，または「生きていても仕方がない」「意味がない」などのニヒリズム的精神状況に陥ったりすることによる自殺が多い。

　警察庁「自殺の状況」によると，2023（令和5）年の自殺者数は2万1837人で，前年に比べ44人減少した。性別では男性が1万4862人で全体の68.1％を占め，

＊**力動精神医学**：第6章-Ⅰ-B-1「フロイト」参照。
＊**防衛機制**：第2章-Ⅱ「自我と防衛機制」参照。
＊**希死念慮**：自殺観念，自殺念慮ともいわれる。

序　精神看護のとらえ方
1　心の健康と発達
2　心の働きと危機
3　精神障害者の診療
4　主な精神障害の治療
5　精神障害者の看護
6　精神保健福祉の変遷
7　精神保健福祉対策
8　増進　精神的健康の保持・

年齢では 50 歳代が最も多く 4194 人で全体の 19.2% を占めた。職業別では無職者が 1 万 1466 人で全体の 52.5% を占めて最も多く，原因・動機別では「健康問題」が 1 万 2403 人で最も多かった。1998（平成 10）年以来，2011（平成 23）年まで 14 年連続して自殺者数が 3 万人を超えていたが，2012（平成 24）年から減少傾向となり，2019（令和元）年は，自殺統計が始められた 1978（昭和 53）年以来，最少の自殺者数となった。その後は 2022（令和 4）年に男性が 13 年ぶりに増加するなど，横ばいから上昇傾向がみられる。

　男女の自殺を比較すると，自殺企図の数はほぼ同じであるが，既遂は男性が圧倒的に多い。男性は通常過激で確実な手段，たとえば縊首，飛び降り，拳銃（アメリカ）などの手段を用い，女性の場合は穏やかな手段，たとえば服毒，または服薬が多いため，死亡する前に発見されやすいからであるといわれる。

　自殺のおそれのある患者には，いち早くその徴候を察知して，観察を怠らず，防止に努める。また，患者の信頼を得て，相談されるようになる必要がある。介入には細心の注意を払った接近を心がけ，いざという時は断固とした態度で阻止する。

2. 死の問題

　人生における最大の危機は，死であるといえよう。若いうちはあまり死を意識することはないが，高齢者には身近な問題となる。人は皆，死は避けられないものであるが，あらかじめ十分に準備する必要がある。死生観は人生観の裏返しである。あらゆる宗教は死の問題を取り扱っているが，来世が信じられなくても，平素より人生の意義をよく考えていれば，死を受容することが少しはやさしくなるであろう。

3. 生きがいと成長

●**適応障害の予防**　人は社会に適応し，家族そのほかの対人関係を維持し，社会生活を営む。人生の各時期に訪れる危機を乗り越え，自分の理想に従って努力し，自分自身を改革しながら成長する。人間の成長は青年期だけではなく，一生続くものである。老年期においても状況に適応し，自己実現を図り，成長することができる。これは高齢者の生きがいである。適応障害を予防するには，それぞれの状態に対する適切な手段が必要である。

　まず，その原因を取り除くよう努力し，環境の改善を図るのが第一歩である。次いで，相談またはカウンセリングにより，適切な助言を与えて，不適当な反応を回避するように誘導する。たとえば，成人期や老年期には定年退職や近親者の死亡などにより，しばしば抑うつ的な反応または状態に陥りやすい。

　最近は，様々な非行や犯罪，性的逸脱行動，シンナーや覚醒剤の使用，または家庭内暴力や児童虐待などが増加している。これらに対し，人格形成期の家庭環境の調整，家庭内暴力や児童虐待の予防，いじめのカウンセリングなどにより，早期に重大な事故の発生を予防し，ある程度の成果を上げることができるであろう。

　人生の危機を克服し，心の健康を保つためには，幼少時からの教育やしつけによ

り，困難に耐える力や困難を克服する力を身につける必要があるが，家庭や学校の崩壊，社会病理が，子どもがこのような忍耐力を養うことを困難にしている。今後，人格の独立や新しい道徳観，社会規範の確立を図ることが，心の健康を保つための背景として重要となるだろう。

　憎しみや嫉妬，不安，苦悩などの感情自体は，直ちに心の不健康と断定することはできない。むしろ，このような負の感情の経験は忍耐力を養い，積極的に人生を生きるための力となり得るだろう。人は苦しみによって成長するものである。しかし，その処理を誤ると，人格の偏り，異常な性格の形成の原因となる危険もある。

　以上のことから，学校，企業，その他保健医療福祉，地域における心の悩みに対する相談事業（コンサルテーション），健康相談，カウンセリングなどが，心の健康の保持・増進にかかわる大切な事業であることがわかる。

Ⅱ　自我と防衛機制

1．防衛機制とは

　防衛機制とは，精神分析学の用語で，意識的安定を保つ無意識的な自我の働きで，自分を守ろうとする心理機制のことである。人は極めて早期の幼児期段階から，母子関係をとおして自我の発達がみられる。自我は意識下にある欲求を，自分が外界と適応していくために調整する役といえる。自分を守るための防衛機制を創案したのは**ジークムント・フロイト**（Freud, S.）である。フロイトは，ヒステリーの研究をしていた時に，患者が自分の感情や無意識の衝動・欲求を強く抑え込んだ結果，それが心身の症状として現れると考えた。

2．防衛機制の種類

　防衛機制には様々なものがある（表2-1）。抑圧，否認，合理化，投影，昇華，反動形成などの防衛機制がみられるが，これらの機制は，普通だれもが行っているものである。逆に，失敗した防衛機制とよばれるものとして，転換，行動化，身体化などがあげられる。いずれにおいても，抑圧された衝動や葛藤が，失立・失歩などの身体的機能の障害を示す転換，性的逸脱行動，自傷行為，自殺企図，暴言などの行動化，腹痛・頭痛などの身体化があげられる。

　精神分析では，超自我（良心）や自我が感情や欲動の調整役としてうまく機能しているかどうか，また主にどのような防衛機制を使うかということで，その人の現実への適応性や性格の病理をみることができる。

序　精神看護のとらえ方
1　心の健康と発達
2　心の働きと危機
3　精神障害者の診療
4　主な精神障害の治療
5　精神障害者の看護
6　精神保健福祉の変遷
7　精神保健福祉対策
8　精神的健康の保持・増進

表 2-1 ● 防衛機制

種類	内容
抑圧	不快なこと，不安や葛藤，自分にとって都合の悪い欲求など，意識すると自我に危険がある場合，無意識にそれを意識から除外する。これを意識的に除外する場合を抑制という。
否認	幻想的願望充足を無視してしまうこと。
逃避	困難な問題や状況から逃げ出し，不安や恐怖から逃れようとすること。病気に逃避したり，アルコールや薬で紛らわしたりする場合がある。
退行	困難に直面することで，より低い発達段階に戻ること。一般には，幼児的世界への逃避を指す。
合理化	自分の過ちに対して，もっともらしい理屈をつけ，自分の失敗や欠点を責任転嫁したり，正当化したりしようとすること。
投影	自分が他人に対してもっている憎しみなど，自分にとって不快な感情を，他人が自分に対してもっていると思い込むこと。
取り入れ	対象やその属性を自分の内部に取り込む試みのこと（同一視の基礎となる）。
同一視 （同一化）	憧れの人，目標とする人など，自分の好きな人の状況や性質を，自分のことのように思うこと。
置き換え	受け入れがたい感情を，代わりのもので満足する代償行為のこと。
代償	達成できない目標などを，その代わりに手に入りやすいものなどで補い，人に話したりすること。
昇華	攻撃性や許されない欲求などを，スポーツや勉強などのほかより価値のあるものに打ち込むことで発散させ，満足感を得ようとすること。
反動形成	自分の欲求を抑えるため，その欲求と反対の態度や行動をとること。たとえば，性欲の強い人が極端に禁欲的になったり，本心と裏腹なことを言ったりする。
転換	不満や葛藤などを，身体症状に置き換えること。
行動化	自身が抱える悩みなどにより，心に葛藤が生まれ，それが問題のある行動に至ること。
身体化	自身が抱える悩みなどにより，心に葛藤が生まれ，それがからだの症状となって表出すること。

Ⅲ　ストレスの心身への影響

　　ここではストレスについて説明し，その次にストレス環境に適応していくことについて述べる。

1．ストレス

　　ストレスとは，生理学者・セリエ（Selye, H.）が「有害な刺激形態に対する身体的防衛」という意味に用いてから，今日ではこの用語が日常的に使われるようになった。ストレスは心身に影響を及ぼす。ストレスが胃潰瘍や高血圧などの身体症状や，不安，焦燥感，恐怖症，抑うつなどの精神症状につながることがある。ストレスをもたらす因子（**ストレッサー**）には，虐待経験，家族や親友の死，転職・退

職，失恋，結婚・離婚，病気，経済的破綻，災害など，様々な生活上の大きな出来事がある。日常的に起こる成人のストレッサーをあげると，対人関係のトラブルや愛する人との離別，仕事上の困難，家庭内の不和などの問題が目立つ。

　ストレスがあるからといって，必ずしも心身の病気になるわけではない。ストレスをその個人がどのように認知し，対処するかがカギとなる。適度なストレスは，ある人にとってはプラスになる場合もある。また，ストレスに過敏な人もいれば，耐性の強い人もいる。小事にこだわり，完全癖な人ほどストレスに陥りやすい。ストレスへの耐性は日頃からの積み重ねが大切で，ストレスに満ちた現代社会では，踏みつけられてもすぐに再生する雑草のような強さが必要であろう。

　ストレス対処行動（ストレスコーピング）には，①ストレスとなっている煩わしい状況に前向きに対処し，変えるように試みることや，②ストレッサーになるものとかけ離れた，スポーツや趣味，仲間との語らいなどで気分転換と発散を図ることなどがあげられる。

2．心的外傷後ストレス障害

　人は，いつどのような災難に遭遇するかわからない。ライフイベントのなかでも，突然の災害や事件，事故などを引き金にして起こる**心的外傷後ストレス障害**（posttraumatic stress disorder；**PTSD**）は，最近一般にも知られるようになった（第4章-Ⅱ-E-3「心的外傷およびストレス因関連障害群」参照）。

Ⅳ　人間関係と心の健康

　現代の社会はインターネットを利用したテクノロジーにあふれており，情報過多な世界で人々は暮らしている。手紙からメールへと利用する道具は変化したものの，人は人に支えられると同時に，傷つけられることもある。どのような時代になっても，人は社会のなかで多くの人と関係をもち，共に生きているのである。

1．言語的理解

　人と人との関係性は，主に**言語的コミュニケーション**によって成り立つ。互いに話し合うことで信頼し合い，理解を深めていく。もし心に悩みをもつ人がいれば，相手の話に真摯に耳を傾けて気持ちを受容することが，その人にとってどれほど支えになるかわからない（**受容と共感**）。

2．非言語的理解

　一方，人と人との間で，言葉がなくても理解し合えることもある。「目は口ほどに物を言う」といわれるように，目で通じ合うアイコンタクトもあれば，表情，手

序　精神看護のとらえ方

1　心の健康と発達

2　心の働きと危機

3　精神障害者の診療

4　主な精神障害の治療

5　精神障害者の看護

6　精神保健福祉の変遷

7　精神保健福祉対策

8　精神的健康の保持・増進

ぶり，身ぶりで意思の疎通を行うボディランゲージもある。このような**非言語的コミュニケーション**は，愛や憎しみ，悲しみ，怒りなどの感情レベルで生じやすい。子どもを産んだ母親は，赤ちゃんの泣き声や表情から「子どもが今何を欲しているのか」「どのような気分なのか」など，心の動きを的確に感じ取ったりする。逆にいえば，赤ちゃんは泣き声や表情を通じて他者に自分の意思を伝達しているということである。

特に子どもの治療を行う際には，遊戯療法を代表として様々な遊びを通じて，非言語的コミュニケーションが，言語的理解より重要なこともある。もちろん，通常の看護業務においても，その身ぶりや表情一つで相手を安心させることや，逆に不安にさせることにつながるといえる。

3．人間関係と人間理解

人を理解するには，その人が生得的にもつ特徴だけでなく，その人の生い立ちや家庭，教育，職業，その他すべての人生経験を知ることが重要である。その人が生まれつきもっている特徴として代表的なものに，**発達障害**があげられる。発達障害は，知的能力障害，**注意欠如・多動症／注意欠如・多動性障害（ADHD）**，**自閉スペクトラム症／自閉症スペクトラム障害（ASD）**などがその代表である（詳細は第4章-II-K「発達障害」を参照）。それぞれの疾患概念を知っておくことは，その人の物の考え方やとらえ方を理解することを助けてくれるだろう。

いずれにしても，個人の物の見方，考え方，感じ方などは個人差が大きく，その傾向を理解しておくべきである。特に患者に対しては，どのようなときにでも笑顔と優しい言葉がけ，そして相手を受け入れる接し方を心がけなければならない。

V　環境と心の健康

A　家族関係

戦後の日本の家族社会は，かつての父権制度から大きく変貌してきた。それまでと異なり，核家族化が進んでいると同時に，近所付き合いの減少などから社会性をはぐくむ場ではなくなってきた。子どもたちの間では人付き合いを通じてだけでなく，インターネットを通じたコミュニケーションも多くなりつつある。これらの変化によって，世代間の価値観はずれを生じ，子育てに周囲からの助言も受けられず，わが子にどのように接してよいのか戸惑う親も少なくない。このような家庭環境や背景を踏まえたうえで，家族関係と心の健康を考えていかなければならない。

1．母親との関係

　初期の人格形成には，母親との**愛着関係（アタッチメント）**が最も重要である。人との関係もまずは二者関係，すなわち母親との関係を通じて人間に対する基本的な信頼が構築される。母親自身の情動が不安定で，子どもに愛着を示すかと思うと，理由もなく拒絶したりする場合には，子どもはいつも「見捨てられるのではないか」という不安をもち続けるようになる。母親の一貫性のないかかわり方が，幼児期の**反応性愛着障害**や青年期以降に出現する**パーソナリティ障害**の発症に関与する場合がある。

　近年の学歴社会を代表とした競争社会のなかで，母親は自分自身の自己愛を満たしていくために過度に子どもを支配することが時折ある。「自分らしさ」がめばえ，自立をめぐる葛藤に圧倒され始める青年期（思春期）になって，従来は非行とされてきた問題や素行症，反抗挑発症などの外在化障害だけでなく，うつや不安などの内在化障害を**不登校**という形で発症する子どもたちもいる。

2．父親との関係

　子育てにおいて，フロイトのいう**エディプスコンプレックス**＊を例にあげるまでもなく，母親を支える父親の存在は重要である。しかし，現実の家庭での父親は影が薄く，仕事に没頭し，家庭を顧みる余裕がなく，子どもの養育を母親が一手に引き受けている場合がある。

　このような家族関係のなかで，子どもたちは様々な精神疾患を発症することがある。いずれの精神疾患であっても，子どもを支える最も重要な場所は家庭である。特に母親への過度な要求や暴力を繰り返す場合や，母親自身が精神的な問題を抱える場合には，父親が果たすべき役割は大きいものと思われる。父親は子育てに悩む母親を支えるだけでなく，毅然とした頼れる父親像が求められる。また，強迫行為などの衝動性が止まらなくなりつつある子どもに対しては，強固に制止するだけでなく，彼らの悩みや不安を受容していくことが必要となる。

3．家庭崩壊と再統合

　病院・クリニックの外来や相談所を訪れる人には，家族問題が関与していることが多い。そういった相談の場合には，なるべく早い段階で家族の関係性について聴取しておくことが望ましい。世代間の境界が明瞭でない場合や，心理的にバラバラな家族であったり，病気の子どもが家庭の問題を一手に引き受けている場合などもある。子どもの病気の背景に，両親の不和や浮気，失踪，離婚の増加，親のアルコール依存や暴力，親と祖父母との不和などがある。時に母子の密着が強く，母親も

＊**エディプスコンプレックス**：フロイトが名づけた精神分析の基本概念の一つ。主に男児が無意識のうちに母親に愛着をもち，父親に敵意とそれに対する不安をもつことを指す。女児が父親に愛着をもち，母親に敵意と不安をもつことは，エレクトラコンプレックスという。

子どもを世話することへの依存状態（**共依存**）に至ることもある。崩壊した家庭での最大の犠牲者は子どもであり，家庭という安全基地を奪われた子どもは，不登校をはじめ，非行，反社会的行動，犯罪などを生むようになる。

　子どもの問題をとおして，家族の問題が浮き彫りになり，互いに本音で向き合うことで，初めて家族全員が心を割って話し合い，家庭が再統合されていく。家族内の人間関係のバランスは長年にわたる歴史があり，簡単に改善されるものではないが，家族内の負の絡み合いが修正されてくれば，それを契機に子どもの心の健康も回復していくことが多い。それには病院や相談所の専門家が介入する家族療法が必要である。

B　学校

1．児童・生徒の心の健康

　不登校，いじめ，学級崩壊など，教育の現場には児童・生徒の心の健康に関する問題が山積している。

1　不登校

　文部科学省の調査によれば，2022（令和4）年度の不登校の小・中学生は約29万9000人であるが，潜在的にはこれをはるかに上回る人数がいるものと思われる。原因としては受験戦争の厳しさ，担任の学級指導力の問題，親の未熟さなどが指摘されている。不登校という状態の背景には，様々な問題が潜んでいる。

　不登校の問題には，いじめ問題，子ども自身が抱える低い自己肯定感，発達障害としての特性，家庭の貧困や虐待体験，そして親自身の精神疾患や不安定さを常に査定しながら，取り組んでいかなくてはならない。

2　いじめ

　児童・生徒の"いじめ"は今に始まったことではない。しかしながら，その構図は時代とともに大きく変わってきている。以前のような暴力や無視などの直接的ないじめだけでなく，インターネットのメールやソーシャルメディアを利用した悪口なども新たに増えてきている。そういったインターネットを介したいじめの場合には，大人から気づかれない場合が多く，子どもたちはだれにも相談できずに悩みを抱え，不登校へと至ることも少なくない。そして，最近はだれもがいじめる側になり得，ささいなことを契機として仲間のグループからはみ出し，いじめられる側にもなり得る。また，いじめられる子の気持ちを受け止められるような避難場所がないと，自殺にまで追いやることになる。

2．スクールカウンセラー，スクールソーシャルワーカー

　文部科学省は，1995（平成7）年より，スクールカウンセラー（主に臨床心理士）の派遣を企画し，現在では全国の公私立中学校を中心に，高校と一部の小学校など

数千校へ，**スクールカウンセラー**が派遣されている。カウンセラーは生徒の個人カウンセリングをはじめ，生徒指導上の諸課題を，事例検討をとおして教師と協調しながらコンサルテーションを行うなど，問題解決に努力している。

　また，近年では**スクールソーシャルワーカー**（主に社会福祉士，精神保健福祉士）も学校に派遣され，教師と協調しながら児童相談所，市町村，病院などの外部機関と学校の連携や情報のシェアリングだけでなく，生活保護など家庭の経済状況の相談まで行っている。

C　職場

1．ワーカホリック

　職場にかかわる精神保健で問題になることとして，仕事をし過ぎてしまうことがあげられる。仕事熱心も度を超すと，家庭を顧みなくなり，仕事がすべてになってしまう。すると，夫婦関係の断絶や家庭崩壊に至るほどになる。

　アメリカの作家，オーツ（Oates, W.）は，「適度な仕事は人生を充実したものにするが，仕事が過度になり過ぎると，どこかに害をもたらす」と述べ，アルコホリック（アルコール依存症）という言葉になぞらえて，**ワーカホリック**という言葉をつくった。

　こうした状況を受け，2007（平成19）年12月から「仕事と生活の調和（**ワーク・ライフ・バランス**）」の実現を目指し，長時間労働の抑制，テレワークの活用など，働き方の見直しが官民一体で取り組まれている。なお，父親がワーカホリックであると，その家庭は父親不在が日常化する。そのため子どもだけが母親の生きがいとなり，**過保護**や**過干渉**になりやすい傾向がある。

2．職場のストレス

　職場の精神保健で問題になることは，上司・同僚との確執や男女関係のトラブルなど，人間関係のもつれからくることが多い。たとえば，意見の食い違いや性格が合わないなどの不満，職場や仕事に対する不適性，過労などがストレスになり，心身症やうつ病を引き起こす場合がある。そのため近年では出社できなくなる若手社員が増えている。

　特に不況社会では，リストラ，失業，転職，退職を契機に，不安，不眠，抑うつ状態など，心身の不調を訴える人も少なくない。さらに，単身赴任者の精神保健上の問題もある。長期にわたる単身生活によってストレスが重積し，同様に留守を預かる家族にも様々なストレスがかかるため，当事者や周囲の人も注意を要する。

3．心身の健康管理

　職場でストレスがかかっているような場合，早期に相談できる診療所での治療と

助言が不可欠である。企業内に，医師，カウンセラー，看護師（保健師）などのいる健康管理センターの設置が望ましいが，まだこのような部門は一部の企業にあるにすぎない。現在，アメリカでは，産業医やカウンセラーからなる従業員援助プログラム（EAP）を導入する企業も増えている。社内の一部署が担当するのでは，「人事に影響するのではないか」という危惧もあるので，社員のプライバシーを守ることのできる外部のEAPが採用されるようになってきた。今後わが国の企業でも，EAPを利用するなどして，予防を含めた心身の健康管理の充実を図ることが急務であろう。

4．ストレスチェック制度

労働安全衛生法の一部を改正する法律（2015［平成27］年12月1日施行）により，会社などの事業者は常時使用する労働者に対して，年1回，**ストレスチェック**を実施することが義務となった。実施するのは，医師，保健師などである。ストレスチェックの調査票には，「仕事のストレス要因」「心身のストレス反応」「周囲のサポート」の3領域を含んでおり，ストレスチェックの結果は直接本人に通知し，本人の同意がない限りは事業者に提供してはならないとされている。

高ストレスと評価された労働者から申し出があったときは，医師による面接指導を行うことが事業者の義務となる。事業者は，面接指導の結果に基づき，医師の意見を勘案し，必要があると認めるときは，就業中の措置を講じる必要がある。

D　地域社会

1．ノーマライゼーション

高度経済成長期を迎えるまでは，地域における交流が盛んに行われ，困ったときには互いに助け合う習慣があった。災害時なども，救助体制が組織的に行えるしくみもあった。それが今では近所付き合いも少なくなり，地域社会は子どもの成長する場，助け合う場ではなくなっている。現代の社会では，個人の尊厳を謳う一方で，効率を優先し，人への規制や管理を強化するという文化的・構造的矛盾が浮き彫りになっている。

たとえば，ハンディを負う障害者が，地域社会で生活をすること（**ノーマライゼーション**）を目指すことが叫ばれてきた。しかし実情はどうだろうか。障害児が学校で自分の子どもと同じ席に着くことや，精神障害者の施設が地域にできることさえ反対する親もいる。また，一般社会では，精神障害者がかかわる事件が起きると「精神障害者は何をするかわからない」と過度に恐れられたり，精神科受診歴や入院歴があるというだけで差別的な目で見られるのは遺憾なことである。

こうした偏見のことをスティグマとよぶ。スティグマは精神疾患に限った問題ではない。ハンセン病患者はスティグマの対象になり，長年にわたって隔離収容され

た。また，2020（令和2）年の新型コロナウイルス感染症拡大の局面において，ウイルス感染や，それに少しでも関係することが，スティグマの対象となった。実際，感染者を出した医療機関の職員等が，保育所などの各種サービスの利用を拒絶されたりするといった事態が発生した。こうした差別的な扱いのない社会にしていく必要がある。

2．コミュニティ

　地域共同体（コミュニティ）のあり方とは，「人々が共に生き，それぞれの生き方を尊重し，主体的に生活環境システムに働きかけていくこと」（山本，1986）である。それにはまず個々人のなかにある偏見や差別意識を取り除き，地域住民が障害者の受け皿としての役割を果たさなければならない。現在では，不登校児のための**フリースクール**，いのちの電話相談，精神科救急医療システムなどにより，ようやく危機介入ができるようになってきている。さらに，アルコール依存症や摂食障害，高齢者・精神障害者の自助グループも各地に根づき始め，地域生活者の立場から自ら行政，企業組織，社会制度への働きかけを推進しようとしている。

　地域の住民も障害者と共にあることで，人の心の痛みを知ったり学んだりすることができる。ある自閉症児の母親は，次のように述懐している。「私はこの子といられて，本当に良かったと思います。これまで知ることのできなかった"人が生きるということの重み"と，それに"共感することの大切さ"を，この子が教えてくれたのです」。

E　災害時のメンタルヘルス

　地震，津波，暴風，竜巻，豪雨などの異常な自然現象により生ずる被害（自然現象による災害）や原子力発電所事故，犯罪事件，航空機事故，列車事故等の集団災害が発生すると，被災地域の精神保健医療機能が一時的に低下する。さらに災害ストレス等によって新たに精神的問題が生じ，精神保健医療の必要性が高まる。

1．被災者に起こる精神的問題

　災害による生死の恐怖に直面した後に，被災者には急性ストレス障害や**心的外傷後ストレス障害（PTSD）**等の様々なストレス因関連障害が生じることがある。たとえば家族との突然の死別を体験した遺族は，当初は呆然自失となったり，気持ちが高ぶったりするが，しだいに深刻な喪失感や悲哀感に襲われる。自分が生き残ってしまったことへの負い目を感じたり（**サバイバーズギルト**：生存者の罪責），自分の対応が適切でなかったと自分を責めたりする。そうした罪責・自責と同時に，自分の運命への憤りが生じ，それが支援者やまわりの人たちへの怒りとなって現れることもある。また，避難所での生活はプライバシー確保が難しくストレスが積み重なる。そのため，種々の心身の不調，不定愁訴，不眠，いらだちが目立ってくる。

序　精神看護のとらえ方
1　心の健康と発達
2　心の働きと危機
3　精神障害者の診療
4　主な精神障害の治療
5　精神障害者の看護
6　精神保健福祉の変遷
7　精神保健福祉対策
8　精神的健康の保持・増進

2．支援者に起こる精神的問題

　被災現場において，一部の支援者は多数の損傷遺体を処置しなければならず，深刻なトラウマ的体験となることがある。支援者は，災害直後に不眠不休で援助活動に従事できても，それが長期化すると疲労がたまってしまい，燃え尽き症候群に陥る場合もある。被災者や遺族の「怒り」の感情を，支援者に向けられたものとして受け取ってしまうと，支援者には強い罪責感や無力感が生じてしまう。

3．災害派遣精神医療チームとは

　こうした災害時には，都道府県および政令指定都市によって組織される，専門的な研修・訓練を受けた**災害派遣精神医療チーム（DPAT）**が被災都道府県等からの派遣要請に基づいて活動する。DPAT は，精神科医，看護師，業務調整員を含めた数名で構成される。地域のニードに合わせて，児童精神科医，薬剤師，保健師，精神保健福祉士，臨床心理技術者も構成員となることもある。

　DPAT は，原則として被災地域内の災害拠点病院，災害拠点精神科病院，保健所，避難所等に設置される DPAT 活動拠点本部に参集し，その調整下で活動する。主な活動内容は，本部活動，情報収集とニードアセスメント，情報発信，被災地での精神科医療の提供，被災地での精神保健活動への専門的支援，被災した医療機関への専門的支援（患者避難への支援を含む），支援者（地域の医療従事者，救急隊員，自治体職員等）への専門的支援等である。DPAT は発災直後から中長期にわたり，様々な関係機関と連携しながら活動する。最終的には被災地域の支援者に対して，支援活動等の引き継ぎを段階的に行い，活動を終結させる。

Ⅵ　ライフサイクルにおける心の危機

　第1章で述べたように，精神的成長の過程での漸成的発達理論を提唱したのは，エリクソンであった。人間の心は成長過程において，様々な課題や出来事に遭遇し，種々の精神的葛藤や危機を迎える。ここでは人のライフサイクルにおける危機について，精神保健の視点から述べることにする。

A　乳幼児期

　乳幼児期の精神症状は，指しゃぶり，夜泣き，嘔吐，食欲の低下，下痢など，あらゆる身体的状態によって表出される。乳幼児には自ら不調を訴える力がないため，その多くは受診時，母親によって伝えられる。看護師もまた親から話を聞くことになるが，親が問題視することと，乳幼児の実際の状態とは異なることがあるので，

気をつけなければならない。

　乳幼児期においては，精神運動発達および発達障害群に関する主訴が最も多い。言語発達の遅れをきっかけに，乳幼児の発育を調べる1歳半健診や3歳児健診などで知的能力障害を指摘されることも多い。また，3歳くらいになると，ASDの症状としての固執性，感覚過敏，コミュニケーションの質的障害などが目立ってくることも多い。そして保育園や幼稚園などの集団生活に入るようになると，ASDだけでなく，ADHDも顕在化してくることが多い。

　いずれにしても，早期発見・早期治療の原則は乳幼児にもあてはまる。子どもの障害を指摘された親の悲哀を十分に受容しながらも，地域の療育センターでの専門的なかかわりが望ましい。

　どのような内容であっても，何かしらの問題を抱えた子どもが生まれた場合の親の心理的な負担は想像を超えたものがある。妊娠中および周産期異常，親の精神障害，家族崩壊などは，第1次予防および第2次予防（第7章-Ⅰ-A「精神保健」参照）の際に親のメンタルヘルスについても十分チェックしておく必要がある。

B　学童期（児童期）

1．学童期の心の不健康

　学童期は発達の遅れや偏りだけでなく，心の不健康状態が顕在化する時期である。これは一過性のこともあり，遷延するケースもある。また，家庭での問題だけでなく，学校での問題も話題の中心となってくる。授業中に落ち着かず，勉強に集中できなかったり，乱暴したりする問題行動が起こりやすい。知的な発達に遅れがないADHDやASDなどは，この時期になって気づかれ，問題視されることが多い。また，**チック**や**抜毛症**（ばつもうしょう）などの自分の意思でコントロールできない**習癖**が，心理的要因から現れることもある。

　学童期は，まだ他人への思いやりの気持ちや自我が十分に育っていないため，同年代の集団社会のなかで様々な社会性を獲得していくべきである。しかしながら，携帯ゲーム機やインターネットに過度に没頭することで，集団参加をする機会が減り，適切な情緒発達や社会性を獲得できないこともある。

2．児童虐待の発見と対応

　近年急増している**児童虐待**（ぎゃくたい）は，幼い子どもへの親の虐待など，外からは見えないことがあるので，身体的なけがだけでなく，心理的な影響に対しても，常に冷静な観察や判断が求められる。母親が周囲の関心を自身に寄せるために，子どもを病気にさせようとする**代理ミュンヒハウゼン症候群***にも注意が必要である。

　子どもを取り巻く環境の問題として児童虐待が社会的にも注目されるようになった。たとえば，2021（令和3）年度，全国の児童相談所で扱った被虐待児に関す

序　精神看護のとらえ方

1　心の健康と発達

2　心の働きと危機

3　精神障害者の診療

4　主な精神障害の治療

5　精神障害者の看護

6　精神保健福祉の変遷

7　精神保健福祉対策

8　精神的健康の保持・増進

る相談件数は 20 万 7660 件にのぼるが，これは氷山の一角にすぎない。内容は多い順に，心理的虐待，身体的虐待，保護の怠慢・拒否（ネグレクト），性的虐待となる。女児の被虐待児には，父親（義父）からの性的暴力が目立つ。

　被虐待児については，身体的外傷と同じくらい心的外傷が深刻なものとして残り，思春期の自傷行動の原因となったり，人格の形成にも重大な影響を与えることになる。特に第三者が虐待の事実を知るときは警察や児童相談所への**通告義務**があるので，医療に携わる者には周知しておくべきことである。急増する児童虐待に対し，2000（平成12）年には**児童虐待防止法**が制定された。

C　青年期（思春期）

1．精神的自立と心の危機

　よく「思春期危機」といわれるように，青年期（思春期）は大人への移行段階として様々な危機的状況に陥りやすい。一般的に多くの人が反抗という形で表現される自立をめぐる葛藤とともに，同年代の友人たちと一緒にクラブ活動などの自立志向的な活動へと没頭していく。しかしながら，受験の失敗やいじめなどを契機に，同年代集団への参加に不安を覚え，精神的自立に失敗すると，悲哀，抑うつ，無気力，社会的引きこもり，家庭内暴力などの様々な問題を呈することもある。そういった問題の背景に，親に対する依存と分離の葛藤を子どもが抱えていることを忘れてはならない。

　青年期における人への恐れは，**社交不安症／社交不安障害（社交恐怖）**として出現しやすい。いずれにおいても成人期の精神疾患患者とは異なり，不特定多数の人が恐いわけではなく，同じ学校の友人や教師や通学している学校の学区だけなど，対象を限定して避ける場合がある。治療は，薬物療法よりも認知行動療法などのカウンセリングが必要となる。

　また，女性の青年期は，**神経性無食欲症**の好発年齢である。神経性無食欲症による著しい低栄養状態の場合には突然死の可能性もあるため，緊急で小児科や児童精神科への受診が必要である。

2．様々な心の危機

　青年期には，攻撃が内に向かうと自己破壊行動になり，時には自殺企図に至る。女性の自傷行為でよくみられるのは，カミソリやナイフで自分の手首を切る**リストカット**である。自分にとって嫌なことがあったとき，この行為が強迫的に繰り返さ

＊**ミュンヒハウゼン症候群**：同情や注目を集めるため，自身の身体症を偽ったり，虚偽の疾患をつくり出したりする，精神疾患の一種。代理ミュンヒハウゼン症候群は，ミュンヒハウゼン症候群のように自分ではなく，他者に虚偽の疾患をつくり出す特徴をもつ。

れるため，手首や腕が傷だらけになることがある。時には腹部や大腿部_{だいたいぶ}など見えないところを切る場合もある。

　さらに，青年期に大きな問題となるのが**不登校**や**引きこもり**である。2022（令和4）年度の文部科学省の報告では，不登校は小学校では約10万5000人であったが，中学校では約19万4000人に急増することが示されている。青年期は，自分らしさを確立する時期でもあり，自立をめぐる葛藤が高まる時期に，部活動や学業での失敗体験やいじめ体験などの理由から，不登校者数が急激に増えてくる。また，中学時代から不登校となり，進学することもなく自宅に閉居し，まったく学業に関心を示さない一方で，インターネットで動画を見たり，ゲームに没頭したり，インターネットで知り合った人と会うことを繰り返したりする。いずれにしても，厳しい現実からの逃避であり，一面では社会適応ができない自分自身の自己愛の問題に苦しむことが多い。本人任せでは，この状態から脱することは難しく，カウンセリングなどにより，時間をかけて話し合うことが必要であろう。

D　成人期

1．成人期の心の問題

1 成人初期

　一般的に，成人初期は就職や結婚など，社会人としてもまれる年代であるが，最近ではこの時期になっても青年期の発達課題を達成できないでいる未成熟な人が多くなっている。彼らは精神的にも現実的にも親に依存的であったり，男性の場合は，結婚後にアルコールに依存したり，嫉妬心が強く，妻に暴力をふるったりして（**ドメスティックバイオレンス；DV**），夫婦の不和や離婚に発展することがある。こうした状況を是正するため，2001（平成13）年には，配偶者からの暴力の防止及び被害者の保護等に関する法律（DV防止法）が施行された。

2 壮年期

　仕事に集中し，管理職に就くなど，職業人として充実する期間である。そのぶん上司や部下との人間関係の悩みも増える。まじめで責任感が強く，仕事熱心なうつ病親和型性格の場合は，うつ病発症の危険性がある。同時に，子どもの成長，教育，自分の家をもつなど，社会人として大きな責任の生じる時期でもある。

2．心の危機と成長

　この年代に属する者は比較的安定しているが，問題がないわけではない。自分の仕事の行き詰まり，転職の誘惑，失業，嫁や姑との葛藤，離婚，家庭内暴力，思わぬ子育ての失敗などに出合い，様々な苦悩を体験する人がいる。これらの危機の克服をとおして，より大きな人間的成長を遂げる人がいる一方で，なかには責任のある地位の重圧から，いわゆる**昇進うつ病**になる人もいる。また，不倫によって家庭

序　精神看護のとらえ方

1　心の健康と発達

2　心の働きと危機

3　精神障害者の診療

4　主な精神障害の治療

5　精神障害者の看護

6　精神保健福祉の変遷

7　精神保健福祉対策

8　精神的健康の保持・増進

の崩壊を招いたり，アルコールに依存したり（アルコール依存症），ギャンブルなどにおぼれたりする（ギャンブル障害，病的賭博）リスクが最も多いのも，この時期である。主婦の場合は，家庭内のストレスを紛らわすため，酒の隠れ飲みをする**キッチンドリンカー**がある。これは，家族にも気づかれないままにしだいに酒量が増え，アルコール依存症になることがある。

　この年代には，**燃えつき症候群（バーンアウト）**も時々みられる。この言葉はもとはアメリカの医療従事者の事例からきたもので，忙しい毎日を仕事一途に取り組んできた看護師が，ある時ちょうど電球が切れるように急に暗くなり，燃えつきてしまう現象をいう。がむしゃらにがんばってきた結果，心身の疲労を募らせて，突然無気力状態に陥るのである。この解決には，職場仲間や家族の理解とサポートが不可欠である。

　また，母・妻・主婦の役割を果たしてきた女性が，50歳代になると子どもが自立して母としての役割を失い，空虚感，喪失感，無気力に陥ることがある。これを**空の巣症候群**とよんでいる。

3．老後への準備

　成人期の最終段階としての55歳頃より65歳頃までを，これまでは初老期とよんでいた。この年代は身体病の問題が多い時期である。まず体力的衰えと，まだ職にある人は激務からの疲労感やその回復の遅れから憔悴感を覚え，不定愁訴が多くなる。メタボリックシンドローム，高血圧，糖尿病などの生活習慣病や，飲酒習慣などによる肝機能障害なども増えていく。不規則な生活，食べ過ぎ，過度の飲酒などを厳に慎み，悪い習慣を変えていかなければならない。

1　うつ病と自殺

　日本人には仕事を生きがいとする人が多く，定年退職を迎えるこの時期には，生きがいへの喪失感から**うつ病**を発症しやすい。うつ病の人に対して励ましはしないほうがよい。それは患者の自責の念を強め，かえって病状を増悪させることになる。うつ病は，抗うつ薬で必ず治ること，一時休養が必要なことを説明して安心させる必要がある。

　うつ病の人が治療の機会を逃すことで，自殺などの破局に至る場合もまれではない。近年，働き盛りの男性を中心に自殺者が増え続けている状況を受けて，厚生労働省の働きかけにより自殺対策基本法が2006（平成18）年から施行され，自殺者を減らすための予防策に取り組むことになった。その後，自殺対策基本法の一部を改正する法律が2016（平成28）年に施行され，目的規定に「誰も自殺に追い込まれることのない社会の実現を目指して，これに対処していくことが重要な課題となっていること」が追加された。そして，自殺予防週間（9月10〜16日）を設け，啓発活動を広く展開すること，および自殺対策強化月間（3月）を設け，自殺対策を集中的に展開することが明記された。

2　多面的生活の活用

　成人期は自分の歩いてきた人生を振り返り，老後の心の準備をする時期でもある。心の健康を保つには，1つの価値観に固執するのではなく，多面的な考え方をもつのがよい。たとえば，仕事だけではなく趣味と遊びを取り入れ，異なった職業や性格の人たちと交際し，仕事以外のことにも楽しみを見いだすように努めたり，地域の人との交流や，ボランティアとして子どもたちに昔の遊びを教えたり，高齢者の介助をするのもよいだろう。この点では女性のほうが，仲間と旅行をしたり，カラオケを楽しんだり，カルチャーセンターで習い事をしたりするなど，男性よりも積極的な人が多い。

　この時期の患者に対する看護には，年上の人に対する尊敬と傾聴する姿勢をもって臨めば，患者の自尊心を傷つけることなく苦痛を和らげることができる。心のケアは，薬物療法と同じくらいの重みをもつものである。

E　妊娠・出産

1．妊婦の健康が胎児に及ぼす影響

　妊娠は女性に充実感をもたらすことが多い。胎児と母体は一体であり，母体の心身の健康状態が直接胎児に影響する。以前から,妊娠中は,「酒やたばこを慎むべき」「胎教を行うとよい」などということがいわれてきたが，これらの言葉に意味があることが最近の研究で裏づけられてきた。妊娠中に過度の飲酒があると，生まれてくる子の中枢神経系の障害や身体の発育障害の発生頻度が高くなる。また，喫煙はニコチンと一酸化炭素が胎児にとって有害であり，これによる流産，死産，低出生体重児などが現れやすいという報告もある[1]。特に妊娠2～3か月に影響しやすい催奇形性*の薬，放射線，ダイオキシン，環境ホルモン，そのほかの化学物質の有害性などを含め，妊娠する可能性のある女性に対して，徹底した啓発活動が必要であろう。

　また，胎児は24週くらいですでに聴覚があり，母親の声が聞こえている。それゆえ生まれてすぐに母親の声を聞き分けられる。生まれるまで優しく胎児に話しかけたり，あるいは赤ちゃんの好みそうな音楽を聴かせたりするのもよいだろう。

2．妊婦の精神状態が胎児に及ぼす影響

　妊婦の精神状態も，胎児に多大な影響を与える。超音波検査で胎児の動きを見ている時，妊娠を望まない女性がそれを知って泣き出すと，それまで活発だった胎児の動きがぴたりと止まり，しばらくそのままの状態が続いた。一方，妊娠を待ち望

＊**催奇形性**：妊娠中の母体に薬品や環境中の化学物質などが作用したとき，胎児に奇形が生じることが多いが，これを催奇（形）性とよぶ。サリドマイド薬害事件，風疹ウイルスなどがよく知られており，妊娠初期（2～3か月）に作用したときに奇形の発現率が高い。

んでいた別の女性が，超音波検査による胎児の動きを見て，喜びのあまりうれし泣きをした時は，胎児の活動は続いていたという[2]。

　自分の妊娠を知ったとき，普通はそれを肯定的に受け止めるであろう。しかし，子どもを産むことに不安を感じ自信がもてないと，妊娠をストレスと感じる要因になる。もし否定的に受け取る人がいるとすれば，それは妊婦自身と胎児に将来の発達を含めて悪い影響を及ぼすことになりかねない。

　また，妊娠自体がストレスにならないとしても，妊婦を取り巻く家族状況が妊婦にとって不満の原因になることがある。従来，妊娠や出産は女性の仕事であり，夫の領分ではないとする傾向があった。しかし，親になる精神的準備には，夫や家族の協力が必要である。最近では，出産に立ち会う夫も増えてきている。

　出産後の女性の精神的障害は，妊娠中よりも多くみられる。分娩時・出産後のホルモンや代謝のバランスが大きく変わることが関係していると思われるが，「産んだ自分の子どもがかわいくない」「育児に自信がもてない」など，抑うつ気分に陥ること（マタニティブルーズまたはマタニティブルーとよばれる）がある。そのほか気分変調や産褥性精神病などがみられ，そのためまれに希死念慮や悲惨な嬰児殺しなどが起こることがある。

F　老年期

　国連の世界保健機関（WHO）の定義では，65歳以上の人のことを高齢者としており，65～74歳までを前期高齢者，75歳以上を後期高齢者とよぶようになった。それに従い，ここでは65歳以上を老年期としている。老年期になれば，たいていの人は競争社会のなかでの争いや挫折などで受けた心の傷の痛みも緩和される。この時期，なかには過去の栄光にしがみつく人もいるが，肩書の取れたところで，その個人の人間性が自然と表れる。いわば老年期の姿は，それまでの生き方の証である。

　老年期の健康問題は，体力の低下や生活習慣病，あるいはがん，脳梗塞，心筋梗塞などによる苦痛や死への不安を抱える人が多くなることである。精神保健上の主な問題は，うつ病と認知症である。

1．精神老化と認知症

1　精神老化と認知症の違い

　高齢になれば，多少は記憶力や反射機能などが落ちるが，これは加齢に伴う脳の生理機能の衰退であり，だれにでも起こる精神老化である。通常の精神老化は，進み方も緩やかであり，日常生活には支障がなく，人格は保たれている。一方，認知症は主にアルツハイマー病と一部の脳血管障害によって起こる。最近では，レビー小体病（レビー小体型認知症）が多くなっている。アルツハイマー病（アルツハイマー型認知症）は，脳の萎縮，老人斑，神経原線維変化などの脳の組織の原発性・変性の病変であり，通常の精神老化とは質的に異なるもので，全般的な精神機能の

低下が急速に進み，不可逆的である。

　記憶力を例にあげると，「朝食のおかずは何でしたか」と聞くと，精神老化ではおかずの一部を忘れたりするが，認知症の場合は朝食を摂った体験そのものを忘れてしまう。そのため認知症が進むと，少し前にご飯を食べたことを忘れ，「ご飯はまだか」と幾度となく聞くことがある。

　なお，アルツハイマー病の進行段階は，およそ次のように分けられる。

①初期：日常生活は介護を多く必要とはしないが，月日や曜日をはじめ，物忘れがひどく，興味や関心が狭まり，考えがまとまらなくなる（健忘期）。

②中期：失見当識（方向や場所がわからなくなる）がみられ，自分の物忘れをつくろう虚言や作話が多くなる。会話は同じ内容の繰り返しが多く，的はずれになりやすい。自分の持ち物が盗られたという被害妄想などが出現し，しだいに人格の統合が失われてくる（混乱期）。

③末期：自分の年齢やいる場所がわからなくなり，家族などの親しい人でも人物誤認が生じ，会話の疎通性がなくなる。

2 認知症の予防と治療

　認知症は，一般的な精神老化に比べて比較的進行が速いが，最近の研究報告では，認知症も初期の段階での薬物療法で症状の進み方が遅くなることがわかってきた。同時に脳を活性化させる意味で，軽い運動や，昔のことを思い出してもらいながら話を進める回想法などを並行して行うとよい。逆に孤立や放置されるような状況では，症状が促進される。

　また，高齢者への虐待も知られざるところで存在するようである。認知症の人のあまりの物わかりの悪さや扱いにくさに，時に介護者側が腹立たしくなることもあるだろうが，すぐに否定せず，気分を変えることを心がけ，相手に寄り添う気持ちが大切である。心理的・身体的虐待はあってはならないことである。

　このほか，認知症は，頭部外傷，中毒性疾患，感染症などによっても起こり得るし，糖尿病などの生活習慣病がその引き金になることもある。それゆえ日常生活におけるこれらの予防や摂生に努めることも重要である。

　近年は，子どもや孫たちと離れて暮らす独居老人が多くなっているが，心身の健康管理上問題になることもある。しかし，無理に高齢の親を住み慣れた土地から子どもたちの住む家に引き取ると，新しい環境に順応できずに認知症状やうつ状態を引き起こすことがある。

2. 老年期の生きがい

　マズロー（Maslow, A. H.）は，人間の欲求を5段階に分けて次のように説明している（図2-1）。

①**生理的欲求**：食べること，眠ること，排泄することなど，人間が生きるうえで，最も基本的な欲求。

②**安全の欲求**：苦痛，不安，恐怖，傷害などの危険から身を守ることへの欲求。

序　精神看護のとらえ方

1　心の健康と発達

2　心の働きと危機

3　精神障害者の診療

4　主な精神障害の治療

5　精神障害者の看護

6　精神保健福祉の変遷

7　精神保健福祉対策

8　精神的健康の保持・増進

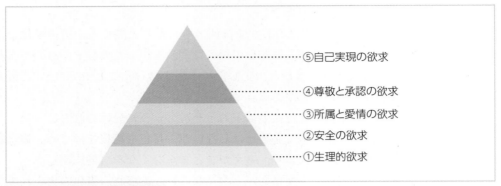

図2-1 ● マズローの欲求階層説

③**所属と愛情の欲求**：何らかの集団に属して，人から愛されたい，人を愛したい
　欲求。

④**尊敬と承認の欲求**：自分に対する良い評価や承認を受けたい欲求。

⑤**自己実現の欲求**：自分のもつ能力や個性を発揮し，深いレベルに到達しようと
　する欲求。

　これを高齢者にあてはめてみると，たとえば経管栄養でしか食べられなかった人
が，口から食べられた時の喜びとか，歩けなかった人が，両足を地につけて歩ける
ようになった時の喜びなど，障害や病気の程度にもよるが，①②の基本的欲求が唯
一の生きがいとされることがある。支援をする保健，医療，福祉の従事者側も，こ
れを満たすことのみに目が向けられている。しかし，一般の高齢者が生きがいをも
って人生をまっとうするのは，③以上の欲求を満たしていくことにある。老年期の
生き方は，その個人が過去にどのように生きてきたかによって規定されるところが
大きいが，年をとってからでも新たな出会いがあり，それまで気づかなかった世界
を見いだすことも不可能ではない。高齢になっても，社会的関心をもち，人と語ら
い，愛と自尊心をもって，生きている証を求める気構えをもち続ければ，それが自
己実現につながる。

　　若さとは人生のある時期をいうのではなく　心のあり方のことである
　　人は歳月を重ねただけ老いるのではなく
　　生きがいを失うとき老いるのである
　　歳月は皮膚に皺を刻むが　情熱の消滅は魂に皺を刻む
　　人は信念と共に若く　恐れと共に老いる
　　愛と希望のある限り若く　失望と共に老い朽ちる
　　（サミエル・ウルマン［Ullman, S.］）

引用文献
1）中村靖：妊婦の喫煙が周産期事象に及ぼす影響の検討，周産期学シンポジウム，2005(23): 69-75.
2）夏山英一：超音波断層法でみた胎児の行動，周産期医学，1983, 13(12):1901-1910.

学習の手引き

1. 心の不健康とは何かについて，説明してみよう。
2. 防衛機制の種類をあげ，それぞれの意味を説明してみよう。
3. 心の不健康を招く環境因子には，どのようなものがあるのか説明してみよう。
4. 成長過程における心の不健康とその要因の関係について，発達段階別にあげてみよう。
5. この章で述べられた以外に，ストレス因子となりうる危機や出来事を考えてみよう。

第2章のふりかえりチェック

1 防衛機制
①～⑨とア～ケを正しく組み合わせてみよう。

①合理化　　ア　不快なこと，不安や葛藤など，意識すると自我に危険がある場合，無意識にそれを意識から除外すること。

②退行　　　イ　攻撃性や許されない欲求などを，ほかより価値のあるものに打ち込むことで発散させ，満足感を得ようとすること。

③昇華　　　ウ　困難な問題や状況から逃げ出し，不安や恐怖から逃れようとすること。

④置き換え　エ　自分の過ちに対してもっともらしい理屈をつけ，責任転嫁したり，正当化したりしようとすること。

⑤投影　　　オ　自分の欲求を抑えるため，その欲求と反対の態度や行動をとること。

⑥反動形成　カ　憧れの人，目標とする人など，自分の好きな人の状況や性質を，自分のことのように思うこと。

⑦逃避　　　キ　受け入れがたい感情を，代わりのもので満足する代償行為。

⑧同一視　　ク　自分が他人に対してもっている憎しみなどの不快な感情を，他人が自分に対してもっていると思い込むこと。

⑨抑圧　　　ケ　困難に直面することで，より低い発達段階に戻ること。一般には，幼児的世界への逃避を指す。

2 ストレスの心身への影響
次の文章の空欄を埋めてみよう。

　　ストレスが　10　や高血圧などの身体症状や，　11　，焦燥感，恐怖症，　12　などの精神症状につながることがある。ストレスをもたらす因子（　13　）には，虐待経験，家族や親友の　14　，転職・退職，失恋，　15　・離婚，　16　，経済的破綻，　17　など，様々な生活上の大きな出来事がある。

　　ストレスをその人がどのように認知し，　18　するかがカギとなる。また，適度なストレスは，ある人にとっては　19　になる場合もある。

　　ストレス対処行動（　20　）には，①ストレスとなっている煩わしい状況に前向きに対

処し，変えるように試みることや，② [13] になるものとかけ離れた [21] や趣味，
仲間との語らいなどで [22] と発散を図ることなどがある。

3　災害時のメンタルヘルス
次の文章の空欄を埋めてみよう。

　災害による生死の恐怖に直面した後に，被災者には急性ストレス障害や心的外傷後ス
トレス障害（ [23] ）等の様々なストレス因関連障害が生じることがある。
　たとえば家族との死別を体験した遺族は，当初は呆然自失となり，しだいに [24] や
悲哀感に襲われる。また，自分が生き残ってしまったことへの負い目（サバイバーズギ
ルト： [25] ）を感じ，自分を責めたりすることもある。
　また，避難所での生活は [26] 確保が難しくストレスが積み重なるため，心身の不調，
不定愁訴，不眠， [27] が目立ってくる。

4　ライフサイクルにおける心の危機
㉘〜㉜とコ〜セを正しく組み合わせてみよう。

㉘空の巣症候群　　　　　　　　　　コ　出産後の女性が抑うつ気分に陥ること。

㉙代理ミュンヒハウゼン症候群　　　サ　主婦が家庭内のストレスを紛らわすため，
　　　　　　　　　　　　　　　　　　　酒の隠れ飲みをすること。

㉚燃えつき症候群（バーンアウト）　シ　心身の疲労を募らせて，突然無気力状態に
　　　　　　　　　　　　　　　　　　　陥ること。

㉛キッチンドリンカー　　　　　　　ス　子どもが自立して親の役割を失い，空虚感，
　　　　　　　　　　　　　　　　　　　喪失感，無気力に陥ること。

㉜マタニティブルーズ　　　　　　　セ　母親が周囲の関心を自身に寄せるために，
　　　　　　　　　　　　　　　　　　　子どもを病気にさせようとすること。

5　マズローの欲求階層説
次の文章の空欄を埋めてみよう。

　マズローは，人間の欲求を次のように説明している。
①生理的欲求： [33] こと，眠ること， [34] ことなど，人間が生きるうえで，最も
[35] な欲求。
② [36] の欲求：苦痛，不安，恐怖，傷害などの危険から身を守ることへの欲求。
③所属と愛情の欲求：何らかの集団に属して，人から愛されたい，人を愛したい欲求。
④尊敬と [37] の欲求：自分に対する良い評価や [37] を受けたい欲求。
⑤ [38] の欲求：自分のもつ能力や個性を発揮し，深いレベルに到達しようとする欲求。

第3章 精神障害者の診療

▶学習の目標
- ●精神疾患をもつ患者の数や動向について学ぶ。
- ●精神障害の原因や種類について学ぶ。
- ●精神障害の症状と状態についての理解を深める。
- ●精神障害の診察と検査について学ぶ。

Ⅰ 精神障害者に関する統計的知識

　2020（令和2）年の厚生労働省「**患者調査**」によると，わが国の精神疾患を有する総患者数は約614.8万人（入院患者数：約28.8万人，外来患者数：約586.1万人）である。

　入院患者数は全体でみると2002（平成14）年の34.5万人と比べおおよそ8割に減少した（図3-1）。入院患者を疾病別にみると，統合失調症圏の患者が最も多く14.3万人（49.7%）である。次いで認知症（アルツハイマー病）が約5.1万人（17.7%）であり，2002（平成14）年の約1.9万人と比べて約2.7倍に増加している。年齢階層別では，65歳未満の入院患者数は減少傾向だが，65歳以上は増加しており，特に後期高齢者（75歳以上）の入院患者数は約11.5万人（38%）であり，2002（平成14）年の約8.2万人と比べて約1.4倍となっている。

　2022（令和4）年の病院報告によれば，精神病床の平均在院日数は276.7日であり，これは**世界各国の平均在院日数と比べて格段に長い**。しかし近年，新規入院患者の入院日数はかなり短縮したため，平均在院日数は短期入院群と長期入院群の二極化が目立ってきている。精神科病床を有する医療機関における1年半以上の長期入院患者の退院困難理由は，61%が「精神症状が極めて重症または不安定であるため」，33%が「居住・支援がないため」であった。また，精神療養病棟の入院患者においては，その**約40%が在宅サービスの支援体制が整えば退院が可能**とされている（図3-2）。

　精神疾患を有する外来患者は，2002（平成14）年と比べて約2.6倍（2002［平成14］年：約223.9万人，2020［令和2］年：約586.1万人）に増加している（図3-3）。疾患別にみると，特に認知症（アルツハイマー病）が約9.8倍，気分［感情］

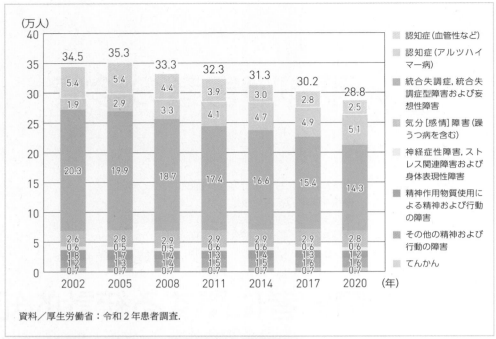

資料／厚生労働省：令和2年患者調査.

図 3-1 ● 精神疾患を有する入院患者数の推移（疾病別内訳）

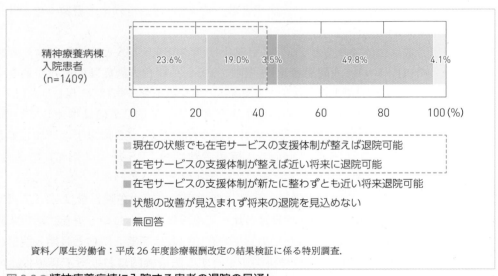

資料／厚生労働省：平成26年度診療報酬改定の結果検証に係る特別調査.

図 3-2 ● 精神療養病棟に入院する患者の退院の見通し

障害（躁うつ病含む）が約2.5倍，神経症性障害，ストレス関連障害および身体表現性障害が約2.5倍と顕著に増加している。年齢階層別では全階級で増加傾向にあるが，特に後期高齢者（75歳以上）が顕著であり，約4.7倍に増加している。

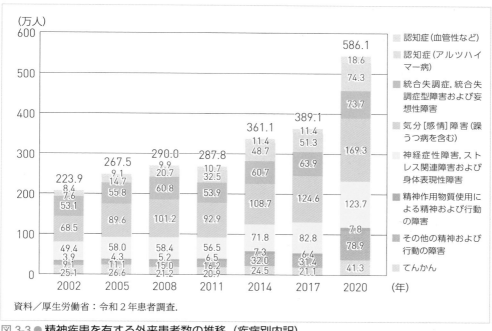

資料／厚生労働省：令和2年患者調査.

図 3-3 ● 精神疾患を有する外来患者数の推移（疾病別内訳）

Ⅱ　精神障害の原因と種類

A　精神障害の原因

　精神障害の原因は複雑であるが，従来，最も中心になる原因は以下の3つ（外因，内因，心因）に分類されていた。

●**外因**　外因とは，身体疾患や脳の感染症，外傷などが原因となって起こるものである。身体疾患によって起こる精神障害を**症状精神病**とよぶ。そのほか，髄膜炎，頭部外傷，出産時障害などによる脳の変化が原因と予想される精神障害は，**器質性精神障害**とよばれる。

●**内因**　内因とは，原因のよくわからないもの，患者自身の素質に由来する場合で，遺伝と関係があると考えている人もいる。統合失調症，双極性障害（躁うつ病）などがこれに属する。

●**心因**　心因とは，精神的原因のことで，環境要因もこれに入る。職場での人間関係，母子関係，友人関係，特に学校での先生や友人との摩擦，いじめなどがあげられる。また，失恋で憂うつになったり，"嫁姑の争い"で錯乱状態になったりすることもある。このような精神障害を**心因性精神障害**とよぶ。心因性精神障害は環境の影響が強く，また，だれもが罹患するわけではなく，患者に特別の素因のあることが多

序　精神看護のとらえ方

1　心の健康と発達

2　心の働きと危機

3　精神障害者の診療

4　主な精神障害の治療

5　精神障害者の看護

6　精神保健福祉の変遷

7　精神保健福祉対策

8　精神的健康の保持・増進

い。適応障害や神経症性障害などがこれに属する。

　近年，治療薬の開発とともに脳内の神経伝達物質（ドパミンやセロトニンなど）に関する知見が集積され，CT，MRI，PET，SPECT といった画像検査も進歩した。そして，これまで内因性や心因性とされてきた精神障害にも器質的な要素があると考えられるようになった。また，遺伝学研究により従来心因性とされた疾患にも遺伝性が認められることが明らかになった。こうして，従来の外因性，内因性，心因性という分類はしだいに用いられなくなり，次に述べる DSM-5 や ICD-10 という新しい分類が使用されるようになった。DSM-5 や ICD-10 では，どの国でもどの精神科医でも同じように診断できる国際的に標準化された診断方法として操作的診断基準 ＊を使用している。

B　精神障害の分類

1.　DSM-5 分類

　アメリカ精神医学会が 2013 年 5 月に出版した『Diagnostic and Statistical Manual of Mental Disorders,5th ed.』（**DSM-5**）は世界中で使用されている。DSM-5 では，DSM-Ⅳで採用されていた多軸評定のシステムが廃止され，その代わりに**多元的診断**（ディメンション診断）が導入された。多元的診断とは，ある精神疾患が軽いものから重いものまでの連続体（**スペクトラム**）であると想定して，その精神疾患の重症度をパーセントで表そうとするものである。また，いくつかの精神疾患は，DSM-5 の日本語版（『DSM-5 精神疾患の診断・統計マニュアル』）で「disorder」「disorders」の訳語が，「障害」ではなく「～症」「～症群（症候群）」と表記された。

　DSM-Ⅳから DSM-5 になって変更された主なものを列挙する。①気分障害は双極性障害と抑うつ障害に分けられた。②不安症から強迫症，心的外傷およびストレス因関連障害が分離された。③自閉症，アスペルガー障害，特定不能の広汎性発達障害などをまとめて自閉スペクトラム症とした。④統合失調症を妄想型，解体型，緊張型，鑑別不能型，残遺型に病型分類することをやめた。⑤緊張病は統合失調症以外にも，うつ病，双極性障害，神経発達障害，神経疾患，代謝疾患などでも認められることがあるので，統合失調症の病型ではなく，多くの疾患に合併することのある病態とされた。

2.　ICD-10 分類と ICD-11 分類

　『**疾病及び関連保健問題の国際統計分類**』（国際疾病分類；**ICD**）は，異なる国や地域から，異なる時点で集計された死亡や疾病のデータの体系的な記録，分析，解

＊**操作的診断基準**：「疾患 A の診断には，症状 B がなくてはならず，C，D，E，F，G のうち 3 つ以上の症状がなくてはならない」といった操作的な方法で診断する。

表 3-1 ● ICD-10 による精神障害の分類

F0	症状性を含む器質性精神障害
F1	精神作用物質使用による精神および行動の障害
F2	統合失調症，統合失調症型障害および妄想性障害
F3	気分（感情）障害
F4	神経症性障害，ストレス関連障害および身体表現性障害
F5	生理的障害および身体的要因に関連した行動症候群
F6	成人の人格および行動の障害
F7	精神遅滞（知的障害）
F8	心理的発達の障害
F90 － F98	小児期および青年期に通常発症する行動および情緒の障害
F99	特定不能の精神障害

釈および比較を行うために世界保健機関（WHO）が作成した分類であり，その第10 版が ICD-10 である。ICD-10 は世界的に広く用いられており，わが国でも人口動態統計や「患者調査」などの公的統計に使用している。

　精神障害は，ICD-10 においては「精神および行動の障害」として，表 3-1 のようなカテゴリーに分類されている。

　わが国における総患者数は，厚生労働省の 2020（令和 2）年「患者調査」によると，多い順に F3 気分（感情）障害（躁うつ病を含む）患者 172 万人，F4 神経症性障害，ストレス関連障害および身体表現性障害患者 124 万人，F2 広義の統合失調症（統合失調症，統合失調症型障害および妄想性障害）患者 88 万人，F0 アルツハイマー病患者 79 万人と推定されている。

　ICD-10 改訂から 30 年余りが経過し，時代の要請に応えるため 2007（平成 19）年から ICD-11 の開発が開始された。その内容は 2018 年 6 月に公表され，今後わが国にも適用されることになっている。ICD-11 において精神障害は第 6 章「精神，行動又は神経発達の障害」に記載され，第 7 章に「睡眠・覚醒障害」が新たな章として追加された。

Ⅲ　精神障害の症状と精神状態

A　精神障害にかかわる個々の症状

1．身だしなみ，外見，表情，態度，接触，疎通性，話し方

　精神障害の徴候として，以下のことを観察する。身だしなみ，外見は整っているか，清潔か，表情に活気はあるか硬く冷たいか，態度は大きいか控えめか，話しか

序　精神看護のとらえ方

1　心の健康と発達

2　心の働きと危機

3　精神障害者の診療

4　主な精神障害の治療

5　精神障害者の看護

6　精神保健福祉の変遷

7　精神保健福祉対策

8　精神的健康の保持・増進

けに応じるか，話は通じるか，話し方は遅いか早口か，口数は多いか少ないかなど。

2．感覚および知覚の障害

　　感覚には，視覚，聴覚，嗅覚，痛覚，触覚などがあり，感覚の過敏や鈍麻は，一般的には神経学的な症状である。しかし，時には心理的なショックや解離性障害のために，感覚の喪失や低下がみられることがある。

　　バラの花を見てバラの花と認めるのは，感覚（視覚）を脳で過去の記憶と照合した判断であり，**知覚**といわれる。知覚の障害は，実在する対象を誤って知覚する場合（**錯覚**）と，実在しない対象を知覚する場合（**幻覚**）とに大別される。

　　錯覚には，「動いている物が止まって見える」**錯視**や「音が大きくなったり小さくなったりして聞こえる」**錯聴**などがある。

　　幻覚には，実在しないものが見える**幻視**，声や音が聞こえる**幻聴**，自分の考えていることが声になって聞こえる**思考化声**などがある。また，「からだに電気をかけられてビリビリする」「からだを触れられたと感じる」などの**幻触**，「脳が溶けて流れ出している」「血液が流れているのがはっきりわかる」などの**体感幻覚**，異様なにおいを感じる**幻嗅**，「腐った味」や「苦い味」などの不快な味を感じる**幻味**がある。

　　そのほか，特殊な幻覚として機能幻覚と入眠幻覚がある。たとえば，水道の水の音に混じって「バカバカ」と悪口が聞こえるのは**機能幻覚**である。**入眠幻覚**は眠りにつくときに幻視・幻聴などがあるもので，ナルコレプシーなどのほか，健常人にも生じる。

3．思考の障害

　　思考の障害には，考えの進み方の異常，内容の異常，強迫観念，自我意識の異常などがある。

1　考えの進み方の異常

　　考えの進み方が非常に遅いことを**思考制止**（**思考抑制**）といい，うつ病などにみられる。声は，普通は小さく低い。考えの進み方が非常に速く，大声で早口にべらべら喋り，しかも話題が横道にそれるものを**思考奔逸**（**観念奔逸**）といい，躁病にみられる。思考が途中でとぎれるものを**思考途絶**，切れ切れで前後のつながりのないものを**滅裂**，つながりがルーズなものを**連合弛緩**という。これらは統合失調症でみられる。まわりくどい話（**迂遠**），余計なことの多い話（**冗漫**）などは，てんかんに多い。

　　同じことを繰り返すものを**常同**，前の答えに固執して，次の質問でも同じことを答えるのを**保続**という。

2　思考内容の異常

　　事実でない不合理なことを一方的に信じて，説得しても訂正できない病的な考えを**妄想**といい，妄想の生じ方が了解できないもの（**一次妄想**）と，感情状態などから成り立ちが了解できるもの（**二次妄想**）とに分けられる。一次妄想は，ほとんど

が統合失調症に認められるものである。統合失調症以外の疾患にみられる妄想の大半は二次妄想である。一次妄想には妄想気分，妄想知覚，妄想着想がある。なんとなく不気味で，ただならないことが起きそうだといった差し迫った不安・恐怖を伴う妄想的に感じやすい状態を**妄想気分**という。「猫があくびをしたのを見て神様の知らせだ」と，外界の実際の知覚に直感的に誤った意味付けをすることを**妄想知覚**という。突然，「自分は天皇の子である」という誤った考えが浮かび，これを確信するのが**妄想着想**である。

　妄想をその内容によって分類すると次のようになる。人が自分の噂や悪口を言っていると思う**関係妄想**，他人が自分に危害を加えると思う**被害妄想**があり，食物に毒を入れられた（**被毒妄想**），追いかけられる・スパイされる（**追跡妄想**）などと一緒に現れることが多い。

　自分が見られている（**注察妄想**），自分は胃が悪い・がんにかかっている（**心気妄想**），自分が悪いことをした（**罪業妄想**），自分には価値がない（**微小妄想**），自分は貧乏で1円もない（**貧困妄想**）などと考えるのは，うつ病に多い。逆に，自分は他人より才能がある・大金持ちだ・有名だ・賢いなどと，一段と優れていると過大評価して考える（**誇大妄想**）のは躁病に多い。がんを治す薬を発明したなどと言う（**発明妄想**）や，自分は天皇の娘だと思う（**血統妄想**）は，統合失調症に多い。夫（妻）が浮気をしている（**嫉妬妄想**），きつねが憑いている（**憑きもの妄想**）などもある。

❸ 思考体験の異常

　考えが吹き込まれる（**思考吹入**），考えが奪われる（**思考奪取**），考えが広がる・放送される（**思考伝播**）などのほか，考えが支配される・考えさせられる（**作為思考**）などは，統合失調症に特徴的であると考えられている。これらは自我意識の異常でもある。

❹ 強迫観念，恐怖

　強迫観念とは，考えまいとしてもある考えが浮かび，それを追い払うことができないばかりか，自分では考えの内容がおかしいと思っているのに，なお浮かんでくる状態を指す。つまり，患者自身には自分の考えが非現実的で不合理だとわかっているのである。

❺ 自我意識の異常

　われわれは皆，「自分は自分である」という感じをもっている。これを**自我意識**という。花が美しい，子どもがかわいいという現実感が薄れて，生き生きと感じられないのは**離人症**である。自分のからだを自分のものではなく，何者かに操られている人形のように感じるのを**させられ体験**という。させられ体験は統合失調症に多い。1人の人格がまったく変わり，別の人格になり，元に戻ったときにその間のことを覚えていないのを**二重人格**といい，解離性（または転換性）障害（ヒステリー）に多い。

序　精神看護のとらえ方

1　心の健康と発達

2　心の働きと危機

3　精神障害者の診療

4　主な精神障害の治療

5　精神障害者の看護

6　精神保健福祉の変遷

7　精神保健福祉対策

8　精神的健康の保持・増進

4．気分（感情）の障害

1　感情（情動）

　人の快・不快などの感じや気分が，表情や言葉，態度などとして外部に表れた状態をいう。情動はその時々の感情で，気分は持続的な感情である。

　うつ感情，愉快な感情（**爽快気分**），多幸や発揚などはだれにでもみられるが，度を超すと異常で，気分（感情）障害の主症状である。

　いらいらしている状態を刺激性，わずかのことですぐ怒るのは**易怒的**という。また，怒りの反応が極端に激しいものを爆発性という。

　周囲に無関心で刺激に対して感情の動きの鈍いものを**感情の平板化**や**感情鈍麻**という。統合失調症にしばしば認められる。

　ちょっとした刺激ですぐ泣き出したり，大喜びしたりという表現をするのは**感情失禁**といい，高齢者や脳梗塞患者に多い。そのほか，不安や当惑，苦悶などの感情がある。

　強迫笑い，**強迫泣き**とは，刺激に対し感情のこもらない機械的な笑いや泣きであり，脳炎患者の後遺症に多い。

2　不安と恐怖

　不安とは，対象のない漠然とした不快な恐れのことである。人はだれでも一度ならず，様々な生活場面で，このような心の状態を体験したことがあるだろう。これは，日常的に起きる心の揺らぎ（正常な不安）といってよいが，それまで体験したことのない過度の恐れの感情が持続するのは，病的不安である。正常な不安と比べて病的な不安は，ささいな原因で起こり，原因と比べて不安の程度が強く，長く持続することが特徴である。

　不安は，突然発作的に生じることがあり（**不安発作**），繰り返し現れることも多く，その際，動悸，息切れ，冷汗，脱力感，胸部圧迫感，震えなどの身体症状を伴うことが多い。不安が強まると，いらいらして落ち着かず，じっとしていることができなくなる。典型的なものとして**パニック発作**がある。また，いつ不安発作に襲われるかという不安（**予期不安**）に悩まされる場合，その不安は病的となる。不安はほとんどの精神障害に認められる症状である。

　恐怖とは，特定の対象がある恐れのことである。いくら手を洗っても汚いと感じる（**不潔恐怖**），がんやエイズなどの重大な病気に罹っている気がする（**疾病恐怖**），人前に出ると赤面するのが不安（**赤面恐怖**），とがった物が恐い（**先鋭恐怖**），広い場所が恐い（**広場恐怖**）などがある。

5．意欲・行動の障害

1　意欲の障害

　制止は，うつ病などで動作が非常に遅くなる状態である。意識障害ではないのにまったく動かなくなり，刺激に反応しない状態を**昏迷**という。無精・無気力になっ

て何もしないのは，**無為**という。自分だけの世界に閉じこもり外界に接触のないものは，**自閉**とよぶ。

2 行動の障害

　常同症は，まわりの状況に合わない同じ動作や行動を目的なく反復することで，同じ運動が繰り返されるのは**常同運動**であり，同じ姿勢で静止するのは**常同姿勢**とよばれる。表情・言葉づかいなどに，不自然でわざとらしい奇妙な行為がみられるのは"わざとらしさ（衒奇症）"，外からの働きかけに抵抗し拒否するのは**拒絶症**とよばれ，食事をとらない拒食や返答をしない無言（症）などがある。逆に，命令のままに動くのは**命令自動**，相手の言葉をおうむ返しに言ったり，相手の表情と同じ表情をしたりするのは**反響言語**，**反響動作**という。一定の姿勢をとらせると，たとえ不自然であってもその姿勢を保ち続けるのは**カタレプシー（強硬症）**である。

　以上にあげた，常同症からカタレプシーまでの症状は，緊張病に特徴的にみられ，**緊張病（性）症候群**という。

　精神活動が表情や行動などの運動面に反映されることを精神運動という。これが病的に亢進し，意思による統制を欠いた状態を**精神運動興奮**といい，これには躁病性興奮と緊張病性興奮がある。**躁病性興奮**は，多弁，多動で，周囲の状況により注意が移ろいやすい。**緊張病性興奮**は，無目的で，外界との関係の少ない不自然な興奮である。

　強迫行為は，してはいけないことと承知しながらもやめられない行為である。**衝動行為**は，突発的行為で危険である。衝動的に物を投げたり，暴行したりするもので，統合失調症，てんかんに多い。

　異食とは，壁土や瓦など，一般に食用とされていない物を食べることである。

6. 意識の障害

　意識とは，外界からの刺激を受け入れ，自己を外界に表出する心的機能のことであり，覚醒していることと外界を認識していることが含まれている。すなわち，自分の状態や周囲の様子をはっきり認識できる能力であり，まとまりのある精神活動には必須のものである。この能力が保たれている状態を「**意識清明である**」という。意識清明であれば，外からの刺激に対して注意を集中することができる。これに対し，知覚と認知の機能が低下して精神活動の曇った状態を「**意識障害がある**」という。意識の障害には，意識混濁，異常な体験や行動を伴う意識障害，意識の変容などがある。

1 意識混濁

　意識混濁は覚醒のレベルが低下した状態で，軽いものからあげると，明識困難状態（ややぼんやりとしている），昏蒙（浅眠でぼんやりしている），**傾眠**（わずかな刺激ですぐ意識が回復する状態），嗜眠（刺激がないと眠り込むうとうとした状態）があり，**昏睡**は最も深い意識混濁で，刺激しても覚醒しない状態を指す。最近では一般科との連携（リエゾン精神医学）において，**ジャパン・コーマ・スケール（JCS）**

序　精神看護のとらえ方

1　心の健康と発達

2　心の働きと危機

3　精神障害者の診療

4　主な精神障害の治療

5　精神障害者の看護

6　精神保健福祉の変遷

7　精神保健福祉対策

8　精神的健康の保持・増進

表 3-2 ● ジャパン・コーマ・スケール（JCS）

Ⅰ　覚醒している状態 （1 桁で表現）	1　だいたい意識清明だが今一つはっきりしない 2　時・人・場所がわからない 3　自分の名前・生年月日が言えない
Ⅱ　刺激すると覚醒する状態 （2 桁で表現）	10　普通の呼びかけで容易に開眼する 20　大きな声で呼びかけるか，またはからだを揺さぶることにより開眼する 30　痛み刺激を加えつつ呼びかけを繰り返すとかろうじて開眼する
Ⅲ　刺激をしても覚醒しない状態 （3 桁で表現）	100　痛み刺激に対し，払いのけるような動作をする 200　痛み刺激に対し，手足を動かしたり，顔をしかめる 300　痛み刺激にまったく反応しない

（そのほか，R：不穏状態，I：糞尿失禁，A：無動性無言・自発性喪失などの付加情報を加えて「200-A」「30-I」などと表す）

が用いられる（表 3-2）。

2　せん妄

　異常な体験・行動を伴う意識障害には**せん妄**がある。これは，意識が混濁し，精神運動興奮を伴い，動きが多く，時には幻覚を伴う。せん妄は，高熱や脳梗塞，認知症，脳器質性疾患の急性期，手術の後（**術後せん妄**）など，様々な身体疾患などが原因になる。夜に多い**夜間せん妄**や，自分のやりなれた職業動作をするもの，すなわち**職業せん妄**などがある。

3　そのほか

　もうろう状態（場にそぐわない目的不明，不自然な言動がみられる），**睡眠時遊行症**（夜起きて歩くが，本人は覚えていない）などがある。

7．記憶の障害

　記憶とは，外の情報を意識の中に受け入れ，それを保持し，時を経てから再び意識内に再生して利用することができる精神機能をいう。記憶は４つの段階から成り立つ。①体験したことを心に刻みつけ（記銘），②記銘した内容を蓄え（保持），③再び意識の上に浮かび上がらせて（再生，想起），④再生された内容を記銘したものと照らし合わせて同じだと認める（再認）。

　記銘（力）障害は，短期記憶の障害であり，新しい情報を記銘できない状態である。認知症の初期は，記銘だけが減退していて長期記憶は保たれていることが多い。

　ある特定の期間（意識混濁や意識の変容が生じた時期）の体験を思い出せないことを**健忘**という。その期間のすべての記憶が失われている**全健忘**と一部が失われている**部分健忘**とに分けられる。交通事故などによる頭部外傷で，事故より前のことまでも忘れるものを**逆向健忘**という。また，意識障害から回復した後の期間のことを追想できないものは**前向健忘**という。

　記憶障害がひどいときには，実際の体験と異なることを，自分が思い出したように作り話をすることもある（**作話症**）。失見当識，記銘（力）障害，逆向健忘と作話を伴うものを**コルサコフ症候群**という。頭部外傷後遺症，アルコール依存症，認知症高齢者などにみられる。

　実際の体験と思い出された内容とが違っていることを**記憶錯誤**という。初めて見るものを過去に見たことがあると感じる**既視感**（デジャヴ）や，いつも見ている光景を未知の光景だと感じる**未視感**（ジャメヴ）などがある。

8．知的機能の障害

　知的機能の障害は，生まれつき知的機能の発達の遅れた**精神遅滞**（DSM-5 では**知的能力障害**ともいう）と，いったん正常に発達した知能が障害される**認知症**に分かれる。

▌1▐ 精神遅滞（知的能力障害）

　ICD-10 では，精神遅滞はその**知能指数**（intelligence quotient；IQ）により，軽度（50～69），中等度（35～49），重度（20～34），最重度（20 未満）に分けられる。IQ の正常値は 85 以上，境界知能は 70～84 とされている。

　DSM-5 では，重症度のレベルはそれぞれ IQ の値ではなく，適応機能に基づいて定義されている。

▌2▐ 認知症

　ICD-10 では，**認知症**は，それまでの人生経験を反映して，その一部の機能が残ることが多い。「自分が今どこにいるか」（場所の見当），「今日は何月何日か，何時頃か」（時の見当），「自分は大学の先生だ」（自己見当）などがわかることを**見当識**といい，その障害を**失見当識**という。認知症では，知能の低下とともに物忘れ（記銘・記憶の障害），失見当識や人格水準の低下を伴う。

B　精神状態像と症候群

　前項で述べた一つ一つの症状は，個々に現れるのではなく，一定の組み合わせで現れることが多い。これを**精神状態像**（症状群）とよぶ。

1．不安状態

　対象のない，漠然とした恐れの感情が持続したり，発作的に現れてきたりする状態である。不安症群の中核的な症状であるが，うつ病や統合失調症などの多くの精神疾患に認められる。

　不安には，動悸，息切れ，冷汗，震え，脱力などの身体症状を伴うことが多く，これがさらに不安をかきたてることになる。

2．心気状態

　からだは病気といえる状態ではないのに，ささいなからだの不全感，違和感などを気にし，重い病気になっているとこだわったり，恐れたりして，身体的愁訴を繰り返す状態である。その結果，いろいろな診療科や医療機関を受診する。

　不安症群でよく認められる状態像であるが，うつ病，統合失調症，脳器質性疾患

序　精神看護のとらえ方
1　心の健康と発達
2　心の働きと危機
3　精神障害者の診療
4　主な精神障害の治療
5　精神障害者の看護
6　精神保健福祉の変遷
7　精神保健福祉対策
8　精神的健康の保持・増進

（神経認知障害群）の初期にも認められる。

3．幻覚妄想状態

　　意識清明で，幻覚と妄想を主とする状態。統合失調症や覚醒剤<ruby>覚醒剤<rt>かくせいざい</rt></ruby>精神病で，盛んな幻覚と妄想がみられる。幻視を主とするものもあるが，幻聴を主とするものが多く，興奮しているのにじっと聞き入っていて，突然興奮し，大声をあげたりする。この状態では，患者は幻覚と妄想に集中していて，ほかのことは目に入らない。

　　妄想は一次妄想のこともあれば，幻覚によって妄想が二次的に生じてくることもある。妄想が次の妄想を生むこともある。幻覚がなく妄想のみのこともあるが，その場合は詳細に問診をしないと妄想と判断できないこともある。

4．抑うつ状態

　　抑うつ状態は，気分が沈むといった抑うつ感情が中心となり，同時に思考・意欲の抑制もみられる状態で，何をするのも億劫<ruby>億劫<rt>おっくう</rt></ruby>になり，考えがなかなか進まず，過去のささいなことにこだわり，物事を悪いほうへ悲観的に考えてしまう。自分でこれではいけないと思うが，どうにもならない。身体症状として，疲労感や脱力感が強くなり，胸部圧迫感や腹部膨満感があり，食欲は低下し，熟眠感がなくなることが多い。

5．興奮状態（精神運動興奮）

　　意欲の発動が過度に盛んになると，強い感情の揺らぎとともに運動が増し，落ち着かず徘徊<ruby>徘徊<rt>はいかい</rt></ruby>＊し，まとまりのない状態が続き，興奮状態（精神運動興奮）を呈する。
　　躁病性<ruby>躁病性<rt>そうびょうせい</rt></ruby>興奮は，愉快で多弁（思考奔逸<ruby>奔逸<rt>ほんいつ</rt></ruby>）で，動きが多い（多動）。高じてくると怒りっぽくなる。緊張病性興奮は緊張病症状を伴った興奮で，感情が伴わず，奇妙，不自然，ひねくれて見え，表情は硬く冷たい。多弁であるが滅裂<ruby>滅裂<rt>めつれつ</rt></ruby>であったり，行動と感情，言葉がちぐはぐであったりする。

6．昏迷状態

　　本節-A-5「意欲・行動の障害」を参照。うつ病では，極端な場合，ほとんど動かず返事もできないようになり，**抑うつ性昏迷<ruby>昏迷<rt>こんめい</rt></ruby>**とよばれる。緊張病でもまったく動かず，刺激に反応しない状態になると，**緊張病性昏迷**とよばれる。実際の臨床場面では，自発的な行動が少し認められ，外部からの刺激に対していくらか反応する亜昏迷といった状態のほうが多い。

7．無為・自閉状態

　　周囲の出来事に関心を示さず，同じ場所にじっとしていて，話しかけられてもほ

＊徘徊：はっきりとした動機や目的もなく歩き回ること。幻聴や妄想に左右されて歩くこともあれば，不安や焦燥にかられて歩くことなどもある。

とんど返事も反応もしないで，終日何もせずぼんやりと過ごし，身の回りのことも自らやろうとしない状態。つまり，感情面，思考面，意欲面のすべてが低下し，病前のその人らしさがほとんど認められず，人格水準の低下した状態である。

　統合失調症や，脳器質性あるいは老年性の精神疾患（神経認知障害群）のかなり慢性に進行したものに認められる。

8．引きこもり状態

　外界との接触を断ち，家の中に閉じこもり，自己の内的世界にひたるといった状態である。思春期から青年期に生じることが多い。以前は，精神病性の主に統合失調症の状態像の一型とされることが多かったが，最近は，非精神病性の引きこもりを指すことが多い。

9．記憶減弱状態

　記銘力減退，健忘，失見当識が現れる。頭部外傷などで，受傷時からの記憶が失われることが多いが，逆向健忘を認めることもある。失見当識，記銘（力）障害と作話は，コルサコフ症候群の患者が示す症状である。

　ストレスや心的外傷に関する急性の逆向健忘は，**解離性健忘**である。自宅や職場から突然いなくなって遠方まで出奔し，過去の生活史や自分自身のことをすべて思い出せず，自分がどこのだれであるかわからなくなった状態を**全生活史健忘**という。これは解離性健忘の一型である。

10．認知症状態

　認知症状態では，知能が低下し，記銘，記憶は衰え，見当識も失われる。人格が低下し，動物的レベルの低い欲望が表面に出てくる，徘徊や放浪などをしたり，あるいは意欲を失い，無為呆然となったり，のん気で上機嫌になったり，頑固や憂うつになるなど，様々な性格，行動の変化が起こる。

　認知症の随伴症状で多いのは，せん妄や不眠，徘徊などであり，また，嫉妬妄想，物盗られ妄想も多い。パーキンソン病などの神経疾患でも認知症と独特の人格変化がみられる。

　認知症の行動・心理症状（BPSD）とは，認知症に伴う症状で，徘徊，物盗られ妄想，せん妄，怒りなどが主なものである。

　仮性認知症とは，認知症がないのに認知症の外見を呈するものを指す。意識的にやっているわけではないが，そのように見えている。態度が子どもっぽかったり，いい加減な返事をしたり，「1＋1は」の問いに「3」などと答えたりする。これは**ガンザー症候群**ともいわれ，解離性障害（ヒステリー）の一症状で，後で覚えていない。また，最近では，高齢者のうつ病などで認知症のように見えるものを仮性認知症とよんでいる。しかし，実際にはすでに認知症になっていることもある。

序　精神看護のとらえ方
1　心の健康と発達
2　心の働きと危機
3　精神障害者の診療
4　主な精神障害の治療
5　精神障害者の看護
6　精神保健福祉の変遷
7　精神保健福祉対策
8　増進　精神的健康の保持・

11. もうろう状態

　　意識混濁は軽度であり，一見，言動にまとまりがあるように見えるが，場にそぐわない，目的不明の不自然な行動があるため判別できる。すなわち，軽度の意識混濁と同時に意識野*が著しく狭まった状態（ある対象にだけ意識が集中する）を指し，通常，急激に出現するが，回復するのも早い。この状態で，時に衝動的な興奮，暴行，徘徊などがみられ，その間の行動についての記憶は失われる。

　　てんかん発作の後や心因性，脳器質性疾患などにみられる。

12. 神経心理学的症状群

　　ここで述べる症状群は脳の一部が損傷されたときの症状で，**巣症状**<ruby>（<rt>そうしょうじょう</rt></ruby>とよんでいる。巣症状には，神経学の対象となる感覚障害や運動障害，精神医学でも対象とする失語，失行，失認などがある。

① 失語

　　失語とは，大脳の損傷によりいったん獲得されていた言語機能が崩壊した状態をいう。**運動失語**（ブローカ失語）は，言語理解は可能だが，自発語は減り，少数の言葉以外は言えなくなるので，無言に近くなる。言語復唱はできない。**感覚失語**（ウエルニッケ失語）では，言語理解は不可能になる。運動失語と違って自発語はある。流暢にしゃべるが，音や単語の間違い（錯語）が多い。

② 失行

　　失行とは，運動麻痺や失調など運動障害がなく，また，行うべき行為を了解しているのにもかかわらず，自分でその行為を行うことができない状態をいう。ボタンをはめられなくなったり，衣服の着脱ができなくなったり，積み木で物を作ることができなくなったりする。

③ 失認

　　失認とは，後天的な脳病変により，対象を一つの感覚器官を介して認知できないことをいう。視力障害がないのに，対象物を認識できない視覚失認，身近な人の顔を見てだれであるか識別できない相貌失認などがある。大脳右半球の脳梗塞では，左半身の麻痺が生じる。ところが患者は「私の手足は動きます。麻痺していません」と主張することがある。これを病態失認という。

＊**意識野**：任意の瞬間の意識の広がりを指す。

Ⅳ 精神障害の診察と検査

A　精神障害の診察

1　人生経験

　精神障害の診察では，予備知識として，患者の過去の人生経験（生育環境，家族歴，学歴，職歴，結婚歴，現在の家庭の状況，経済的問題，子どもの状態など）をよく知ることが大切である。それにより，患者の性格，交友関係，社会的地位やものの考え方がどのようなものか，おおよその見当がつく。

　職業に就かないで漫然と暮らしている場合，その理由を調べる必要がある。離婚の場合，その原因は複雑だが，本人のパーソナリティの問題，アルコール依存症，暴力傾向などがあり，精神障害を示唆することもある。

2　身体的既往歴

　次に，身体的既往歴，すなわち過去，現在の病気を調べる。これは現在の精神状態に，直接関係のあることもある。たとえば，糖尿病や高血圧などの慢性病は容易に治癒せず，心気症（身体症状症や病気不安症），うつ病，認知症などの原因となることがある。身体障害でも，しばしば心理的なストレスとして種々の心因性の精神障害を起こし得る。

3　精神科面接

　診察室に入室する時点で，患者の外見，表情，態度，行動に注意する。意識の状態，眼を合わせるか避けるか，うつむいているかそうでないかにより，患者の精神状態を推測できる。

　次いで，声をかける。最初は「どうしました？」というような開かれた質問（**オープンクエスチョン**）から始める。患者の態度には，協力や非協力，敵対，用心，疑い，退行などがある。質問を理解するか，意思疎通できるか，自然な応答があるか，自分勝手な話をするかなどについて，細かく観察する。話の内容にも注意する。

　診断の見当がついたら，その方向により的確な，専門的な質問に移る。こうした問診により，患者の精神内界を理解し，把握するのである。精神障害では，睡眠や食欲の異常が生じていることが多いため，それに関する問診も欠かせない。

　次いで，必要であれば神経学的な検査を行う。脳神経，四肢の反射，筋の強剛，異常な運動，麻痺などを調べる。また，身体検査も行う。

序　精神看護のとらえ方

1　心の健康と発達

2　心の働きと危機

3　精神障害者の診療

4　主な精神障害の治療

5　精神障害者の看護

6　精神保健福祉の変遷

7　精神保健福祉対策

8　精神的健康の保持・増進

B　主な検査

1．画像検査

　　コンピュータ断層撮影法（**CT**）は極めて有用な検査である（図 3-4）。血管造影を行う場合もある。頭部 CT スキャンでは，脳の萎縮（図 3-5），脳梗塞，脳腫瘍，そのほか脳の器質変化が，その局在とともに容易に診断できる。

　　陽電子放射断層撮影法（ポジトロン CT ［**PET**］），単一光子放射型コンピュータ断層撮影法（**SPECT**）は，脳内の血流や酸素消費量，代謝レベルを機能的に測定する。

　　磁気共鳴画像撮影（**MRI**）は磁気共鳴を利用し，脳の内部の構造の変化を撮影する。CT とは別の能力をもち，より小さい梗塞や腫瘍などを発見するのに有利である。

2．脳波検査

　　脳神経細胞の電気活動の状態を調べるもので，てんかん，器質性精神障害（神経認知障害群）などで異常波が出現する。小児のてんかんなどで夜間だけ発作のあるものでは，終夜，または 24 時間脳波測定が必要である。

　　脳波測定時に，眼球運動やオトガイ筋の動きの変化を筋電図でとらえ，心電図もとり，こうした多数の電気的変化を同時に記録するものを，**ポリグラフ**（うそ発見器にも用いられる）という。睡眠時無呼吸やレム睡眠行動異常などに対して，**睡眠ポリグラフ検査**を行う。

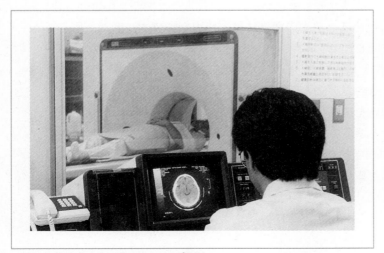

図 3-4 ● 頭部 CT スキャンによる検査

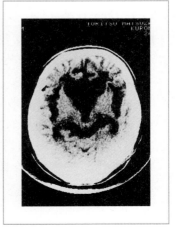

図 3-5 ● CT スキャンによるアルツハイマー病の脳萎縮

3．光トポグラフィー検査

　大脳皮質の血流（ヘモグロビン濃度）は，脳の活動状況に応じて変化する。頭蓋骨（こつ）を介して大脳皮質（脳表面）に赤外線を照射し，反射して戻ってきた赤外線を測定することにより，ヘモグロビン濃度の変化量を把握し，脳活動の状態を知ることができる。これを，光トポグラフィーの原理という。

　光トポグラフィー検査（近赤外線スペクトロスコピー，**NIRS**）は，この原理を応用したものである。これは，うつ病として治療をしているが，治療抵抗性（治療しても効果が乏しい）であり，統合失調症や双極性障害が疑われる症状があるなど，うつ病とそれらの疾患との鑑別が必要な場合に行う。

4．心理テスト

　心理テストは診断の補助手段である。

1 知能検査

　知能検査には，鈴木－ビネー法，ウェクスラー知能検査（WAIS），ウェクスラー児童用知能検査（WISC）などがある。これは知能指数（IQ）を測定する。これらの知能検査は，元来精神発達の遅れ，すなわち精神遅滞の子どもあるいは成人の知能を測定するために考案されたもので，最近問題になっている高齢者の認知症の程度の測定には適さない。

2 認知症検査

　認知症のスクリーニング検査は，世界各地で多くの方法が開発されている。欧米では MMSE が最もよく用いられている。わが国では**改訂長谷川式簡易知能評価スケール**（**HDS-R**，表 3-3）がある。

　記憶を中心とした認知機能障害の重症度評価尺度としては，日本語版アルツハイマー病評価スケールが，抗認知症薬の治験にも用いられている。認知症の総合的な精神症状評価尺度としては，Neuropsychiatric Inventory（NPI）がよく用いられている。

　このような認知症の評価法は，認知症に関して優れた鑑別力をもっているが，これらの評価のみによって認知症の診断を下すのは危険である。あくまでも診断の補助手段であることを忘れてはならない。診断は医師によって，臨床的観察と種々の検査，認知症評価法，患者の臨床症状のその後の経過などを総合判断して下すべきである。

3 そのほかの検査

　ロールシャッハ・テスト*は性格を診断する。また，精神作業能力を測定する**内田－クレペリン精神作業検査法**，記銘力・記憶力を検査するベントン視覚記銘検査な

*ロールシャッハ・テスト：スイスの精神科医ロールシャッハ（Rorschach, H., 1884～1922）によって創案された心理検査法。インクのしみでできている左右対称形の図版 10 枚を被検者に一定の順序で見せ「何に見えるか」を答えさせ，その答えを分析する。

序　精神看護のとらえ方

1　心の健康と発達

2　心の働きと危機

3　精神障害者の診療

4　主な精神障害の治療

5　精神障害者の看護

6　精神保健福祉の変遷

7　精神保健福祉対策

8　精神的健康の保持・増進

表 3–3 ● 改訂長谷川式簡易知能評価スケール（HDS-R）

	質問内容		配点
		（検査者： ）	
1	お歳はいくつですか？（2 年までの誤差は正解）		0 1
2	今日は何年の何月何日ですか？ 何曜日ですか？ （年月日，曜日が正解でそれぞれ 1 点ずつ）	年 月 日 曜日	0 1 0 1 0 1 0 1
3	私たちが今いるところはどこですか？ （自発的に出れば 2 点，5 秒おいて，家ですか？ 病院ですか？ 施設ですか？ の中から正しい選択をすれば 1 点）		0 1 2
4	これから言う 3 つの言葉を言ってみてください。 あとでまた聞きますのでよく覚えておいてください。 （以下の系列のいずれか 1 つで，採用した系列に〇印をつけておく） 1. a) 桜　b) 猫　c) 電車　2. a) 梅　b) 犬　c) 自動車		0 1 0 1 0 1
5	100 から 7 を順番に引いてください。 （100 − 7 は？ それからまた 7 を引くと？ と質問する。最初の答が不正解の場合，打ち切る）	（93） （86）	0 1 0 1
6	私がこれから言う数字を逆から言ってください。 （6-8-2，3-5-2-9 を逆に言ってもらう，3 桁逆唱に失敗したら打ち切る）	2-8-6 9-2-5-3	0 1 0 1
7	先ほど覚えてもらった言葉をもう一度言ってみてください。（自発的に回答があれば各 2 点，もし回答がない場合，以下のヒントを与え正解であれば 1 点） a) 植物　b) 動物　c) 乗り物		a：012 b：012 c：012
8	これから 5 つの品物を見せます。それを隠しますので何があったか言ってください。 （時計，鍵，たばこ，ペン，硬貨など必ず相互に無関係なもの）		0　1　2 3　4　5
9	知っている野菜の名前をできるだけ多く言ってください。 （答えた野菜の名前を右欄に記入する。途中で詰まり，約 10 秒間待っても答えない場合にはそこで打ち切る） 0〜5 個＝ 0 点，6 個＝ 1 点，7 個＝ 2 点，8 個＝ 3 点， 9 個＝ 4 点，10 個＝ 5 点		0　1　2 3　4　5
	満点：30　カットオフポイント：20/21	合計得点	

どの心理テストがある。

5．一般血液検査，尿検査

　一般血液検査で精神科的に重要なものは，肝機能（AST や ALT），イオン濃度（Na）の変化，クレアチンキナーゼ（CK）である。精神科で用いられる薬はしばしば肝障害を起こすことがあるからである。また，CK の上昇は抗精神病薬による悪性症候群の徴候であり，注意深く監視する必要がある（悪性症候群については，第 4 章 –Ⅰ–A–1「抗精神病薬」で述べる）。また，梅毒血清反応や B 型肝炎ウイルス（HBV），C 型肝炎ウイルス（HCV）などもチェックする。脱水の有無もみる。多飲水や水中毒があると血清 Na 値が低値（低 Na 血症）になり，尿比重も低下する。

6．脳髄液検査（腰椎穿刺）

　腰椎穿刺によって，髄液を採取し，髄液圧や細胞数，ワッセルマン反応などを調べる。この検査は，脳炎や髄膜炎，神経梅毒，進行麻痺などの診断に用いられる。

学習の手引き

1. 日本における精神疾患患者の数や，平均在院日数についてまとめてみよう。
2. 精神障害の3つの原因について説明してみよう。
3. 精神障害の主な症状を整理しておこう。
4. 精神障害の診察と検査の方法を説明してみよう。

第3章のふりかえりチェック

次の文章の空欄を埋めてみよう。

1 平均在院日数

　精神病床の平均在院日数は　 1 　日であり，これは世界各国の平均在院日数と比べて格段に　 2 　。

2 感覚および知覚の障害

　知覚の障害は，実在する対象を誤って知覚する　 3 　と，実在しない対象を知覚する　 4 　とに大別される。

3 思考の障害

　思考の障害には，　 5 　（思考抑制）や思考奔逸（観念奔逸）などの考えの進み方の異常や，　 6 　などの思考内容の異常のほか，強迫観念，自我意識の異常などがある。

4 気分（感情）の障害

　わずかのことですぐ怒るのは易怒的，周囲に無関心で感情の動きの鈍いものを感情の　 7 　や感情　 8 　という。また，ちょっとした刺激ですぐ泣き出したり，大喜びしたりするのを感情　 9 　といい，高齢者や　 10 　患者に多い。

序　精神看護のとらえ方

1　心の健康と発達

2　心の働きと危機

3　精神障害者の診療

4　主な精神障害の治療

5　精神障害者の看護

6　精神保健福祉の変遷

7　精神保健福祉対策

8　精神的健康の保持・増進

■ 精神看護

第 **4** 章　主な精神障害の治療

▶学習の目標
●精神障害治療の考え方について学ぶ。
●各精神障害の種類や特徴を学ぶ。
●各精神障害の治療法について学ぶ。
●精神保健のための総合的治療の諸相を学ぶ。

I　精神障害治療の考え方

　　今日の精神障害は，非常に広範，多種類にわたっている。かつては，精神障害といえば，主として精神科病院に入院している精神疾患，すなわち統合失調症，双極性障害（躁うつ病），てんかん，または一部の中毒性精神病，アルコール依存症または覚醒剤中毒症などに限られ，治療もまた精神科病院内での治療を念頭に置いたものであった。

　　治療共同社会の考え（マックスウェル・ジョーンズ，第6章-I-C「精神疾患における治療法の変遷」参照）にしても院内治療が主であり，それを徐々に院外，地域社会に拡大して，地域医療の考えに転換していったのである。

　　治療共同社会は，精神障害治療において，患者を取り巻く雰囲気が治癒を促進するという考えである。治療共同社会では，民主的な人間関係が最も望ましい。病院内の文化（雰囲気）が権威主義的なものであっては，精神障害治療に有害と考えられる。患者が人間として扱われ，自由に発言し，不当に罰せられない，院内のどの職種の従事者も患者の生活を支援するという気持ちをもっている病院は，治療共同社会の第一歩である。とりわけ，医師や看護師の患者への接し方は大切で，治療共同社会の精神を十分に体得していなければならない。

　　病院内の治療では，生活療法やレクリエーション，作業療法などが行われるが，それ自体の目的とともに，これらの療法を通じて，患者に自由で活動的な雰囲気，すなわち治療共同社会のそれを体験させるという面もある。

　　個々の精神障害には，それぞれの疾患や症状に応じた治療法があり，これは次項以降で詳しく触れる。精神障害治療をまとめてみると身体療法，精神療法，社会復帰療法（リハビリテーション療法）に分けることができる（図4-1～3）。身体療法

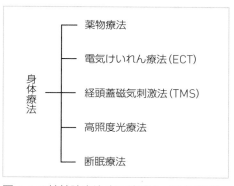

図 4-1 ● 精神障害治療の体系 1（身体療法）

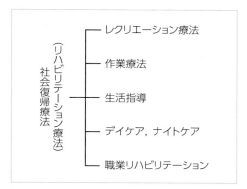

図 4-3 ● 精神障害治療の体系 3（社会復帰療法［リハビリテーション療法］）

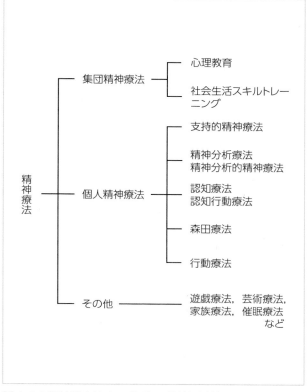

図 4-2 ● 精神障害治療の体系 2（精神療法）

とは，精神科に限らず医療全般で用いられる治療法である。現代における身体療法の代表は薬物療法であり，精神科の臨床において大きな割合を占めている。

A　薬物療法

　薬物療法は，今日の精神障害治療の中心的役割を果たしている。精神科における薬物療法は，1952 年にフェノチアジン系の抗精神病薬クロルプロマジンが開発され，精神科治療に革命をもたらした。

　それまでは，睡眠薬や鎮静薬などが使われていたが，精神症状に直接作用する向精神薬＊ によって，精神障害を医学的に治療する道が開かれたのである。その結果，それまでの鎮静薬と異なり，患者に恐怖を与えず，医師が患者を治療する手段としての投薬は，患者と医療スタッフの間の信頼関係の構築に有利であり，患者も病院

＊**向精神薬**：抗精神病薬，気分安定薬，抗うつ薬，抗不安薬，睡眠薬，抗認知症薬，抗てんかん薬，精神刺激薬など，中枢神経に作用して精神機能に変化をもたらす薬物を総称して向精神薬という。一方，「麻薬及び向精神薬取締法」における向精神薬は，抗不安薬，睡眠薬など依存性の問題があるベンゾジアゼピン系やバルビツール酸系薬などを指している。「向精神薬」という言葉を使用するときには，どちらを指しているのか注意が必要である。

序　精神看護のとらえ方
1　心の健康と発達
2　心の働きと危機
3　精神障害者の診療
4　主な精神疾患の治療
5　精神障害者の看護
6　精神保健福祉の変遷
7　精神保健福祉対策
8　精神的健康の保持・増進

に入院して治療を受ける心構えができ，それ以前の病院の"監禁"という印象が薄れることになった。この信頼関係は，病院内の治療共同社会の構築に有利となった。

1. 抗精神病薬 (表4-1)

抗精神病薬の基本的な薬理作用は，抗幻覚・妄想作用と鎮静作用である。

1 定型抗精神病薬（第1世代抗精神病薬：FGA）

定型抗精神病薬は，1950年代からつい最近まで用いられてきたもので，主にドパミン D_2 受容体遮断作用により，幻覚や妄想，興奮などの陽性症状に対して効果がみられるが，統合失調症の陰性症状には効果が少なく，同時に副作用を発現しやすい欠点があり，治療の主流は非定型抗精神病薬に移りつつある。

2 非定型抗精神病薬（第2世代抗精神病薬：SGA）

定型抗精神病薬は，主としてドパミン受容体に作用する抗精神病薬であったが，非定型抗精神病薬は，ドパミン受容体だけでなく，アドレナリンやセロトニン（5-HT）の受容体にも作用し，抗精神病効果を発揮する。ことにセロトニン（5-HT）受容体に作用するものが重要となってきた。

これら非定型抗精神病薬は，統合失調症の陰性症状（感情の平板化，意欲欠如など）に効果が軽度に認められることがある。さらに，ドパミン受容体作用に起因すると思われる，**3**「抗精神病薬の有害作用」に述べる錐体外路系異常（パーキンソン症候群），悪性症候群や遅発性ジスキネジアなどの副作用が少ない。

現在，リスペリドン，ブロナンセリン，オランザピン，クエチアピン，アリピプラゾールなどが多く用いられている。

2009（平成21）年から治療抵抗性統合失調症治療薬クロザピンが使用可能となった。ほかの抗精神病薬に反応不良（効果が乏しい）や忍容性不良（錐体外路系異常が著しい）のため，治療が困難だった統合失調症症例に回復への道が開かれた。自殺予防のエビデンスのある抗精神病薬は，クロザピンのみである。

3 抗精神病薬の有害作用

抗精神病薬には重大な有害作用（副作用）があり，十分な注意が必要である。最

表4-1 ● 抗精神病薬の種類

	分類	薬剤
定型抗精神病薬（第1世代抗精神病薬：FGA）	フェノチアジン系	クロルプロマジン注，レボメプロマジン注，フルフェナジン
	ブチロフェノン系	ハロペリドール注，ピパンペロン
	ベンザミド系	スルピリド注
非定型抗精神病薬（第2世代抗精神病薬：SGA）	セロトニン・ドパミン拮抗薬（SDA）	リスペリドン，ペロスピロン，ブロナンセリン，パリペリドン，ルラシドン
	多受容体作用薬（MARTA）	オランザピン注，クエチアピン，クロザピン，アセナピン
	ドパミン部分作動薬	アリピプラゾール，ブレクスピプラゾール

注）経口薬以外に速効性の注射剤もある抗精神病薬

も多いのは，錐体外路系異常の**パーキンソン症候群**（筋強剛，前屈姿勢，手のふるえ，仮面のような表情，流涎など）である。そのほかの錐体外路系異常として，**急性ジストニア**，**遅発性ジスキネジア**，**アカシジア**がある。

1）　急性ジストニア

短期服用で出現する筋の不随意収縮によるものである。眼球が上転したり，舌が口から飛び出したまま戻らなくなったり，首が横を向いたままになったりする。痛みを伴うこともある。服薬開始から数日程度で急激に生じる。

2）　遅発性ジスキネジア

長期服用により，舌，口唇，顔面筋，そのほか体幹筋などにみられる律動的な不随意運動で，難治である。口をもぐもぐ動かしたり，舌が勝手に動いたりする。一般には服用を開始してから数年以上たってから生じる。

3）　アカシジア

静止不能と訳されている。治療の初期に，下肢にむずむずした感覚が生じ，じっとしていられずに，たえずもじもじしたり，立ったり座ったり，足踏みをしたり，歩き回ったりする。その落ち着きのない様子から，精神症状の悪化と間違えられることがある。

4）　悪性症候群

最も重篤で生命にかかわる有害作用は，**悪性症候群**である。通常 38℃ 以上の高熱（微熱で経過することもある）や筋強直，振戦，発汗，高クレアチンホスキナーゼ（CPK）血症をみたら，悪性症候群を疑う。そのほかの症状として，頻脈，頻呼吸，血圧異常，昏迷，せん妄などがみられる。CPK 値 300U/L ですでに警戒値である。CPK は筋肉に多量に存在する酵素で，筋肉細胞のエネルギー代謝に重要な役割を果たしている。そのため筋肉に障害が起こると，血液中の CPK 値が高値になる。精神科で CPK 高値が認められるのは，悪性症候群や薬剤性の横紋筋融解症，水中毒，アルコール中毒の場合である。悪性症候群は，強心薬や解熱薬では改善しない。治療としては，点滴による大量の水分補給，ダントロレンの内服または点滴，ブロモクリプチンの投与などが有効である。熱中症や日本脳炎などと間違われることがある。

5）　セロトニン症候群

悪性症候群と間違われやすい抗精神病薬の有害作用に，**セロトニン症候群**がある。抗うつ薬（SSRI やイミプラミンなど）が原因となることが多い。高熱や筋強剛，発汗，意識障害，血清 CPK 値上昇などは悪性症候群に似ているが，さらにミオクローヌス，反射亢進が認められる。

6）　その他の副作用

神経症状として眠気，ふらつき，自律神経症状として起立性低血圧，口渇や鼻閉，皮膚症状として発疹などがある。内分泌代謝系の副作用としては，高血糖，肥満，高プロラクチン血症による月経不順や乳汁分泌がみられることもある。なお，オランザピンとクエチアピンは，糖尿病患者には禁忌である。抗精神病薬の長期連用で

序　精神看護のとらえ方

1　心の健康と発達

2　心の働きと危機

3　精神障害者の診療

4　主な精神障害の治療

5　精神障害者の看護

6　精神保健福祉の変遷

7　精神保健福祉対策

8　精神的健康の保持・増進

は，便秘やイレウスを起こすことがある。これらは高齢者でしばしばみられ，危険である。早期に下剤を投与する。イレウスに対しては，まず絶飲食とし，補液を行って脱水や電解質の補正をする。心血管系の副作用として，QT延長などの心電図異常，頻脈などがある。

　クロザピンには，無顆粒球症や心筋炎・心筋症，耐糖能異常（糖尿病）などの有害作用がある。定期的な血液検査や心電図検査が必要である。

2．気分安定薬（表4-2）

　炭酸リチウムは，双極性障害の躁状態に有効である。炭酸リチウムには，自殺予防のエビデンスがあり，双極性障害の躁状態に有効である。躁状態に対しては，炭酸リチウムのほか，抗精神病薬，特にオランザピンやアリピプラゾールが併用されることがある。抗てんかん薬では，バルプロ酸ナトリウムやカルバマゼピンも躁状態の治療に用いられる。双極性障害のうつ状態には，炭酸リチウム，ラモトリギン，クエチアピンなどが有効である。

　気分安定薬には再発予防作用も認められている。

1 気分安定薬の副作用

　炭酸リチウムは，血中濃度が高くなると運動失調や構音障害が生じ，重度になるとリチウム中毒に至り意識障害を起こす。その予防には，定期的に血中濃度測定を行う必要がある。催奇形性があり，妊娠中は使用を避ける。バルプロ酸ナトリウムは，重度の肝機能障害が発現することがある。また，催奇形性*があり妊娠可能性のある女性には注意が必要である。カルバマゼピンの副作用として，顆粒球減少，再生不良性貧血，皮疹やスティーブンス-ジョンソン（Stevens-Johnson）症候群がある。ラモトリギンは，スティーブンス-ジョンソン症候群や中毒性表皮壊死融解症などがまれに生じる。

3．抗うつ薬

　抗うつ薬（表4-3）は，脳内の神経伝達系（セロトニンやノルアドレナリンなど）のバランスを整えて効果を現すが，効果発現までには1〜2週間ほどの時間がかかる。

　三環系抗うつ薬として，イミプラミン，クロミプラミン，アミトリプチリン，ア

表4-2 ● 気分安定薬および気分安定薬として使用される抗精神病薬

	薬剤
炭酸リチウム	炭酸リチウム
抗てんかん薬	バルプロ酸ナトリウム，カルバマゼピン，ラモトリギン
抗精神病薬	オランザピン，アリピプラゾール，クエチアピン

＊**催奇形性**：第2章-Ⅵ-E「妊娠・出産」参照。

表4-3 ● 抗うつ薬の種類

分類	薬剤
三環系	イミプラミン，クロミプラミン注，アミトリプチリン，アモキサピンなど
四環系	マプロチリン，ミアンセリン
選択的セロトニン再取り込み阻害薬（SSRI）	フルボキサミン，パロキセチン，セルトラリン，エスシタロプラム
セロトニン調整薬	ボルチオキセチン
セロトニン・ノルアドレナリン再取り込み阻害薬（SNRI）	ミルナシプラン，デュロキセチン，ベンラファキシン
ノルアドレナリン・セロトニン作動性抗うつ薬（NaSSA）	ミルタザピン
その他	トラゾドン （抗精神病薬）スルピリド，アリピプラゾール

注）点滴静注可能

モキサピンなどがある。イミプラミンとクロミプラミンはうつ感情の緩和（かんわ）に効果があり，アモキサピンは気分高揚作用がある。三環系抗うつ薬には，有害作用として抗コリン作用（こうかつ）（口渇，尿閉，便秘，眼圧上昇など）がある。**四環系抗うつ薬**には，マプロチリン，ミアンセリンがある。

　選択的セロトニン再取り込み阻害薬（SSRI）は，セロトニンの再取り込みを阻害して抗うつ効果をねらったものである。従来の三環系および四環系抗うつ薬よりも有害作用が少ない。フルボキサミン，パロキセチン，セルトラリン，エスシタロプラムがある。

　新規の抗うつ薬として，セロトニン再取り込み阻害作用と複数のセルトラリン受

表4-4 ● 抗うつ薬の副作用

	原因	症状
中枢神経		
精神症状	抗ヒスタミン作用	眠気
	抗コリン作用	せん妄
神経症状	三環系とマプロチリン	けいれん
眼症状	抗コリン作用	かすみ目，緑内障（眼圧上昇）
循環器	抗ノルアドレナリン作用	起立性低血圧，頻脈
	三環系	心毒性
消化器	抗コリン作用	口渇，便秘
	中枢セロトニン活性の亢進	悪心（おしん）・嘔吐（おうと）
内分泌	抗ヒスタミン作用	体重増加
泌尿器	抗コリン作用	尿閉
	中枢セロトニン活性の亢進	性機能障害
皮膚	アレルギー性	発疹（ほっしん）
セロトニン症候群	中枢セロトニン活性の亢進	発熱，発汗，下痢（げり），焦燥，見当識障害，反射亢進（こうしん），ミオクローヌス

序　精神看護のとらえ方
1　心の健康と発達
2　心の働きと危機
3　精神障害者の診療
4　主な精神障害の治療
5　精神障害者の看護
6　精神保健福祉の変遷
7　精神保健福祉対策
8　精神的健康の保持・増進

容体への調整作用を有するボルチオキセチンがある。

　セロトニン・ノルアドレナリン再取り込み阻害薬（SNRI）として，ミルナシプラン，デュロキセチン，ベンラファキシンがある。

　また，ノルアドレナリン・セロトニン作動性抗うつ薬（NaSSA）として，ミルタザピンが使われている。そのほかの抗うつ薬として，トラゾドンがあり，これは睡眠への効果がある。

　抗うつ薬の主な副作用を表4-4に示す。

4．抗不安薬

　今日の抗不安薬はほとんどがベンゾジアゼピン（BZ）系である。これは，BZ受容体刺激作用のある薬物であり，BZ受容体作動薬とよばれている（表4-5）。BZ系以外では，セロトニン作動性抗不安薬タンドスピロンがあり，セロトニン1A受容体の作動薬である。

　大脳皮質，海馬，小脳などに分布するBZ受容体に結合して，抗不安作用，抗けいれん作用，筋弛緩作用，鎮静作用，催眠作用，自律神経調節作用などの薬理作用を示す。抗けいれん作用の強いもの（クロナゼパムなど）は，抗けいれん薬としても用いられる。また，睡眠作用が強いもの（エチゾラムなど）は，睡眠薬としても用いられる。

　有害作用としては，過鎮静，眠気，ふらつき（高齢者では転倒による骨折の危険がある），注意力・集中力の低下，健忘作用がある。抗不安薬にもかかわらず，不安，焦燥，興奮などが出現することがあり奇異反応といわれる。また，長期連用すると薬物依存を起こすおそれがあり，中断時に離脱症状としてけいれんやせん妄が生じる。大量に使用すると呼吸抑制が生じる。過鎮静や呼吸抑制を改善するために，BZ受容体拮抗薬のフルマゼニルを使用することがある。

5．睡眠薬

1 BZ系睡眠薬

　BZ系の薬のなかで，鎮静催眠作用の強いものが，睡眠薬として使用されてきた。作用時間の長短によって表4-6のように分類されている。睡眠薬は，不眠の種類（図4-4）によって使い分けられる。作用時間が短いものは入眠困難に適しており，翌朝への持ち越し効果（朝眠くて起きられない）がないので目覚めがよい。連用後に

表4-5 ● 抗不安薬の種類

種類	一般名
ベンゾジアゼピン系 短時間・中時間型	エチゾラム，クロチアゼパム，ロラゼパム，アルプラゾラム，ブロマゼパム
ベンゾジアゼピン系 長時間型	ジアゼパム，クロルジアゼポキシド，オキサゾラム，ロフラゼプ酸エチル
セロトニン作動性	タンドスピロン

表 4-6 ● 睡眠薬の種類

種類	一般名
超短時間作用型	ゾルピデム，トリアゾラム，ゾピクロン，エスゾピクロン
短時間作用型	エチゾラム，ブロチゾラム，リルマザホン，ロルメタゼパム
中間作用型	フルニトラゼパム，エスタゾラム，ニトラゼパム
長時間作用型	クアゼパム，フルラゼパム，ハロキサゾラム
メラトニン受容体作動薬	ラメルテオン
オレキシン受容体拮抗薬	スボレキサント，レンボレキサント

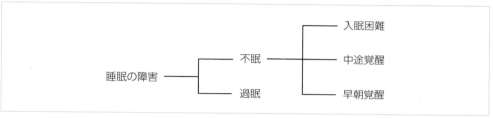

図 4-4 ● 睡眠の障害

中断すると反跳性不眠*を生じやすい。

　BZ系睡眠薬の副作用は，BZ系抗不安薬と共通しているが，特に注意が必要なのは健忘である。これは，服薬後の記憶が障害される前向健忘である。服薬してから入眠するまでの記憶，中途覚醒時の記憶，翌朝覚醒直後の記憶が障害されることがある。

2 新規の睡眠薬

　メラトニン受容体作動薬のラメルテオン，オレキシン受容体拮抗薬のスボレキサントおよびレンボレキサントが，臨床で使用できるようになった。これらは，反跳性不眠や依存性が生じず，筋弛緩作用や健忘作用がない。そのため高齢者には比較的安全に使用できる。

6．抗認知症薬

　抗認知症薬として現在4種類承認されており，そのうち3種類は**コリンエステラーゼ阻害薬**（ドネペジル，リバスチグミン，ガランタミン）である。もう1種類はN-メチルアスパラギン酸（NMDA）受容体拮抗薬のメマンチンである。

　コリンエステラーゼ阻害薬は，大脳皮質および海馬の神経細胞のアセチルコリン受容体に作用し，アセチルコリンの分解を抑え，シナプスのアセチルコリン濃度を高める。その結果，アルツハイマー病（アルツハイマー型認知症）の進行を遅らせる効果がある。特に日常生活動作（ADL）の低下を防止する効果が期待されてい

＊**反跳性不眠**：睡眠薬を連用し良眠が得られている状態で突然服用を中断すると，服用開始前よりも強い不眠が起きる。中間～長時間作用型のものは，中途覚醒，早朝覚醒や熟眠できない場合に効果があるが，翌日に効果が持ち越されて眠気が残ることがある。その反面，連用後に中断しても反跳性不眠を起こしにくい。

るものの，疾患の進行過程自体を止めることはできない。ドネペジルは，レビー小体型認知症の進行抑制効果もある。

　中等度および高度アルツハイマー病における認知症症状の進行抑制には，メマンチンが使用されている。

　認知症の**行動・心理症状（BPSD）**はケアする人を悩ませるが，これに対しては抗精神病薬を症状に応じて使用し効果を上げている。抗精神病薬として，リスペリドン，クエチアピン，ピパンペロンなどがあり，焦燥，攻撃性，幻覚，妄想，暴力などに有効である。これらの抗精神病薬は，せん妄の治療にも使用することがある。漢方薬の抑肝散（よくかんさん）も BPSD に用いられ，効果が認められている。

　また，BPSD としての無気力，自発性低下，うつ症状などには，抗うつ薬（SSRIや SNRI）が投与されることもある。

　血管性認知症の BPSD には，アマンタジンやチアプリドが使用されている。

　高齢者の薬物療法は，有害作用による転倒などの危険のほか，個人差に注意し慎重に少量ずつ用い，微調整することが大切である。

7．抗てんかん薬

　てんかんは，過剰なニューロン発射に由来する発作を主体とする慢性疾患で，病因は様々であり，臨床症状や脳波所見も一様ではない。したがって，薬剤の選択は発作型に応じて行う（**表 4-7**）。てんかんには，規則正しい生活，危険な場所に近づかないこと（発作で倒れることがあるため），規則正しい服薬が大切である。

　てんかん重積状態は危険である。30〜60 分以内に適切な処置を行う。気道と静脈の確保，バイタルサインのモニター，酸素吸入などの処置を行う。薬剤は，ジアゼパム，ミダゾラム，フェニトイン（最近はフェニトインの副作用を低減したホスフェニトインを使用することが多くなった），フェノバルビタールの静注や，バルビツール酸系薬物による静脈麻酔なども用いられる。

　てんかんには，爆発性や暴力傾向，執拗（しつよう）などの精神症状がみられることがある。

表 4-7 ● てんかんの発作型と使用する抗てんかん薬の種類

発作型	使用する薬剤
焦点起始発作	（第 1 選択薬）カルバマゼピン，ラモトリギン，レベチラセタム，次いでゾニサミド，トピラマート （第 2 選択薬）フェニトイン，バルプロ酸ナトリウム，クロバザム，クロナゼパム，フェノバルビタール，ガバペンチン，ラコサミド，ペランパネル
全般起始発作	・全般性強直間代発作（きょうちょくかんたいほっさ）に対して， 　（第 1 選択薬）バルプロ酸ナトリウム 　（第 2 選択薬）ラモトリギン，レベチラセタム，トピラマート，ゾニサミド，クロバザム，フェノバルビタール，フェニトイン，ペランパネル ・欠神発作では，バルプロ酸ナトリウム，エトスクシミド，ラモトリギン ・ミオクロニー発作ではバルプロ酸ナトリウム，クロナゼパム，レベチラセタム，トピラマート

その場合は，抗精神病薬，カルバマゼピン，バルプロ酸ナトリウムなどが用いられる。

8．精神刺激薬

精神刺激薬とは，刺激性の向精神作用をもつ薬物全般を指す。そのため乱用薬物も含まれるが，実際に治療薬として用いられるのはメチルフェニデートである。これは睡眠障害のナルコレプシーと注意欠如・多動症／注意欠如・多動性障害（ADHD）に適応がある。

メチルフェニデート以外に，ADHD の治療薬としてアトモキセチンとグアンファシンが使用されている。

9．抗酒薬，断酒補助薬，飲酒量低減薬

抗酒薬（シアナミド，ジスルフィラム）は，酒類と併用した場合，通常よりも強い酩酊を生じ，また，顔面紅潮や発汗，心悸亢進，血圧低下，悪心・嘔吐などの不快な反応を起こさせる薬物である。現在，わが国では主にシアナミドが臨床的に用いられている。抗酒作用の薬理学的発現機序としては，アルデヒド脱水素酵素の阻害によりアセトアルデヒドが体内に蓄積され，このアセトアルデヒドが前記の不快な症状をもたらすと考えられている。抗酒薬は，その危険性を考えればむやみに用いるべきでなく，断酒を欲する患者に，精神療法の補助として，患者の同意により用いるべきである。

アルコール使用障害（アルコール依存症）断酒補助薬にはアカンプロサートカルシウムがある。これは NMDA 受容体を阻害し，$GABA_A$ 受容体を刺激することにより，飲酒欲求を抑制する作用がある。

2019（平成 31）年から，アルコール使用障害（アルコール依存症）患者における飲酒量低減薬ナルメフェンが使用できるようになった。これは，飲酒のおそれがあるときに服用して，中枢神経系のオピオイド受容体調節作用を介して飲酒欲求を抑制し，飲酒量を低減する薬剤である。

10．パーキンソン病治療薬

パーキンソン病は，中年以降に発病する比較的頻度の高い錐体外路系の変性疾患で，黒質，線条体ドパミン神経が選択的に変性脱落し，ドパミンが減少している。治療薬には，レボドパ，レボドパとカルビドパの配合剤，ブロモクリプチン，カベルゴリン，セレギリン，アマンタジンなどがある。

重大な有害作用として幻覚（特に幻視）を起こすことがあり，注意が必要である。

序　精神看護のとらえ方

1　心の健康と発達

2　心の働きと危機

3　精神障害者の診療

4　主な精神障害の治療

5　精神障害者の看護

6　精神保健福祉の変遷

7　精神保健福祉対策

8　精神的健康の保持・増進

B　身体療法（薬物療法を除く）

1．断眠療法，高照度光療法（光パルス療法）

　　断眠療法はうつ病に対する治療法である。日内リズムに変化を与えて治療しようとするもので，不眠，うつ病に効果がある。高照度光療法は，3000 lux の高照度の光を，朝に2時間くらい浴びる治療法で，反復性のうつ病（特に季節型）に効果がある。

2．電気けいれん療法（ECT）

　　かつては，前額部に 100V の交流を3～4秒通電する方法が行われた。患者は通電後直ちに強直けいれんが生じ，まもなく間代けいれんに移行する。けいれん後は睡眠に入り1時間ほどで覚醒する。

　　今日の主流は修正型電気けいれん療法（mECT）であり，適応は，うつ病，双極性障害，統合失調症だが，特に自殺の危険が高い患者や昏迷状態で飲食不能の患者，薬物療法への反応不良の患者に行われる。パルス波を通電し，麻酔医の管理のもとで筋弛緩薬を使用し，けいれんを抑制する。有害作用は，部分的な健忘を起こす以外はまれである。しかし，通電後に呼吸の回復が遅れることがあるため，人工呼吸器，その他の蘇生処置の準備が必要である。

3．経頭蓋磁気刺激法（TMS）

　　経頭蓋磁気刺激法（TMS）では，通電したコイルを頭の表面にあてて非侵襲的に大脳神経細胞を磁気刺激する。2019（令和元）年に保険適用になり，対象は抗うつ薬治療抵抗性うつ病である。つまり，既存の抗うつ薬治療で十分な効果が認められない場合に限って行うことができる。

C　精神療法

　　精神療法には，**集団精神療法**と**個人精神療法**がある。

　　治療共同社会の考えには，病院の雰囲気を通じて，集団的な精神療法を行うという面がある。たとえば，家庭の葛藤に起因する精神障害では，環境を変える意味で入院するだけでも効果があり，病状が軽くなることがある。

　　集団精神療法としては，**心理教育**と**社会生活スキルトレーニング**が主流になってきている。

　　個人精神療法としての簡単な精神療法（**支持的精神療法**）は，患者と医師，看護師の日常の接触を通じて行われる。その際には生活指導や患者教育，家族との相談，社会資源の利用なども並行して行っていくことが多い。

1．集団精神療法

1 心理教育

　感情表出（EE）の理論を基盤とし，精神疾患の再発予防を目的とする。患者と家族に対して，精神疾患に関する情報を提供し，問題に対する対処能力を高めるための訓練を行っていく。

2 社会生活スキルトレーニング（SST）

　対人的な対処能力や実生活上の技能を高めるため，ロールプレイングなどの技法を用いたプログラムである。個人で行うこともあるが，多くは集団で行うため，集団精神療法の一つとされている。

2．個人精神療法

　個人の精神療法は，患者の病状に応じて行われる。個人精神療法として，支持的精神療法のほかに，精神分析療法・精神分析的精神療法，認知療法・認知行動療法，行動療法，森田療法などがある（図4-2参照）。

1 支持的精神療法

　患者の心の奥深くには踏みこまず，もっぱら患者が悩みや苦しさを話しやすいように気を配り，それを受け止め，大丈夫だと保証を与えるようにする。さらに，患者の健康的な側面を評価し，その能力を有効に発揮できるように患者を励ましたり，説得したりする。家族や患者を取り巻く環境に働きかけることも行う。

2 精神分析療法，精神分析的精神療法

　精神分析はフロイトにより創始された，人の心の働き方に関する理論である。フロイトによれば，人の心の発達は**リビドー**という性的エネルギーにより推進される。人がリビドーの満足を妨げられるとき，**欲求不満（フラストレーション）**を起こし，その欲求を満足させたい部分と，阻止しようとする部分の間に心の**葛藤**が発生する。葛藤は必ずしも意識されないのが特徴である。

　心の内部構造は，エス，自我，超自我に分けられる。**エス**は本能的な欲望の満足を求め，快楽原則に支配されるが，**自我**は周囲の状況に応じて行動をとるため，現実原則によって動く。**超自我**はより高い動機や道徳観などにより自我を規制し，それに従わないとき罪悪感を生じる。罪悪感は必ずしも意識されず，人の心を歪曲し，種々の症状を起こす。

　自我の防衛機制には，抑圧，反動形成，置き換え，象徴化，合理化，投影などがある。精神分析治療では，**転移**といって治療者との間に特別な関係を成立させ，患者の無意識の病的心理機制の洞察を助けることにより治癒させるという。

　コンプレックスは**ユング**（Jung, C. G.）のつくった言葉で，過去の生活体験によって生じる強い心のゆがみのことを指す。この心のゆがみのため，判断や行動が歪曲される。

　精神分析は，人の心の無意識の動きを知るために有力な武器であるが，その解釈

は多分に主観的なものにとどまり，客観的・科学的根拠に乏しいため，恣意的になりやすい。専門家に任せるのが無難である。

③　認知療法，認知行動療法（図4-5，6）

　ここで述べる"認知"とは，「ものの受け止め方」や「ものの見方」のことである。この認知のあり方に働きかけ，心の負担を軽減して問題解決を図る目的で行う短期の精神療法が，**認知療法**である。認知のゆがみがあることを想定しながら行動に働きかけて，その変容を図ることから**認知行動療法**ともいわれるが，ほぼ同じものである。

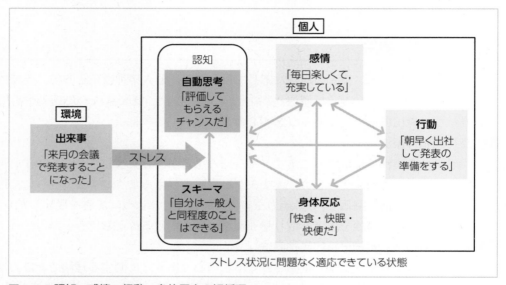

図4-5 ●認知－感情－行動－身体反応の好循環

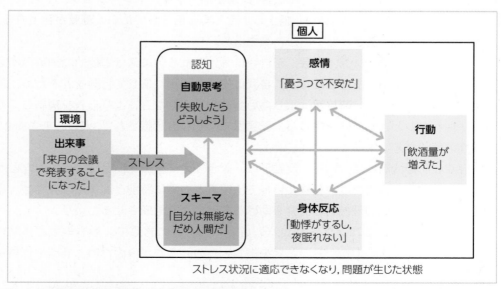

図4-6 ●認知－感情－行動－身体反応の悪循環

　認知療法，認知行動療法では，意識の奥に潜んで人の考え方を支配する思い込みや信念を**スキーマ**とよび，スキーマから引き起こされる考えやイメージを**自動思考**とよぶ。何らかの出来事があって気持ちが大きく動揺したり，つらくなったりしたときに，患者の頭に瞬間的に浮かぶ考えやイメージがある。それが自動思考なのである。

　ストレス状況下でも，図 4-5 のように問題なく適応できることが多いが，強いストレスにさらされたり，うつ状態に陥ったりといった特別な状況のもとでは，認知にゆがみが生じてくる。その結果，不安感や抑うつ感が強まり，悲観的に考えがちとなり，非適応的な行動をとってしまいがちである。そして，さらに認知のゆがみが引き起こされてしまう（図 4-6）。そのような心の状態では，現在の問題を解決することはできない。

　認知療法，認知行動療法では，自動思考がどの程度現実と食い違っているかを確かめながら，考え方のバランスをとっていき，その時々に感じるストレスを和らげる方法を学んでいくのである。この治療が効果を上げるためには，医療機関受診時だけでなく，ホームワークを用いて患者自身の日常生活のなかで行うことが不可欠である。治療者によっては，自動思考の奥に潜むスキーマ自体を扱うこともある。

　欧米において認知療法，認知行動療法は，うつ病，不安症群（パニック症，社交不安症，強迫症など），心的外傷後ストレス障害，不眠症，摂食障害，統合失調症などの多くの精神疾患に用いられるようになってきた。集団精神療法の設定で行われることもある。

4　森田療法

　森田療法は，森田正馬（まさたけ）の創始した神経症の治療法で，禅の原理に由来し，自己の心を鍛える。その際，自己洞察が大きな役割を果たすが，西洋にもこれに似た**自律訓練法**がある。自己観察法を基本とする内観療法もこれに似ている。

5　行動療法

　行動療法では，患者の問題行動は学習理論に基づいて，誤って学習された行動とみなされる。**行動療法**とは，「モデル学習」や「系統的脱感作法」「オペラント条件付け法」「曝露反応妨害法」など学習理論に基づいた技法を用いて，患者の神経症的行動や不適応行動などの異常行動を改善することを目的とした療法である。

3．その他

　遊戯療法（プレイセラピー），芸術療法，家族療法，催眠療法などがある。

D　社会復帰療法（リハビリテーション療法）

　社会復帰療法は，病院内の入院患者を対象として，社会復帰に向けて行う種々の療法をいう。**生活療法**（生活指導，作業療法，レクリエーション療法），または**環境療法**は，主として慢性期患者に対して行われる。精神障害者の日常生活の乱れを

序　精神看護のとらえ方

1　心の健康と発達

2　心の働きと危機

3　精神障害者の診療

4　主な精神障害の治療

5　精神障害者の看護

6　精神保健福祉の変遷

7　精神保健福祉対策

8　精神的健康の保持・増進

改善することは，社会復帰への準備として大切である。また，作業療法やレクリエーション療法により，自発性や意欲を喚起することも治療上大切である。

　その他，グループホームでの生活訓練や授産所での職業訓練など，社会のなかでの治療とケアは精神障害者の社会復帰に大切な要素である。

Ⅱ　各障害の分類と治療

A　神経認知障害群（器質性精神障害）

　アメリカ精神医学会の診断分類である『精神障害の診断・統計マニュアル　第5版』（DSM-5）では，器質性精神障害は神経認知障害群にまとめられ，せん妄，認知症，軽度認知障害に3分類されている。

1.　認知症性老年精神障害

●認知症と知的能力障害との相違点

　認知症とは，いったん正常に発達した認知機能や精神機能が後天的な脳の障害によって機能低下し，日常生活や社会生活に支障をきたすようになった状態である。一方，知的能力障害（精神遅滞）は，知能が十分には発達しきっていないために知能が低く，社会生活に困難をきたしている状態である。

●認知症と軽度認知障害

　認知症は単一の疾患ではない。アルツハイマー病（アルツハイマー型認知症），レビー小体型認知症，前頭側頭葉変性症などの神経変性疾患，血管性認知症，その他よりなる総称である（図4-7）。わが国では65歳以上の高齢者の認知症有病率推定値（2022［令和4］年）は12.3％，443万人であるが，年齢が高くなるにつれて認知症の出現率が上昇する傾向がみられ，高齢になるに従って男性より女性の出現率が高い値を示している。また，認知機能の低下が軽く，日常生活動作が保たれている軽度認知障害は，全国の65歳以上の高齢者における有病率が15.5％，約559万人と推定されている。

●認知症の症状

　認知症の症状には，**中核症状**と認知症の**行動・心理症状**（**BPSD**）という2種類の症状群がある。認知症の中核症状は認知機能の障害であり，記銘・記憶の障害，見当識障害，理解力低下，計算力低下，言語の障害，実行機能障害，判断力低下などが含まれる。こうした認知機能障害があると周囲の環境や人々とのかかわりのなかで様々な精神症状や行動異常が生じる。これがBPSDである（アルツハイマー病の症状として後述）。

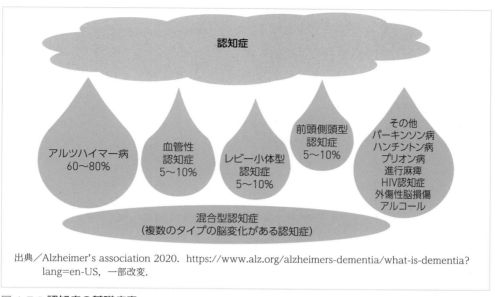

出典／Alzheimer's association 2020. https://www.alz.org/alzheimers-dementia/what-is-dementia?
lang=en-US, 一部改変.

図 4-7 ● 認知症の基礎疾患

1　アルツハイマー病（アルツハイマー型認知症）

1）病態・発症因子

　アルツハイマー病は，認知症全体の 60～80％を占める高齢者の認知症の中核的な病態である（図 4-7 参照）。この病名は 1906 年，アルツハイマー（Alzheimer, A.）により報告された 51 歳の女性の事例に始まったが，初老期の比較的まれな疾患と考えられた。この病気による脳の変化は，神経細胞の脱落，老人斑（アミロイド斑）の沈着，神経原線維変化の 3 つであるが，いわゆる認知症高齢者の脳の変化もアルツハイマー病のそれとまったく同じであることが判明し，1976 年，アルツハイマー型老年認知症とよばれるようになった。さらに両者は同じ病気であるとの認識から，アルツハイマー型認知症，また単にアルツハイマー病とよばれることもある。この脳の変化は，認知症症状が現れる十数年～数十年前から始まっている（図 4-8）。

（1）加齢

　最もよく知られているアルツハイマー病の危険因子は，加齢である。65 歳以上 70 歳未満の有病率は 1.5％，85 歳では 27％に達する。

（2）家族の病歴および遺伝的性質

　アルツハイマー病には，家族性や若年性のものがある。若年性アルツハイマー病には 26 歳の報告例もあり，アメリカの症例には 30 歳で発病後に出産をしたという事例もある。また，父母や同胞（きょうだい）にアルツハイマー病，および若年性アルツハイマー病患者のいる人は罹患率が高い。また，染色体異常のダウン症候群では，40 歳を過ぎれば高率でアルツハイマー病になるといわれている。

　アポ E 遺伝子のε 4 アレルを有していると，アルツハイマー病発症率が高くな

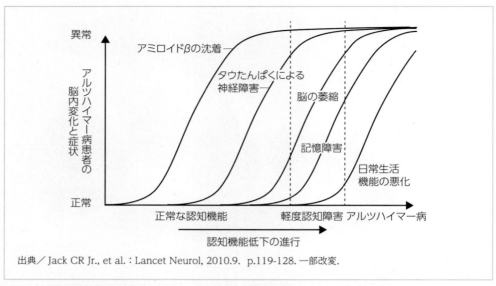

出典／Jack CR Jr., et al.：Lancet Neurol, 2010.9. p.119-128. 一部改変.

図 4-8 ●発症の十数年〜数十年前から生じている脳の変化と認知機能低下の進行

ることが知られている。

(3)　心血管系と脳との関係

　アルツハイマー病と，後述する血管性認知症とが併存している症例が少なくない。これは**混合型認知症**とよばれる（図 4-7 参照）。脳卒中や脳梗塞（のうこうそく）などで脳に栄養や酸素を送る血管に問題が生じると二次的に脳細胞の機能障害が生じて認知症を発症する。これが血管性認知症であるが，血管障害や脳循環の問題があるとアルツハイマー病の脳内変化が進行しやすくなる。

　また，福岡県久山町で行われた臨床研究から，**糖尿病**があるとアルツハイマー病が増えることがわかっている。糖尿病になると全身の血管に動脈硬化などの問題が起き，脳内での代謝異常も加わりアミロイド物質の沈着など，アルツハイマー病発症へ進行しやすくなる。

(4)　頭部外傷，その他

　交通事故での重度頭部外傷や，ボクシング，アメリカンフットボール，サッカー，プロレスリングなどのスポーツで繰り返し頭部を負傷したり，頭部外傷で意識喪失したりすると，将来アルツハイマー病が発症する可能性が高まることが指摘されている。

　また，非社交的で社会的関心の少ない，自閉的な人がなりやすいともいわれる。

2)　症状

(1)　人格の変化

　まず，人格の微妙な変化がみられる。これまでは礼儀正しく慎みのあった人が，粗野になったり，着衣の乱れを気にかけなくなったりする。

(2)　物忘れ

　次いで，**物忘れ**（記銘・記憶の障害）が始まる。物忘れはしだいに進行するが，

健康者の健忘と違って，その出来事があったこと自体を忘れるようになると重大である（**病的物忘れ**）。たとえば，朝ごはんを食べたのに「食べていない」または「食べさせてもらえない」と言う。物の名前を忘れるようになり，人の顔もわからなくなる。氏名，生年月日の記憶は比較的保たれるが，年齢は早く忘れる。家族の名がわからず，配偶者や子どもの顔も忘れて，「あなたはどなたですか」などと言うようになる。社会的関心が失われ，新聞は読まず，テレビも観なくなる。自分のことしか関心がなくなる。

(3)　失見当識など

病的物忘れに次いで，「今日は何日」「ここはどこ」「自分は何者」など，いわゆる時，場所，自分に対する見当識が失われる（**失見当識**）。徘徊も始まる。感情表現でいえば，当初は，にこにこしている（**多幸**）が，やがて空虚になる。人格が失われ，個性がなくなり，現実感が薄くなり，架空の世界に住むようになる。

(4)　行動・心理症状

BPSD は，家族，介護者，社会全体に深刻な問題をもたらし，精神科的治療の対象となってきた。その主なものは以下のとおりである。

①幻覚・妄想（特に物盗られ妄想），誤認

②徘徊，不穏，不眠（昼夜逆転），せん妄，暴力などの行動異常

③不潔行為，失禁，脱衣など

④うつ状態，終末無気力の状態

この BPSD は，アルツハイマー病のみならず，血管性その他の認知症にもみられる。最後には，身の回りのこと，特に着替えやトイレ，入浴，食事などができなくなり，しだいに衰弱してからだが硬くなり（**筋強剛**），食欲を失ってくる。発病の時期が早いほど進行も速い。本人には初期を除いて，病識はない。

アルツハイマー病では約 20％にうつ状態がみられる。しかし，現実感が薄く自分の状態に対する病識がないので，深刻に悩むことが少ない傾向にある。このうつ状態は抗うつ薬に反応することもある。

3)　治療

治療の第 1 は薬物療法である（本章−Ⅰ−A−6「抗認知症薬」参照）。抗認知症薬として承認されているのは，コリンエステラーゼ阻害薬（ドネペジル，ガランタミン，リバスチグミン）と NMDA 受容体拮抗薬のメマンチンである。これらはアルツハイマー病の重症度によって使い分けられている（図 4-9）。コリンエステラーゼ阻害薬の重複使用は避ける。

第 2 は，日常生活や身体のケア，すなわち介護が中心となる。さらに，レクリエーションや日常生活訓練なども行う。住み慣れた所に，家族と一緒に暮らすことが最も望ましく（在宅介護），症状の進行を遅らせるが，介護の負担等で病院や介護施設に収容せざるを得なくなる。徘徊やいたずら，乱暴，物盗られ妄想などの BPSD が激しい場合は，精神科病棟で入院治療を受けるが，通常は療養型病棟または介護施設でケアを行う。身体のケアや排泄の管理，骨折，肺炎に留意する。

序　精神看護のとらえ方

1　心の健康と発達

2　心の働きと危機

3　精神障害者の診療

4　主な精神障害の治療

5　精神障害者の看護

6　精神保健福祉の変遷

7　精神保健福祉対策

8　精神的健康の保持・増進

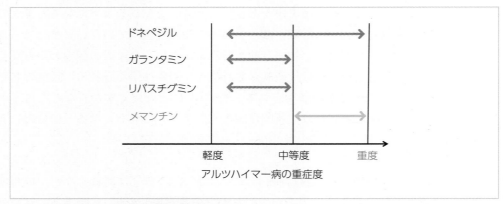

図4-9 ● アルツハイマー病治療薬の有効領域

2 血管性認知症

1) 病態

　血管性認知症は，脳梗塞，脳出血，クモ膜下出血，その他脳の血管の異常により，脳の実質が破壊されて起こる認知症である。最も多いのは，脳の中にたくさんの小さな梗塞ができる，いわゆる多発梗塞性認知症であり，高血圧のある人に多い。突然，あるいは徐々に発病する。脳梗塞後の認知症では，からだに片麻痺など，神経症状を伴うことが多い。梗塞の存在は，脳のCTやMRIで診断できる。

2) 症状

　認知症の進行は，急激なこともあり，また徐々に進むこともある。物忘れ，見当識障害が認められるが，人格（個性）は保たれ，むしろその偏りが増強される（**まだら認知症**）。感情は豊富で，しかも不安定である（怒りやすい，激怒，乱暴，感情失禁など）。アルツハイマー病と違って，現実感があり，むしろ過剰に反応する。たとえば，「ばかにされた」「金品を盗まれた」と怒る。せん妄状態になりやすく，意識が混濁した状態で様々な異常行動が認められる。

　血管性認知症ではうつ状態を示すことが比較的多い。その原因は明らかでないが，うつ症状に動揺がみられるのが特徴である。血管性認知症は現実感が保たれており，からだの不自由や物忘れを自覚する。そのため，悲観して希死念慮*をもったり，不満や葛藤により乱暴や興奮を示すことがある。

3) 治療

　薬物療法により，せん妄や異常行動，感情的な興奮などの鎮静を図る。現実感があるので，看護や介護の際の接し方が患者の状態に与える影響が大きい。「家族に殺される」「物を盗られる」などの妄想は，なかなか消失しない。不信感や疑い深さにより，症状が進行することもある。血圧や糖尿病などの管理に留意する。

● **ビンスワンガー型血管性認知症（ビンスワンガー病）**　ビンスワンガー

＊**希死念慮**：第2章-I-B-1「自殺」参照。

（Binswanger, L.）が 1894 年に報告した大脳の皮質下白質に主病変がある血管性認知症である。皮質下白質の広範な脱髄と多発性梗塞，動脈硬化を示す。多くは 50 歳以上の高血圧患者に起こる。精神症状としては，進行性の認知症（人格変化，思考・記憶障害，見当識障害）と錐体路・錐体外路症状を生じる。治療や看護は，血管性認知症と同じである。

3 レビー小体型認知症（レビー小体病）

パーキンソン病の脳幹神経細胞にみられるレビー小体*が全脳的に広がって認められる疾患で，臨床的にはアルツハイマー病によく似た認知症症状にパーキンソン症状を伴い，特徴的な幻視を認める疾患である。症状は，筋強剛や振戦などのパーキンソン症状を欠くものもある。初期に色つきの**幻視**（人物，動物，小さな魚や蝶など）が現れ，寝ぼけたり寝言を言ったりする夢遊病様行動などの**レム睡眠行動異常**や，家族などの人物をほかの人と間違える**人物誤認**などを認める。変性性認知症としてはアルツハイマー病の次に多く，認知症全体の 5～10％を占める。ヨーロッパでは 20％に及ぶという報告もある。

薬物療法としては，コリンエステラーゼ阻害薬のドネペジルにレビー小体型認知症の進行抑制効果がある。そのほかに抑肝散の投与が行われている。

4 前頭側頭型認知症（ピック病）

好発年齢は 50～60 歳代であり，性格変化と社会的行動異常が目立つ。礼節や他者への配慮が欠けて，無遠慮な言動になる。脱抑制や逸脱行動として，万引きや盗食，痴漢行為など犯罪行為を起こすこともある。常同行為として，決まった時刻にいつも同じコースを徘徊したり，同じ料理ばかり作ったり食べたりする。同じ物をたくさん集める収集癖も認められる。

感情鈍麻や無関心，意欲低下がみられることもある。相手の言葉をオウム返しに繰り返す反響言語，相手が手を上げると同じように手を上げるなどの反響動作が認められる。病識がなく，自身の能力低下やそれに伴うトラブルには無頓着である。脳 MRI では，前頭葉と側頭葉の前方や底面に強い萎縮を認める。アルツハイマー病と比べて両側大脳半球の非対称性がみられる。

5 パーキンソン病

パーキンソン病は，中年から徐々に進行する病気で，主な症状は筋緊張の亢進，全身の筋の強直（筋強剛）と振戦である。顔面は無表情（仮面様顔貌）で，四肢と体幹は自然の動きを失い，前屈姿勢をとり，歩行時に手の自然の振りがなく，歩幅は小刻みとなる。手の指で紙幣を数えるような振戦がある。そのほか，顔面が脂ぎってくる。症状はしだいに進行し，独特の認知症（**皮質下認知症**。心の動きが緩徐で，話題の転換が困難，視野が狭い，動作も緩徐になる）に陥る。パーキンソン病の主な精神症状は認知症，抑うつ，せん妄である。

***レビー小体**：パーキンソン病は中脳の黒質にレビー小体が出現することが知られていたが，日本の小阪憲司はこれが脳幹，基底核，大脳皮質など全脳，または部分に出現することを見いだした。レビー小体病は，アルツハイマー病，血管性認知症とともに "三大認知症" といわれる。レビー小体の成因も物質構成もいまだ不明である。

序　精神看護のとらえ方

1　心の健康と発達

2　心の働きと危機

3　精神障害者の診療

4　主な精神障害の治療

5　精神障害者の看護

6　精神保健福祉の変遷

7　精神保健福祉対策

8　精神的健康の保持・増進

　　パーキンソン病はうつ病を合併することが多い。パーキンソン病では黒質のドパ
ミン・ニューロンの脱落があるが，この所見とうつ状態の間に何らかの関係がある
と思われる。このうつ状態は抗うつ薬に反応することがある。

6　ハンチントン病

　　単一常染色体優性（顕性）遺伝による遺伝性疾患である。30～40歳代に発病し，
舞踏のような奇妙な異常運動が起こり，時に性格変化，時に幻覚や妄想が発現した
後，認知症に陥り，死亡する。幻覚症状を初発症状として発病するときは，統合失
調症と間違われ，次いで舞踏様症状が現れて，この疾患と診断されることもある。
脳の線条体が最初に変性し，次いで全脳に広がる。治療法としては，精神症状に対
して対症療法的に，抗精神病薬による薬物療法を行う。

7　プリオン病

　　プリオン病は人畜共通感染症のことであり，クロイツフェルト－ヤコブ病が代表
疾患である。プリオンとはたんぱく質性感染粒子のことで，ウイルスに似ているが
核酸を含まない感染性病原体を指す。プリオン病では，異常構造を有する異常プリ
オンたんぱくが中枢神経系に蓄積し，不可逆的な致死性神経障害を生じる。

　　特発性プリオン病として古典的クロイツフェルト－ヤコブ病があり，発症率は年
間100万人に1人というまれな疾患である。40～90歳で発症し，亜急性に進行
する認知症とミオクローヌス，脳波所見の周期性同期性放電が特徴である。そのほ
か，ヒトの角膜や脳膜の移植，ヒトから採取された下垂体ホルモン製剤の使用など
で感染して発症する医原性クロイツフェルト－ヤコブ病，牛肉を食べて感染したと
考えられた新型（変異型）クロイツフェルト－ヤコブ病もある。治療法はない。

8　進行麻痺

　　本項-3「進行麻痺」参照。

9　HIV感染による認知症

　　HIV（ヒト免疫不全ウイルス-1型）に感染した人のなかで，認知症を発症する
ことがある。

10　外傷性脳損傷による認知症

　　本項-2「頭部外傷後遺症」を参照。

11　アルコールによる認知症

　　本節-B-1「アルコール関連障害群」を参照。

12　その他の認知症

　　うつ病の仮性認知症，正常圧水頭症，硬膜外血腫・硬膜下血腫，薬剤性の認知症
様状態，ビタミン（ビタミンB_1・B_{12}・D，葉酸，ナイアシン）欠乏症，甲状腺機
能低下症などは，治療が可能な認知症であり，早期発見と早期治療が大切である。

2. 頭部外傷後遺症

1　病態・症状

　　近年，交通事故などによる頭部外傷が増加している。一時的に意識を失うが，脳

に損傷のないものは**脳振盪**（のうしんとう）とよばれ，数日後に障害を残さず治癒する。脳に障害が残れば**脳挫傷**（のうざしょう）といい，後に様々な症状が残る。けいれんの起こることもある（**外傷性てんかん**）。また，脳の損傷により精神障害を起こすことがあり，その症状は損傷の部位と大きさによって異なり，多様であるが，興奮や乱暴，行動異常，感情不安定などが多い。幻覚や妄想，認知症，躁うつ状態を呈することもある。頭部外傷を負った患者は，アルツハイマー病にかかりやすいといわれている。

2　治療

　外傷性てんかん発作には，抗てんかん薬を投与する。興奮や乱暴，行動異常その他の器質性脳損傷に伴う症状に対しては，抗てんかん薬や抗精神病薬の投与を行う。

3．進行麻痺

1　病態

　梅毒スピロヘータにより，脳実質が破壊される病気である。梅毒感染後，普通5〜15年くらいで発病する。最近は梅毒の治療が進んだため，この病気はまれになった。

2　症状

　初めは性格変化，次いで認知症が目立ってくる。神経症状として，瞳孔（どうこう）は不正円となり，対光反射が消失する（アーガイル・ロバートソン徴候）。構音障害は，ろれつが回らなくなり，つまずき言葉になる。そのほか，手のふるえや膝反射の消失がみられる。血液のワッセルマン反応は，多くが陽性（全部ではない）であり，髄液のワッセルマン反応は100％陽性である。

3　治療

　ペニシリン（ベンジルペニシリンカリウム）の点滴静注療法が行われる。治療後も半年に1回くらい髄液を調べ，再発を警戒する。梅毒の治療はできても，一度破壊された脳は元に戻らないため，早期発見・治療が大切である。

4．症状精神病，急性脳障害

　身体の疾患，たとえば，肺炎やインフルエンザ，心疾患，腎疾患，尿毒症，産褥（さんじょく）などの場合に起こる精神障害を**症状精神病**または**症候性精神病**とよぶ。また，急性脳疾患，たとえば，日本脳炎や髄膜炎，頭部外傷などの場合にも類似の症状を示す（**急性脳障害**）。この場合は意識混濁が主な徴候で，病気により，発熱やせん妄，幻覚，妄想などを伴う。症状が軽快してくると，コルサコフ症状や神経衰弱状態，健忘，失見当識，認知症などが目立ってくる。

　症状精神病では原疾患の治療が大切であり，対症療法的に向精神薬などを用いる。

5．てんかん

1　病態・症状

　世界保健機関（WHO）では，てんかんとは「てんかん発作を繰り返す脳の慢性

疾患で，脳の神経細胞（ニューロン）に突然発生する激しい電気的な興奮（過剰な発射）により繰り返される発作（てんかん発作）を特徴とし，それに様々な臨床症状や検査異常が伴う」と定義している。

てんかん発作は突然に起こり，突発的に運動神経，感覚神経，自律神経，意識，高次脳機能などの神経系が異常に活動することによって症状が現れる。つまり，それぞれの神経系に対応して，体の一部がこわばる（運動神経），手足がしびれたり耳鳴りがしたり（感覚神経），動悸や吐き気がする（自律神経），意識を失ったり言葉が出にくくなったりする（高次脳機能）など様々な症状が生じるのである。明らかなけいれんがあればてんかんの可能性は高い。てんかん発作は，脳の電気的嵐ともいえるものである。**脳波検査**をすることによって，この脳の電気的嵐をてんかん性異常波としてとらえることができる。したがって，てんかん自体は精神障害ではないという主張もある。しかし，てんかんには精神障害を伴うことも多い。ドストエフスキーの『**カラマーゾフの兄弟**』には，てんかんの人の心理が克明に描かれている。幻覚や妄想を伴い，危険な行動をすることもある。

てんかん患者には，きちょうめん，執拗，粘着性，信心深い，必要以上にていねい，小動物をかわいがるなど特有のてんかん性格があり，また，幻覚妄想を伴うてんかん精神病がみられることもある。

2 **てんかん分類**（図4-10）

国際抗てんかん連盟（ILAE）が2017年にてんかん分類を改訂し，その日本語版が日本てんかん学会から発表された。この分類には3つのレベル「発作型」「てんかん病型」「てんかん症候群」がある。可能な範囲で3つのレベルすべてにおける診断を追求すべきであり，同時に個々のてんかんの病因検索を行うことが求められている。

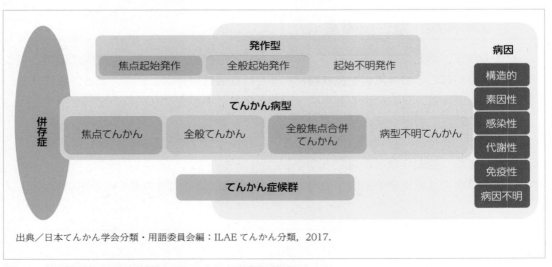

出典／日本てんかん学会分類・用語委員会編：ILAEてんかん分類，2017.

図4-10 ● 国際抗てんかん連盟によるてんかん分類の枠組み

1)　発作型診断

　　最初のレベルは「発作型」診断であり，患者にてんかん発作があるという臨床医の判定が前提となっている。発作の起始部位によって**焦点起始発作**（従来の部分発作に相当）と**全般起始発作**（これまでの全般発作）に二分し，そこに入らないものを**起始不明発作**としている。

　　図 4-11 に発作型分類（拡張版）を示す。焦点起始発作は，意識の有無により意識が保たれている**焦点意識保持発作**（これまでの単純部分発作）と意識障害を伴う**焦点意識減損発作**（これまでの複雑部分発作）に分けられた。さらに起始時に運動徴候を呈する場合は**焦点運動起始発作**，非運動徴候を呈する場合は**焦点非運動起始発作**と分類された。

　　焦点起始両側強直間代発作<ruby>焦点起始両側強直間代発作<rt>きょうちょくかんたいほっさ</rt></ruby>は従来の二次性全般化強直間代発作に相当する発作型である。この「両側」というのは発作の伝播<ruby>伝播<rt>でんぱ</rt></ruby>形式を示している。つまり，脳の局所（焦点）から生じたてんかん性発射が二次的に伝播*し，最終的に全身に強直間代発作が生じることを指している。

　　全般起始発作は**全般運動発作**と**全般非運動発作**（**欠神発作**）に二分された。全般発作の大部分は意識障害を伴うので，意識状態は全般発作を分類するためには用いない。

　　起始不明発作は起始不明運動発作として強直間代発作とてんかん性スパズムに細

焦点起始発作		全般起始発作	起始不明発作
焦点意識保持発作	**焦点意識減損発作**	**全般運動発作** 　強直間代発作 　間代発作 　強直発作 　ミオクロニー発作 　ミオクロニー強直間代発作 　ミオクロニー脱力発作 　脱力発作 　てんかん性スパズム	**起始不明運動発作** 　強直間代発作 　てんかん性スパズム **起始不明非運動発作** 　動作停止発作

焦点運動起始発作
　自動症発作
　脱力発作
　間代発作
　てんかん性スパズム
　運動亢進発作
　ミオクロニー発作
　強直発作

焦点非運動起始発作
　自律神経発作
　動作停止発作
　認知発作
　情動発作
　感覚発作

全般非運動発作（欠神発作）
　定型欠神発作
　非定型欠神発作
　ミオクロニー欠神発作
　眼瞼ミオクロニー

分類不能発作

焦点起始両側強直間代発作

出典／日本てんかん学会分類・用語委員会編：国際抗てんかん連盟による発作型操作的分類拡張版，2017.

図 4-11 ● 国際抗てんかん連盟による発作型分類（拡張版）

***伝播**：脳内のある場所から別の場所へ発作活動が広がること，あるいは別の脳内ネットワークが巻き込まれること。

序　精神看護のとらえ方

1　心の健康と発達

2　心の働きと危機

3　精神障害者の診療

4　主な精神障害の治療

5　精神障害者の看護

6　精神保健福祉の変遷

7　精神保健福祉対策

8　精神的健康の保持・増進

分類されており，起始不明非運動発作として動作停止発作が細分類されている。

2） てんかん病型診断

　次のレベルは「てんかん病型」診断である。新しい「てんかん病型」は4種類となった（図4-10参照）。焦点起始発作のある**焦点てんかん**，全般起始発作のある**全般てんかん**，焦点起始発作と全般起始発作の両者を有する**全般焦点合併てんかん**，病型が焦点なのか全般なのか判断できない**病型不明てんかん**のいずれかに分類される。

3） てんかん症候群診断

　3つ目のレベルは「てんかん症候群」診断であり，特定の症候群への診断が可能である。新分類では各段階に「病因」診断を組み入れており，診断の各ステップで病因を検討する必要性を強調している。病因は治療に及ぼし得る影響に基づいて選択された6つのサブグループに分けられている。

　てんかん症候群とは，発作型と脳波，画像所見などによって特徴づけられる症候群である。しばしば発症年齢，寛解年齢，発作の誘因，日内変動，時に予後など年齢依存性の特徴をもつ。また，脳波と画像検査での特異的な所見とともに，知的障害や精神障害などの併存症が認められる場合がある。てんかん症候群が診断されると病因，予後，治療に関する示唆が得られる。てんかん症候群として，小児欠神てんかん，ウエスト症候群（後述），ドラベ症候群[*]などが知られている。

　脳の先天的な構造的問題による電気的な神経活動の障害を原因として起こる病気を特発性てんかんとよんでいたが，近年てんかんに関与する遺伝子が次々と発見されたため，特発性は不正確であり素因性と呼ぶべきであるとされた。ただし，小児欠神てんかん，若年欠神てんかん，若年ミオクロニーてんかん，全般強直間代発作のみを示す4つのてんかん症候群には，「素因性特発てんかん」を用いてもよいし，今までどおり特発性全般てんかんという用語を用いてもよいこととなった。

　自然終息性焦点てんかんは，通常小児期に発症する。最もよくみられるのは中心・側頭部に棘波を示す自然終息性てんかん（従来の中心・側頭部に棘波を示す良性てんかん）である。

　てんかんの病因は，構造的，素因性，感染性，代謝性，免疫性，病因不明の6つに分類された（図4-10参照）。構造的病因はてんかんの外科治療の際に重要であり，素因性病因は遺伝カウンセリングや薬物療法の検討に際し重要である。こうした病因は1つだけとは限らず複数の病因がかかわることもある。また，てんかん症候群と病因が1対1対応でないことがあることにも注意が必要である。

（1） 全般強直間代発作

　全般強直間代発作は，突然意識を失い，からだ中の筋が硬くつっぱり（**強直**），5秒もすると筋がガタガタびくつく（**間代**）。全部で30秒〜1分で終わる。けいれ

---

[*] **ドラベ症候群**：1歳未満に発症し，強直間代発作や半身性の間代発作を繰り返し，発熱誘発けいれん，けいれん重積を伴いやすく，薬物治療に抵抗性，という特徴をもつ。1歳を過ぎると発達遅滞や運動失調が出現する。ミオクロニー発作や欠神発作を伴うこともある。原因として SCN1A 遺伝子の異常を高率に認める。

ん中に呼吸が止まる。舌をかんだり，倒れたときに頭を打ったり，手足に熱傷を負ったりするので，患者にはその瘢痕がみられることが多い。呼吸が回復した後はもうろう状態になるか，眠ってしまう。意識はしだいに回復するが，けいれんが起こったことは覚えていない。

(2)　定型欠神発作

　それまで行っていた動作が突然止まり，呆然とし，短時間眼球が上転する。話しかけても反応しない。持続時間は数秒～30秒で，速やかに回復する。これは全般起始発作である。

(3)　ミオクロニー発作

　突然，全身あるいは四肢や体幹の一部に短時間（100ミリ秒未満）の単発または複数回の筋収縮が起きる。このミオクロニーによって，手に持っていた物を投げ出したり，歩行中転びそうになったりする。全身が飛び上がることもある。この発作は覚醒直後や入眠直後に起こりやすい。光刺激で誘発されやすい。思春期に好発する。全般性ミオクロニー発作は，強直間代発作または脱力発作と合併することもある。

(4)　焦点意識減損発作（従来の複雑部分発作）

　上腹部の不快感，悪心，散瞳など様々な自律神経症状や，精神症状，異常聴覚，異常嗅覚などの焦点起始発作で始まり，その後意識がなくなり，ぼんやりとした表情で一点を凝視したまま動かなくなる。声をかけられても反応しなくなる。次いで，**自動症**という状況にそぐわない種々の無目的な行動（舌打ち，舌なめずり，口をもぐもぐする，かむ，不安・恐怖の表情，手で衣類をまさぐる，ボタンをはずす，目の前の物をつかむ，うろうろ歩き回る，無意味な言葉を繰り返す）がみられることがある。焦点意識減損発作の持続時間は数十秒～数分であるが，発作後に**健忘**を残す。

(5)　てんかん重積状態

　発作が引き続いて何回も起こる（多くは30分以上）ものはてんかん重積状態という。発作間欠時にも意識障害が持続する。全般強直間代発作や焦点起始両側強直間代発作による重積状態が代表的なものである。生命に危険が及ぶことがあり，ICUでの集中治療が必要となることがある。

(6)　焦点意識保持運動発作（従来のジャクソン発作）

　からだの一部分からけいれんが始まる焦点発作で，隣接する身体部位に間代性の動きが広まっていく。しだいに全身けいれんへと進む場合もある。発作終了直後に，発作が始まった身体部位に一過性の麻痺が生じることがある（**Todd麻痺**）。

(7)　発達性てんかん脳症（発達性およびてんかん性脳症）

　発達性およびてんかん性脳症（DEE）は，てんかん発作および脳波異常と，それらに起因すると考えられる発達の遅滞もしくは退行を特徴とする疾患群である。多くの場合，幼少期に発症し，様々な薬剤による治療の効果がなく，重篤な症状を伴うことから，患者およびその家族の生活に大きな影響を与える。この疾患群は遺

伝的に多様（様々な遺伝的原因による）で，これまでに70を超える原因遺伝子が報告されている。一方で，約半数の症例ではこれらの遺伝子に原因変異が認められない。

　　ウエスト症候群は発達性てんかん性脳症の一つであり，乳児期に発病する。発作は数秒以内で，全身，特に頭部，上半身が前方に曲がる。1日に何回も繰り返す。治療には，抗てんかん薬は効果が少なく，ACTH（副腎皮質刺激ホルモン）の筋注や副腎皮質ホルモン薬の経口投与が効果的である。後にレノックス‐ガストー症候群（強直発作，脱力発作，非定型欠神発作，知的能力障害，予後不良）に移行することがある。

❸ 診断・治療

　　診断には，患者のてんかん発作を実際に目撃した第三者から得られる客観的情報が重要である。患者は発作後に健忘を残していることが多いが，自覚症状を聴取しておく。**脳波検査**では発作に一致しててんかん性異常所見が認められる。発作間欠時脳波でも通常はてんかん性異常所見がみられる。一方，繰り返し脳波検査を行ってもてんかん性異常所見をとらえられないこともある。こうした場合に，たとえ脳波でてんかん性異常所見が認められなくても，てんかん発作の確かな病歴があればてんかんと診断する。逆に脳波異常があっても，てんかん発作の病歴がなければてんかんとは診断しない。てんかんの焦点を精査するためには画像検査（CT，特にMRI，そのほかSPECTやPET）が重要である。

1）抗てんかん薬

　　使用する薬は発作型によって選択される（表4-7参照）。また，精神症状や不機嫌症には，カルバマゼピンおよび種々の向精神薬を用いる。抗てんかん薬の効果には個人差があるが，血中濃度とよく相関することがわかっており，血中濃度をモニターしながら調節する。

　　抗てんかん薬の有害作用には，眠気やめまい，眼振，運動失調，悪心・嘔吐などの胃腸障害，肝障害や高アンモニア血症，骨髄抑制や貧血，顆粒球減少，発疹やスティーヴンス‐ジョンソン症候群などのほか，歯肉増殖，多毛がある。重要なのは妊娠中の服薬による催奇形性で，妊娠を希望する場合は，バルプロ酸ナトリウム，フェニトイン，カルバマゼピン，フェノバルビタールを避ける。

　　食事療法として**ケトン食療法**が行われることがある。これは糖質を強く制限し，たんぱく質と特に脂質をたくさん摂取する食事療法である。

　　薬物療法に抵抗性を示す難治性てんかんには**迷走神経刺激療法**や**外科手術**を行うこともある。

❹ 生活

　　発作のためにけがをしないよう，水泳や登山などは控える。てんかん発作が起きやすくなるので，高熱や過労，不眠，多飲水（大量の水を飲む）などは避ける。

　　てんかん患者の社会生活上の問題点は，患者の性格の偏りと周囲の偏見である。人間関係に注意し，周囲の人に理解してもらう必要がある。職業上の問題として，

発作による危険を考慮すべきである。発作のコントロールが十分にできていない場合は，自動車の運転や建築現場・危険な工場などでの労働は避ける。

B　物質関連障害および嗜癖性障害（精神作用物質使用による精神および行動の障害）

『疾病及び関連保健問題の国際統計分類　第10版』（**ICD-10**）での「精神作用物質使用による精神および行動の障害」は，DSM-5では「物質関連障害および嗜癖性障害」に分類されている。DSM-5の嗜癖性障害には，物質と関係のないギャンブル障害が含まれている。

　精神作用物質とは，それを摂取することによって精神機能に影響を与える物質のことである。摂取すると中枢神経系に作用して，報酬効果として酩酊，快感，リラックス，知覚変容などを起こす物質であり，アルコール，覚醒剤，有機溶剤，大麻（マリファナ），ヘロイン，コカイン，危険ドラッグ，たばこのニコチン，カフェイン，睡眠薬や抗不安薬などがある。

　依存性のある精神作用物質の常用によって，**精神依存***や**身体依存***が生じ，耐性ができる。身体依存ができてからこれらの精神作用物質を中断すると，離脱症状（いわゆる禁断症状）という苦痛を伴う症状が出現する（図4-12）。離脱症状や渇望（激しい欲求）が生じると，再び物質を摂取しようとする薬物探索行動が起こり，再使用してしまう。この繰り返しにより，家庭や職場で様々な問題が起こり，精神病性

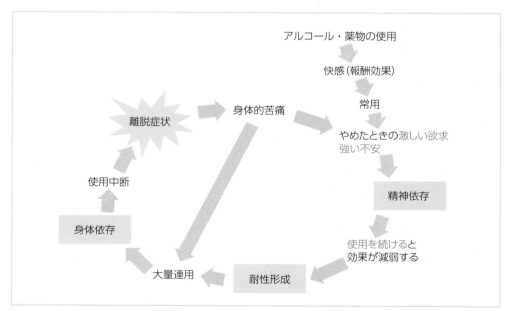

図4-12●精神依存と身体依存の形成

＊**精神依存**：何が何でも精神作用物質を摂取し続けたいという気持ちのうえでの欲求。
＊**身体依存**：精神依存だけでなく，からだ自体も精神作用物質なしではいられなくなった状態。

序　精神看護のとらえ方

1　心の健康と発達

2　心の働きと危機

3　精神障害者の診療

4　主な精神障害の治療

5　精神障害者の看護

6　精神保健福祉の変遷

7　精神保健福祉対策

8　精神的健康の保持・増進

障害や後遺症も現れてくる。

1．アルコール関連障害群

　　アルコールは古くから人類の生活と密接に関係してきた。日常生活でも，あらゆる種類の集まり（冠婚葬祭時など）に用いられてきた。アルコールにはそれなりの有用性があることは否定できない。それゆえにこそ，アルコールの害も普遍的で深刻である。

1 アルコール中毒

　　酒に酔うのはアルコールの急性薬理効果で，普通は多弁で愉快になる（**単純酩酊**）。しかし，一気飲みのような場合，急性中毒で死ぬこともある。急に怒って乱暴したり，もうろう状態で危険な行動をとることもある。このような異常な酩酊を異常酩酊という。

　　異常酩酊は**複雑酩酊**と**病的酩酊**とに分類される。複雑酩酊は一般に「酒癖が悪い」「酒乱」とよばれる状態である。アルコールの血中濃度が比較的高値になってから出現してくる。興奮が強く，粗暴な行動があっても周囲の状況からある程度了解可能で，はっきりとした被害妄想や幻覚は認められず，酩酊中の記憶はおおむね保たれている。病的酩酊は，比較的少量の飲酒でも生じ，飲酒後数分で興奮し攻撃的になり，情緒不安定になる。病的酩酊では，強い意識障害が存在することが複雑酩酊と異なっており，意識障害は急激に起こり，直ちに頂点に達する。見当識は失われ周囲の状況を誤認し，現実と関連性のない行動をするので了解不能である。病的酩酊はほぼ完全な健忘を残す。

2 アルコール使用障害（アルコール依存症）

1）　病態・症状

　　アルコール使用障害は，離脱，耐性，渇望を含んだ一群の行動的・身体的症状として定義される。アルコール使用障害では，飲酒に対する強い渇望があり，酒をやめられずに常時飲んでいないと落ち着かず，朝から飲むようになる。

　　飲酒が慢性化すると，身体的・精神的症状が現れる。身体症状として，手指の振戦や多発神経炎，運動失調などがある。まれに，歩行障害や感覚障害（手足のしびれ），心肥大，肝障害，アルコールてんかんなどがみられる。また，糖尿病や高血圧などを合併することが多い。精神症状には，性格変化と知的能力の減退がみられる。怒りっぽく，道徳感が麻痺し，意志が弱くなる。経済観念が薄くなり，家庭生活や社会生活に破綻をきたす。

2）　治療

　　身体治療としては，脱水の管理，肝臓の庇護やビタミン（主にビタミンB$_1$）の注射などを行う。離脱症状の軽減のためにジアゼパムなどベンゾジアゼピン系薬を使用することがある。精神症状には，抗精神病薬や睡眠薬の投与を行う。

　　アルコール使用障害には，断酒が必要である。自分の意思で酒をやめなければ治らないが，これは困難なことである。家族や周囲の人たちの理解と協力が不可欠で

あるが，家庭的にも社会的にも孤立している人が多い。一方，アルコール使用障害には集団療法が有用であり，**断酒会**や **AA**（アルコール患者匿名会）などの自助グループ活動に参加し，回復していく人も多い。

　抗酒薬としてシアナミドなどがあるが，抗酒薬を服用している時に酒を飲むと，非常な苦しみを味わい，時には生命の危険に陥ることもある。

　ハームリダクション（後述）の考え方から，2019（平成31）年にアルコール使用障害患者における飲酒量低減薬ナルメフェンが使用できるようになった。これは，飲酒のおそれがあるときに服用して飲酒欲求を抑制し，飲酒量を低減する薬剤である。

3 アルコール離脱

　長期に大量の飲酒を続けている人が急に断酒すると，数時間～3日くらいして離脱症状が現れる。アルコール離脱症状には，発汗や頻脈などの自律神経症状，手指振戦，不眠，悪心・嘔吐，一過性の視覚性・触覚性・聴覚性の幻覚または錯覚，精神運動興奮，不安，全般強直間代発作がある。

4 アルコール離脱せん妄

　典型的なものは，**振戦せん妄**である。前駆症状として不眠，不機嫌，夜間の不安などがあり，これに引き続いてせん妄状態になる。特に手足やからだに粗大な振戦を伴う点が特徴的であるが。同時に発汗，頻脈，発熱，精神運動興奮がみられる。多くは幻視を伴い，虫やネズミなどの小動物が現れることが多い。からだに触られていると感じる（**幻触**），錯視などもある。時に大工を職業とする人がカンナをかける，かなづちで釘を打つなど，仕事をしているような仕草をするせん妄（**職業せん妄，作業せん妄**）もある。「殺される」などの被害妄想を伴うときは興奮して大声をあげ，乱暴を働くこともある。3～4日で回復することが多いが，その間のことは覚えていない。回復しないままウェルニッケ脳症やコルサコフ症候群に移行することもある。

5 アルコール誘発性精神病性障害および健忘症

1）アルコール幻覚症

　意識混濁ははっきりせず，激しい幻覚，特に幻聴がみられる。「殺す」など，被害的な内容の幻聴が多い。これは離脱症状ではなく，断酒しても数か月持続することがある。

2）アルコール性嫉妬妄想

　配偶者が浮気をしていると固く信じてしまうなどの嫉妬妄想がみられる。アルコール飲酒により勃起障害に陥っていることも関係していると考えられる。そのほか，アルコール性パラノイアは，被害妄想や誇大妄想などを示す。

3）ウェルニッケ脳症

　長期間の大量飲酒により，偏食や栄養不足となってビタミンB_1（チアミン），ニコチン酸が欠乏することで起こる。急性のせん妄，眼筋麻痺，運動失調を主症状とする。錯乱や記銘力障害などがみられる。本症が慢性的に経過するとコルサコフ症

候群に至ると考えられ，ウェルニッケ・コルサコフ脳症ともいわれる。

4）コルサコフ症候群

コルサコフ症状（記銘障害，失見当識，作話，逆向健忘）と多発神経炎を示す。ビタミンB_1（チアミン）が欠乏して生じる。予後不良の疾患である。

5）アルコール誘発性認知症

コルサコフ症候群の進んだ状態であり，認知症症状を示す。

2．そのほかの物質依存・中毒

1 精神刺激薬

精神刺激薬には，メタンフェタミンやアンフェタミンなどの覚醒剤，メチルフェニデート，カフェインが含まれる。

覚醒剤は，意識の過覚醒を起こす薬物である。覚醒剤の製造や所持，販売，使用は覚醒剤取締法により禁じられているが，密輸などにより増加傾向にある。

1）覚醒剤による精神症状

覚醒剤は脳の報酬系（ドパミン神経）に直接作用している。反復して使用すると快感などの報酬効果に耐性が生じ，当初に得られた快感を得るために使用量が増加してしまう。離脱時には強い倦怠感や疲労感，不快な気分が生じ強い渇望が生じる。覚醒剤の長期使用は，躁うつ状態や幻覚妄想状態，覚醒剤中毒後遺症など，重い精神障害（**覚醒剤精神病**）を起こす。特に，「殺される」という被害的な幻覚妄想のために，他人に危害を加えることが多い。後遺症は一種の人格の変化で，道徳観や意思の抑制の喪失，衝動性，暴力傾向などが一生治らないばかりでなく，飲酒や薬物の服用，わずかのストレスなどにより，元の症状が再燃する（**逆耐性現象**）。

2）治療・予防

治療は，覚醒剤を断ち，抗精神病薬を長期に服用させる。何よりもまず，覚醒剤の危険性を一般に，特に青少年に知らせて，決して覚醒剤に近寄らないように予防する必要がある。関連する法律には覚醒剤取締法がある。

2 揮発性の有機溶剤（シンナー），アヘン類（モルヒネ，ヘロイン，アヘン，合成鎮痛薬ペンタゾシン），コカイン，大麻（マリファナ，ハシッシュ），睡眠薬類（睡眠薬，抗不安薬），幻覚薬（MDMA，エクスタシー），危険ドラッグ

シンナー吸引は，青少年が軽い気持ちで始める傾向が強いが，一度始めるとやめられなくなり，人格が変わって，抑制のない人間に陥ることになる。その性格変化は容易に治らないばかりか，覚醒剤，麻薬中毒へとエスカレートすることが多い。揮発性の有機溶剤を長期使用すると統合失調症様の有機溶剤精神病が生じる。大量の吸引で意識障害を起こし，時に死亡することもある。

アヘン類，コカイン，大麻も一度使用するとやめられなくなる。その結果，高価な薬物を手に入れようとして犯罪を犯し，ますます深みにはまり，ついに廃人となる人すらいる。中毒になると，ヘロインやコカイン，大麻（マリファナ，ハシッシュ）なども幻覚を起こし，危険である。

1）治療

　アヘン類に対する治療は，強制的に監禁して即時禁断を図る。からだの違和感や関節痛，冷汗などの苦しみ（**離脱症状**）を乗り越えると楽になる。これまでは，こうした物質関連障害の患者には安易な同情は禁物であり，薬の使用を少しずつ減らす療法は絶対に避け，即時禁断に取り組む必要があるとされてきた。一方，その方法では長期的な改善が乏しいと考えられ，**ハームリダクション**の考え方が取り入れられるようになってきた。

　睡眠薬類では，最近はベンゾジアゼピン系の睡眠薬・抗不安薬やバルビツール酸系の麻酔薬・睡眠薬が乱用されている。依存形成性があるため，離脱症状として不眠，不安，焦燥感，発汗，てんかん発作，せん妄が生じる。常用量を超えた服用は危険である。

　危険ドラッグには，すでに規制されている麻薬や覚醒剤の化学構造を少しだけ変えた物質が含まれており，からだへの影響は麻薬や覚醒剤と変わらない。それどころか，麻薬や覚醒剤より危険な成分が含まれていることもある。

2）ハームリダクション

　ハームリダクションとは，ある薬物の使用を中止することが不可能であったり不本意であったりする場合に，その薬物使用のダメージを軽減することを目的とした政策・プログラムとその実践のことである（Harm Reduction International, 2020）。ハームリダクションの実践では，患者が薬物を使っているかいないか，それが違法かどうかにかかわらず，患者の困っていることを支援する。これは断薬することが目的ではなく，薬物使用の背景にある「生きにくさ」への支援を行うもので，ヨーロッパを中心として広まってきた。実際には，注射針の無料交換，公認の注射場所の提供，代替麻薬メサドンの提供，利用しやすいプライマリケアやヘルスケアの提供，積極的な啓発運動などが行われている。

C 統合失調症スペクトラム障害および他の精神病性障害

　DSM-5 の「統合失調症スペクトラム障害および他の精神病性障害群」には，統合失調症，妄想性障害，短期精神病性障害，統合失調症様障害，統合失調感情障害，物質・医薬品誘発性精神病性障害，他の医学的疾患による精神病性障害，緊張病，統合失調型パーソナリティ障害が含まれている。

　障害の持続的な徴候が 1 か月以上 6 か月未満持続するものを**統合失調症様障害**という一方，統合失調症は，持続期間が 6 か月以上と定義し，両者を区別している。これは，統合失調症の初期には同様の症状を示すほかの疾患も考えられるので，慎重を期しているもので，簡単に統合失調症の診断を下すことの危険性を避ける点で，評価される。

序　精神看護のとらえ方

1　心の健康と発達

2　心の働きと危機

3　精神障害者の診療

4　主な精神障害の治療

5　精神障害者の看護

6　精神保健福祉の変遷

7　精神保健福祉対策

8　精神的健康の保持・増進

1．統合失調症

1 概念

　統合失調症[*]は人類がいまだに克服できていない重大な疾病の一つで，生涯有病率は 0.3〜0.7% と推定される。発症危険率は 0.8% であり，120 人に 1 人が罹患（りかん）する。発症に明確な性差は認められず，発症年齢は 15〜35 歳が多数を占めている。また，精神科病院の入院患者の約 5 割を占める（図 4-13）。

　統合失調症は，初め**エミール・クレペリン**（Kraepelin, E.）により，**早発性痴呆（ち ほう）**として報告された。早発性痴呆は思春期に発病し，感情の鈍麻と意欲減退を主症状として慢性の経過をとり，しだいに独特の認知症に陥る。しかし，後にオイゲン・ブロイラー（Bleuler, E.）は，早発性痴呆の型ばかりでなく，幻覚妄想や緊張病の症状を示すものも同一の病気であり，その本質は，思考や感情，行動のまとまりがない（分裂）ことから，精神分裂病（統合失調症）と名づけた。

　統合失調症の症状の中心には対人関係の障害があり，他人が自分をどう思うかということに敏感である。また，連合弛緩（かん）（まとまりのない発語），現実との生きた接触の喪失[1]，**させられ体験**や思考伝播（でんぱ）（考想伝播）などの自我障害も，統合失調症の患者の特徴である。

2 症状（図 4-14）

1）陽性症状と陰性症状

　幻覚，妄想，思考障害などは**陽性症状**とよばれ，慢性の意欲欠如，自発性減退，社会的引きこもり，感情鈍麻や感情の平板化（感情表出の減少），思考の貧困や会

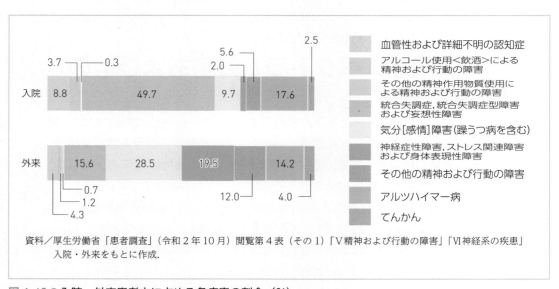

資料／厚生労働省「患者調査」（令和 2 年 10 月）閲覧第 4 表（その 1）「Ｖ精神および行動の障害」「Ⅵ神経系の疾患」入院・外来をもとに作成．

図 4-13 ● 入院・外来患者中に占める各疾患の割合（%）

---

[*] **統合失調症**：日本精神神経学会では 2002（平成 14）年 8 月から精神分裂病を "統合失調症" と改称した。

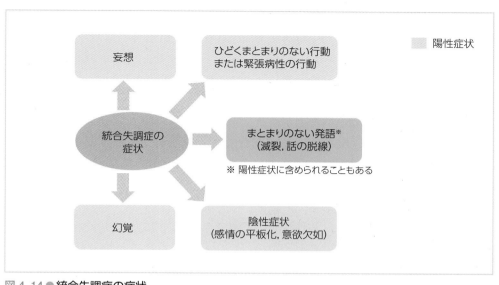

図 4-14 ● 統合失調症の症状

話の貧困，非社交性，自閉などは**陰性症状**とよばれる。急性期は陽性症状が目立ち，慢性期は陰性症状が目立つことが多い。

2）　前駆期から急性期までの症状

　　多くは青年期に発症する。青年期より前に精神病性の病像が現れることはまれである。発症のきっかけは様々だが，時には青年期特有の悩み（進学，就職，失恋など）が契機になることもある。発症初期に，患者は倦怠感，易疲労感，頭重や頭痛，不眠，思考力や記憶力の低下，不安や抑うつ気分を訴えることが多い。客観的には口数は少なく行動が不活発となり，家に閉じこもって何もしないでぼんやり毎日を過ごすようになる（意欲欠如，意欲減退）。外に出ないようになり，学校や仕事にも行かなくなる（社会的引きこもり）。身辺の出来事への興味が減少したり，周囲のことが生き生きと感じられなくなったり（離人体験）することもある。

　　発症初期の症状は，不安症群やうつ病に類似していることがある。しかし，この時期の統合失調症患者の訴えには深刻味が少なく，不自然さが認められる。学校や仕事を休んでもその理由がはっきりしないことが多い。

　　認知障害は統合失調症では一般的に認められる。認知機能の変化は発症の段階ですでに存在し，成人期には固定化した認知障害になっていることが多い。認知障害は，幻覚妄想などの陽性症状が寛解しているときにも持続しており，統合失調症による能力障害に影響を及ぼすことがある。

3）　急性期の症状

（1）　妄想の出現

　　そうしているうちに統合失調症に特徴的な症状が現れてくる。「まわりの様子がなんとなく変わった，不気味だ，すべての出来事が意味ありげだ，何か起こりそうだ」という**妄想気分**が起こり，不安緊迫感が強くなる。それから「地球が破裂する」

序　精神看護のとらえ方

1　心の健康と発達

2　心の働きと危機

3　精神障害者の診療

4　主な精神障害の治療

5　精神障害者の看護

6　精神保健福祉の変遷

7　精神保健福祉対策

8　精神的健康の保持・増進

「世界は終わりだ」という**世界没落体験**へ発展することもある。しだいに，意味ありげに感じられていたことに特別な意味があると直感的に明確にわかるようになる（**妄想知覚**）。たとえば，「コンビニの客が黒いマスクをしていたのは，おまえを殺してやるということを示している」「（建物に足場が組んであるのを見て）町中が取り壊されると思う」と訴える。

　また，現実にそぐわない考えが浮かんできて，それがそのまま直感的に確信されてしまう（**妄想着想**）こともある。たとえば，「自分は，コロナウイルスを世界中に感染させて世界を支配する使命を与えられている特別な人間だと突然わかった」と訴える。

　以上の妄想気分，妄想知覚，妄想着想は**一次妄想**とよばれ，統合失調症患者に特徴的である。一次妄想は，心理学的に了解できる理由なしに妄想が生じてくる，妄想発生過程の特有の形式である。

　妄想の内容は，自分と関係のないことを自分と関係づけて考える**自己関係づけ**が主である。妄想は，時間が経過するにつれて様々な体験が取り込まれ，複雑で体系的なものになり，ますます強く確信するようになる。電車に乗っている時にほかの乗客が談笑している様子を見て，「自分を見て笑っていた」「自分の悪口を言っていた」などと周囲の出来事を自分に結びつけてしまい，**関係妄想**を訴える。

　自宅に帰ってきたら周囲の家が雨戸を閉め始めたが，それは「偶然とは思えない，皆が自分を嫌って，わざとしているのだ」と自分に不都合な内容に解釈するようになると**被害妄想**に発展する。そして「嫌がらせをされる」「危害を加えられる」という被害妄想や，周囲から「監視されている」という**注察妄想**を訴える。急性期のこうした妄想は患者にとって迫真的で，強い不安や恐怖を伴う。

　人気女性歌手のライブコンサートに行き，彼女が笑顔で挨拶した様子を見て「自分に好意を抱いている」などと自分に都合よく解釈する場合は**誇大妄想**に発展する。そして「彼女は自分を愛している」と信じ込む**恋愛妄想**となったり，「彼女に愛されるのは，自分が天皇家出身の有名人だからなのだ」と**血統妄想**になったりする。

（2）　幻覚

　統合失調症では幻覚を伴うことがかなり多い。幻覚のなかでも特に**幻聴**が多く，幻聴は急性期によくみられる症状である。幻聴には，「バカ」などと患者を非難する断片的な言葉から複雑な内容の話まであり，患者の行動を実況中継するようなものや，患者に干渉したり命令したりするようなものもある。幻聴に直接話しかけられて，患者は幻聴の命令のままに行動してしまうことがある。自分が頭の中で考えているとその考えが他人の声になって聞こえる**思考（考想）化声**が生じることもある。

　幻聴の次に多いのは**体感幻覚**である。「電気をかけられて手足がビリビリする」「寝ている間に誰かに性器を触られる」「脳がドロドロに溶けて流れ出す」などと訴える。統合失調症では幻視は少ないが，**幻嗅**，幻味が生じることもある。

(3)　自我と思考の障害

　統合失調症では，自分の考えや行動を自分でコントロールしていると感じられなくなったり，自分と外界との境界がはっきりしなくなったりする（**自我障害**）。自分の考えでない考えが勝手に浮かんでくるという自生思考がみられる。外部から他人の意思で動かされる（させられる，操られる）という，**させられ体験（作為体験）**も時に現れる。思考におけるさせられ体験は，させられ思考（作為思考）あるいは思考干渉といい，他人の考えが吹き込まれるという**思考吹入（考想吹入）**，自分の考えを抜き取られるという**思考奪取（考想奪取）**，考えを知られてしまうという**思考察知（考想察知）**がある。考えるそばから考えた内容が他人に伝わると感じるのは**思考伝播（考想伝播）**という症状である。

　発病初期には，会話の内容が漠然としていて，患者の言いたいことが何なのか把握しにくいことがある。会話の文脈がまとまらず，しだいに話がそれてしまって，話の筋が通らなくなることを**連合弛緩**という。外来での診察時に，連合弛緩がある患者（60歳代）は「このところ，どうしていいのかわからなくなっている。得たものもあるけれど，失ったものもあって，来年どうしたものかなと思った。10月に神社のお祭りがあって，収穫祭があるから，石高とか，魚の水揚げが少ないとか，来年までもつかなあ，お金の問題だから，年金が4年しないとおりないから。政府の方針が見えないから。今，気にしているのは浅間山とか富士山が噴火したりすること。噴火のせいで何人か亡くなったから位牌があるのです。漠然とした不安があるのです」と話す。これが重度になると**支離滅裂**あるいは**滅裂思考**となり，話の内容がほとんど意味をなさなくなってしまう。思考の流れが途中で途切れるものを**思考途絶**という。

(4)　意欲や行動の障害

　意欲や行動の障害として，急性期には**緊張病**（後述）の症状が出現することがある。精神運動興奮，昏迷，カタレプシー（強硬症），反響動作，拒絶症，常同症などが認められる。また，自発性減退は多くの患者でみられ，家に閉じこもって，外に出ないようになる。昼夜逆転の生活になることも多く，生活態度は不精で不潔になりがちである。学校や職場にも行かなくなる（**社会的引きこもり**）。周囲への関心がなくなり，自分だけの世界に閉じこもり外界に接触しないことを**自閉**という。

(5)　感情の障害

　発病初期には不安，抑うつ，困惑，情動不安定が認められる。急性期の陽性症状（幻覚妄想）が改善した時期に抑うつ状態となることがある。この時期には自殺の危険性が高まる。一方，感情的に生き生きしたところがなくなり，喜怒哀楽の表出が減り，表情が乏しくなり，声が単調になる（**感情の平板化**，**感情鈍麻**）こともある。

　統合失調症では，相反する感情（好きだけれど憎い）や相反する意思（したいけれどやりたくない）が同時に存在することがあり，これを**両価性**（アンビバレンス）という。

序　精神看護のとらえ方

1　心の健康と発達

2　心の働きと危機

3　精神障害者の診療

4　主な精神障害の治療

5　精神障害者の看護

6　精神保健福祉の変遷

7　精神保健福祉対策

8　精神的健康の保持・増進

統合失調症患者の応対はぎこちなく，会話が成立しても人あたりはぶっきらぼうで共感性が乏しく（接触不良），意思が通じない（**疎通不良**）という印象を与えることがある。

急性期の統合失調症患者は，自分が精神の病気であることを認めないことが多い（**病識欠如**）。しかし，これまでの自分と違っているという病感があり，自ら治療を希望して精神科外来を受診する場合もある。治療が進み病状が改善すると，多くの患者は病識も得られるようになる。

4) 慢性期の症状

多くの患者では慢性の病的状態が続く。そして，急性期症状の増悪（ぞうあく）と寛解（かんかい）（比較的安定した時期）を繰り返すことがある一方で，進行性に荒廃の経過をとる場合もある。陰性症状は慢性期では主たる症状になることが多く，陽性症状よりも予後に強く関連しており，長く持続する傾向がある。また，統合失調症に伴う認知障害は，この疾病（しっぺい）の全経過をとおして改善しないことが多い。

慢性期の陰性症状は，特に自発性減退が目立つ。重度になると終日臥床（がしょう）して何もせずに過ごす（無為）。患者の表情は，冷たく，硬く，感情の表現が少ない。独語したり空笑（くうしょう）*したり，妙なしかめ顔やひそめ眉をしたりすることがある。身なりが乱れ，動作や姿勢が不自然となり奇妙に見えることも少なくない。患者の自分勝手な行動や突飛な言動が多く，衝動行為もある。家庭や社会に適応しないで衝突を繰り返し，紛争のもとになることもある。

慢性期にも幻覚や妄想がみられるが，不安や恐怖といった感情反応を伴わないことが多い。慢性期には誇大妄想がみられることが多い。誇大妄想として，血統妄想，恋愛妄想，自分がイエス・キリストだと確信している宗教妄想などがある。様々な妄想が体系化して妄想体系を形成することもある。

慢性期にも連合弛緩や滅裂思考などがみられたり，世間と没交渉になるとともに常識も失われ，会話が減ってその内容も乏しくなる思考の貧困がみられたりもする。患者によっては，一般的には使われることのない言葉をつくることがある（言語新作）。

感情鈍麻は，慢性期では特に目立つようになる。患者の態度が，鈍感で配慮に欠ける無神経なものに見えることがある。感情が平板化して表面的になり，心底からの深い感動や細やかさがなくなり，周囲の出来事に無関心となる。

5) 経過と予後

統合失調症患者の予後は必ずしも悪くない。約20％は良好な経過をたどり，少数の患者は完全に回復することもある。全例の半分は社会生活に戻ることが可能である。結婚して子どもをもち，幸福に暮らしている症例もある。しかし大半は，私的にあるいは公的に様々な日常生活支援を必要とする。

一方，統合失調症患者の平均寿命は一般人口より20年ほど短い。心血管系疾患

＊空笑：意味のない不可解な笑いや，思い出し笑いのように1人でニヤニヤするもの。また，時としてクスクスと声を出したり，大声を出して笑ったりする場合もある。

が死因となることが多い。また，自殺による死亡率は一般人口よりも 10 倍高い。自殺の危険性が高くなるのは，「死ね」などの命令性幻聴によって行動が支配されている時期や，幻覚妄想などの急性症状が治まり現実世界に直面した時期であるが，理由不明の突然の自殺も少なくない。

3 病型分類

　統合失調症の症状は多彩で分類は難しいが，伝統的に**妄想型**，**破瓜型**，**緊張型**，**残遺型**などに分けられていた。しかし，分類不能型も多く，同じ患者であっても経過の中で病型が変遷することも少なくない。そのため，DSM-5 ではこうした分類をなくした。

4 治療

1）薬物療法と電気けいれん療法

　主として抗幻覚妄想作用の強い第 2 世代抗精神病薬（表 4-1 参照）のリスペリドン，ブロナンセリン，アリピプラゾール，オランザピンなどにより，幻覚や妄想の治療を行う。多くの急性患者には比較的短期間に効果がある。しかし，慢性化した幻覚妄想は難治であり，その場合はクロザピンを選択することもある。希死念慮や自殺企図があり，自殺の危険が切迫している場合は電気けいれん療法を行う。

　緊張病患者では，興奮または昏迷に対して急を要する場合には電気けいれん療法を行う。薬物療法としては，強力な鎮静作用のあるハロペリドール（経口，筋注，静注），リスペリドン（経口），オランザピン（経口，筋注）などを用いる。比較的大量に用いられ，急速に症状が改善することが多い。時に，暴行や多動などがある患者に対しては，抗てんかん薬であるバルプロ酸ナトリウムも用いられる。

　近年，持続性抗精神病薬の開発が進み，患者が希望すれば，毎日薬を飲まなくても，1 か月に 1 回から 2 回の筋肉注射で治療を継続できるようになっている（表 4-8）。

　主たる症状が陰性症状の場合は，慢性統合失調症に対する治療，すなわち薬物療法としては第 2 世代抗精神病薬クエチアピン，ペロスピロン，オランザピン，アリピプラゾールなどを用いる。通常十分な期間にわたり，十分な量の抗精神病薬による治療を受けたにもかかわらず，十分な治療反応を示さない場合に，**治療抵抗性統合失調症**と定義される。このような難治例では，**クロザピン**が使用され，有効性が認められている。使用する場合は，無顆粒球症や糖尿病などの副作用を厳密にモ

表 4-8 ● 持続性抗精神病薬の種類

	分類	薬剤
定型抗精神病薬 （第 1 世代抗精神病薬：FGA）	フェノチアジン系	フルフェナジンデカン酸エステル
	ブチロフェノン系	ハロペリドールデカン酸エステル
非定型抗精神病薬 （第 2 世代抗精神病薬：SGA）	セロトニン・ドパミン拮抗薬（SDA）	リスペリドン
		パリペリドンパルミチン酸エステル
	ドパミン部分作動薬	アリピプラゾール

ニタリングする。

2)　心理社会的療法

統合失調症では**支持的精神療法**が行われる。幻覚妄想を体験している患者は病識がないことも多い。治療者は，幻覚妄想に対して初めから否定したり安易に肯定したりせず，忍耐強く患者と接する必要がある。患者が安心して治療を続けられるように良い治療関係を築くことが，服薬アドヒアランスの向上とより良い予後に結びつく。患者のみならず家族も含めた**心理教育**が，治療継続と再発予防のために重要である。

さらに，**社会生活スキルトレーニング（SST）**，生活療法や作業療法，レクリエーション療法，社会復帰療法，リハビリテーションおよび**包括型地域生活支援プログラム（ACT）**による地域ケアなど，トータル・ケア・システムが必要となる。

また，近年統合失調症でも**認知行動療法（CBT）**が行われるようになってきた。

2. 短期精神病性障害と統合失調症様障害

ICD-10 では，急性に精神病症状が始まり 2～3 か月で完全に回復する障害を急性一過性精神病性障害という。

DSM-5 では，1 か月以内に完全に回復するものを短期精神病性障害といい，6 か月未満で回復するものを統合失調症様障害という。

3. 妄想性障害

多くは中年期以降に発症する。1 つの妄想，あるいは相互に関連した一連の妄想が，少なくとも 1 か月持続する。妄想は，通常は持続的に，患者によっては生涯にわたって発展することを特徴とする。妄想の内容は様々である。被害妄想，心気妄想，恋愛妄想，誇大妄想，訴訟や嫉妬に関連する妄想，「自分が悪臭を放っている」「体内に寄生虫がいる」などの妄想が認められる。

明瞭な幻聴やさせられ体験，著明な感情の平板化というような統合失調症症状やほかの脳疾患がある場合は，この診断にはならない。

治療は，抗精神病薬による薬物療法と精神療法を行う。

4. 統合失調感情障害

1　病態・症状

統合失調症の症状とうつ病や双極性障害の症状が，同時に顕著に存在する状態。わが国では満田久敏により独立した疾患として報告された非定型精神病，または双極性障害と統合失調症の症状の混合として，混合精神病の名が用いられていた。感情障害に特有の興奮（躁病）と落ち込み（うつ病）が循環すると同時に，症状に幻覚や妄想，連合弛緩，ぎくしゃくした行動などの統合失調症症状が混じった型である。軽快期には人格の変化（感情の平板化，意欲欠如などの陰性症状）は比較的軽く，仕事を続ける人が多い。

2 **治療**

　双極性障害に対する薬物治療と，統合失調症に対する薬物治療を併用する。軽快期には仕事に就き，躁病期のエネルギーや行動力，統合失調症的な非常識な発想により，才能を発揮することがある。しかし，症状が激しくなると仕事は停滞し，あるいはその非常識で奇妙な行動が顕著となる。軽快期にも服薬を続けるほうがよい。

5．緊張病

　緊張病は，神経発達症，精神病性障害，双極性障害，抑うつ障害やほかの医学的疾患を含む複数の障害で生じることがある。

　いわゆる緊張病症状には，緊張病性興奮と昏迷の2つがある。急に発病することが多いが，症状が治まるのも早い。

　緊張病性興奮は，突然興奮し，多弁や多動，不眠，徘徊の状態となる。言葉も動作もまとまりがなく，興奮は周囲の状況と無関係なのが特徴である。衝動的に乱暴することもある。奇妙な動作，唐突な行動，滅裂な言動が目立つ。

　逆に**昏迷**は，無動や呆然として周囲に反応しない状態である。同じ姿勢のまま停止し（常同姿勢），また，動かされるままのところで停止する（ろうくつ症）などもみられる。

D　うつ病と双極性障害

1．概念，疫学，分類

　うつ病と双極性障害の基本的障害は，気分あるいは感情の変化に生じる障害である。健康時の気分の変化に比べて，気分の浮き沈みの程度が強く，長く持続し，社会生活や職業上の機能に支障をきたすことに特徴がある。

　わが国における生涯有病率は，うつ病が約6％，双極性障害が約0.4％である。精神科外来患者に占める割合では，うつ病と双極性障害が29％と最多であり，入院患者では10％を占めている（図4-13参照）。うつ病の半数は20歳代半ば～40歳に発症するが，わが国では中高年でも発症する頻度が高い。うつ病は，その生涯有病率は女性が男性の約2倍と，女性に多い疾患である。一方，双極性障害は頻度に性差がほとんどない。

　わが国の自殺者数は，2023（令和5）年に2万1837人であった。この約1/3はうつ病や双極性障害の患者だといわれている。特に双極性障害はうつ病より自殺の危険性が高く，精神疾患のなかでも最も自殺リスクが高い。

　クレペリンは，内因性精神病を早発性痴呆（現在の統合失調症）と双極性障害（躁うつ病）に分けた。彼は，躁病はうつ病と同じ病気の表現の違いにすぎないと考え，双極性障害（躁うつ病）と名づけたのである。事実，同じ人が躁病になったり，うつ病になったりすることもある。

表4-9 ● 双極性障害および関連障害群と抑うつ障害群の分類

双極性障害および関連障害群	抑うつ障害群	
双極Ⅰ型障害	重篤気分調節症	
双極Ⅱ型障害	うつ病（DSM-5）/ 大うつ病性障害	
気分循環性障害	持続性抑うつ障害（気分変調症）	
物質・医薬品誘発性双極性障害および関連障害	月経前不快気分障害	
ほかの医学的疾患による双極性障害および関連障害	物質・医薬品誘発性抑うつ障害	
	ほかの医学的疾患による抑うつ障害	

　うつ病と双極性障害（躁うつ病）は，ICD-10 では気分（感情）障害としてまとめられていた。ところが，DSM-5 では「症候論，家族歴および遺伝学的な観点*」から，双極性障害は，うつ病と統合失調症との間を橋渡しする位置にあるとされた。そのため，うつ病と双極性障害は別々の章に分けられた。

　うつ病の経過中にはうつ病相が生じ，双極性障害の経過中にはうつ病相，躁病相（あるいは軽躁病相）が生じる。DSM-5 では，各病相を抑うつエピソード，躁病エピソードおよび軽躁病エピソードとよんでいる。

　DSM-5 における診断分類では，抑うつエピソード，躁病エピソード，軽躁病エピソードの各病相診断に基づき，「双極性障害および関連障害群」と「抑うつ障害群」とに分類している（表4-9）。

2．気質，性格

1 循環気質

　うつ病になりやすい性格は確かにある。クレッチマー（Kretschmer, E.）は，人の性格傾向を統合失調気質と循環気質に分け，双極性障害（躁うつ病）患者は循環気質に多いと主張した。循環気質の人の体型は大部分が肥満型で，細長型や闘士型は少ない。また，社交的，親しみやすい，話しやすい，気持ちが温かい，朗らか，ユーモアがある，活動的などの性格特徴をもっている。

　クレッチマーは，これらの性格特徴を極端化したものを双極性障害（躁うつ病）と考えた。確かに循環気質から発展したと思われるうつ病もある。この型の人は，環境の影響を受けることが比較的少なく，遺伝的・生物学的な要因から発病したようにみえるものが多い。心理的な原因を探しても，はっきりしないことが多く，その人自身の生物リズムで動いているような感じを受ける。

2 執着気質

　循環気質よりもはるかに重要と思われるのは，いわゆる執着気質である。これは

＊**症候論，家族歴および遺伝学的な観点**：双生児研究によると，一卵性双生児のうつ病や双極性障害の発現一致率は50〜100％であるのに対し，二卵性では0〜30％という報告がある。これらから遺伝要因を否定することはできないが，そのばらつきの大きさには驚かされる。ばらつきの大きさはすなわち環境要因の重要性を示すものであろう。つまりうつ病や双極性障害は，遺伝も環境も発症に関係する多因子疾患なのである。遺伝率の比較によると双極性障害は遺伝率が高く（約80％），うつ病は高くない（約35％）[2]。ストレスの強い状況下では，遺伝的な要素の強い者ほどうつ病が発症しやすいという[3]。

九州大学教授であった下田光造により提唱された。執着気質の基盤には，一度起こった感情が，健常人のように簡単に消えてしまわずに，いつまでも持続し，あるいはかえって強くなるという感情の異常がある。この異常気質を基礎とする性格特徴として，仕事熱心，凝り性，徹底的，きちょうめん，強い正義感，責任感があり，まじめで物事をいい加減にできない，ごまかしや手抜き，遊びがないなどがあげられる。したがって，周囲から信頼されるまじめ人間，模範的な人間と考えられ，仕事一途の人である。しかし，過度な正義感や責任感から，非妥協的・狂信的で，紛争者となり得る性格である。

3 メランコリー性格

ドイツのテレンバッハ（Tellenbach, H.）はメランコリー性格をうつ病の原因としてあげている。これは下田の執着気質とほとんど同じで，きちょうめんで秩序と一体化して生きようとする，正直，律儀で仕事は綿密に果たしていくので，現実との矛盾に悩む。人間関係は他人本位で献身的であり，他人と一体化して生きる傾向がある。そのため，秩序の崩壊，愛の対象の喪失の際には，急速に生きがいを失って，危険な状態となる。道徳的にも過度に良心的で，自分を責め，ささいな失敗でも罪責感をもちやすい。

3．躁病エピソード（躁病相）

躁病エピソードの基本症状は，気分が異常に高揚し続けて開放的または易怒的になること，および異常に亢進した活動や活力が持続することである（表4-10）。この気分，活動や活力の変化が少なくとも1週間，ほぼ毎日，1日の大半において持続する（入院治療が必要な場合はいかなる期間でもよい）ときに躁病エピソードと診断できる。

躁病エピソードでは，患者の気分は爽快（気分高揚）で開放的になり，服装や化粧が派手になる。口数が多く盛んにしゃべり（多弁），考えが次々と浮かび話題が次から次へと移る観念奔逸がある。容易に注意がそれてしまい話題に集中できなくなることもある。身ぶり手真似も多く，動作も大きい（活力亢進）。睡眠時間が短過ぎる状態でも睡眠不足だとは思わなくなる（睡眠欲求の減少）。あらゆる精神機能が興奮した状態とみることができる。自己評価が高まって誇大的となり，名士を訪問したり，実現不可能な計画を立てたり，事業を起こしたり，浪費を重ねたり，性的に逸脱したりする。誇大妄想もみられる。「大金持ちになった」「高い地位にある」「権力をもっている」「政治力がある」「有名な研究者である」などと自慢する。反面，自尊心が強く尊大でいばっており，綿密さに欠ける。わずかなことに怒り，乱暴を働くことがある。

4．軽躁病エピソード（軽躁病相）

症状は躁病エピソードと同じであるが，ふだんと異なる期間が4日以内で，ほぼ毎日，1日の大半において持続する。症状の重さは，社会的機能や職業的機能に

序　精神看護のとらえ方

1　心の健康と発達

2　心の働きと危機

3　精神障害者の診療

4　主な精神障害の治療

5　精神障害者の看護

6　精神保健福祉の変遷

7　精神保健福祉対策

8　精神的健康の保持・増進

表4-10 ● 躁病エピソードの症状と抑うつエピソードの症状

躁病エピソード	・気分の高揚
	・開放的または易怒的な気分
	・活動性・活力亢進
	・自尊心の肥大
	・誇大性
	睡眠欲求の減少
	多弁
	観念奔逸
	あとで後悔する行動（乱費，性的無分別）
	注意散漫
	目的に向かって活動増加または焦燥（無意味な活動の増加）
抑うつエピソード	抑うつ気分（悲しみ，空虚感，絶望感，流涙）
	無価値感や罪責感
	不眠・過眠
	自殺企図・念慮
	・体重の減少・増加
	・食欲の低下・増加
	・思考力や集中力の減退
	・決断困難
	興味や喜びの喪失
	疲労感，気力の減退
	精神運動性の焦燥制止（頭の回転や体の動きが遅い）

著しい障害を起こすほどではないし，入院治療を必要としない。

5. 抑うつエピソード（うつ病相）

　抑うつエピソードの基本症状は，抑うつ気分と興味や喜びの喪失である。診断の基準は，2つの基本症状のうち1つは必ず存在し，ほかの症状と合わせて5つ以上症状があること，また，体重の変化と希死念慮を除いて2週間にわたってほとんど毎日存在することである（表4-10）。気分は憂うつ（抑うつ気分）で，口数は少なく，動きも少ない。すなわち，思考・行動の制止（抑制）が強い。趣味に興味を感じなくなったり，以前には喜びであった活動に何の喜びも感じなくなったりする（興味や喜びの喪失）。万事に悲観的となり，生きる希望を失う。過去の過失を後悔し自分自身を責める（罪責感），自分には価値がないと考える（無価値感）。自殺や自殺企図は，それを実行する元気のある，発病初期または回復期に多い。うつ状態が深くなると，まったく動きも反応もないうつ病性昏迷の状態になる。逆に，精神運動性の焦燥が強まると落ち着きがなくなり，静かに座っていられなくなったり，足踏みをしたりする。

　抑うつエピソードでは，不眠や食欲・体重の低下が認められることが多いが，患者によっては，過眠や食欲・体重の増加になることがある。不安は多くの患者で認

められる。発汗過多，便秘，性欲減退，身体の痛みなどの症状も多い。

　抑うつエピソードの妄想には，心気妄想や貧困妄想，罪業妄想などが多い。妄想は，通常重症の場合に出現し，執拗に訴えるのが特徴である。

1 双極性障害および関連障害群

1）双極Ⅰ型障害

　生涯に少なくとも１度の躁病エピソードがみられることが，双極Ⅰ型障害の診断に必要である。躁病エピソードには，軽躁病エピソードや抑うつエピソードが先に生じていたり，後に続いて生じることもあるが，抑うつエピソードがなくても双極Ⅰ型障害と診断できる。

2）双極Ⅱ型障害

　経過中に，少なくとも１回の抑うつエピソードと少なくとも１回の軽躁病エピソードが認められると双極Ⅱ型障害と診断できる。

3）気分循環性障害

　２年間以上，軽躁病エピソードが複数回生じ，抑うつエピソードの基準を満たさない程度の抑うつ症状が生じたことがあれば，気分循環性障害と診断できる。

4）物質・医薬品誘発性双極性障害および関連障害

　アルコール，大麻，アンフェタミン，抗うつ薬，副腎皮質ステロイドなどで誘発された躁病または双極性障害である。

5）ほかの医学的疾患による双極性障害および関連障害

　クッシング病や頭部外傷による脳損傷などの発症から数週間～１か月以内に発症することが多い。

2 抑うつ障害群

1）重篤気分調節症

　児童精神科を受診する子どもに多い。発症は10歳以前で，慢性的に持続する激しいかんしゃくが特徴である。

2）うつ病（DSM-5）／大うつ病性障害

　これまでの経過中に躁病エピソードや軽躁病エピソードがないことを確認したうえで，抑うつエピソードが１回以上あることが診断の基本になる。

3）持続性抑うつ障害（気分変調症）

　抑うつ気分がほとんど１日中あって，それのない日よりもある日のほうが多く，少なくとも２年間続いている場合に診断できる。

4）月経前不快気分障害

　気分の不安定，易怒性，不快気分，不安が月経前期に繰り返し起こり，月経開始前後や直後に回復する。

5）物質・医薬品誘発性抑うつ障害

　アルコール，アンフェタミン，副腎皮質ステロイド，インターフェロン，スタチン系の脂質異常症治療薬，抗精神病薬などで誘発された抑うつ症状。

序　精神看護のとらえ方

1　心の健康と発達

2　心の働きと危機

3　精神障害者の診療

4　主な精神障害の治療

5　精神障害者の看護

6　精神保健福祉の変遷

7　精神保健福祉対策

8　精神的健康の保持・増進

6)　ほかの医学的疾患による抑うつ障害

　　脳血管障害，ハンチントン病，パーキンソン病，多発性硬化症，頭部外傷，クッシング病，甲状腺機能低下症，全身性エリテマトーデスなどの医学的疾患の発症，悪化，寛解(かんかい)と抑うつ症状との間に時間的な関係が存在するときに診断できる。

3　うつ病・双極性障害の特定用語

1)　現在のエピソードを特定する用語

●**不安性の苦痛を伴う**　不安が強い患者は自殺のリスクが高く，治療に反応しにくい傾向がある。

●**混合性の特徴を伴う**　双極性障害の経過中に抑うつエピソードと躁病エピソードが混じり合って認められることがある。たとえば，混合病相の患者は多弁で興奮し活動的であるのに，気分はひどく憂うつでいつも自殺することを考えてしまう。混合病相のときに自殺の危険性が高まる。

●**メランコリアの特徴を伴う**　「すべてのまたはほとんどの活動における喜びの消失」や「ふだん快適である刺激に対する反応の消失」を特徴とする抑うつエピソード。

●**非定型の特徴を伴う**　楽しい出来事があると，それに反応して気分が明るくなる(気分の反応性)。食欲増加，体重増加，過眠，手足が鉛のように重く感じる，他者の拒絶的言動に過敏。

●**気分に一致する精神病性の特徴を伴う**　心気妄想，罪業妄想，貧困妄想，誇大妄想など，気分に一致した妄想や幻覚を伴う。

●**気分に一致しない精神病性の特徴を伴う**　被害妄想など気分に一致しない妄想や幻覚を伴う。

●**緊張病を伴う**　本節 –C–5「緊張病」参照。

●**周産期発症**　気分症状が妊娠中または出産後4週間以内に始まっている場合に特定される。産後1週間以内に数日だけ生じる「マタニティブルーズ」とは異なる。

●**季節型**　「冬季うつ病」が多い。これは，秋もしくは冬に抑うつ状態を呈し，春ないし夏になると軽快するもので，断眠療法，高照度光療法（光パルス療法）は効果がある。

2)　双極性障害を特定する用語

●**急速交代型**　躁病，軽躁病または抑うつエピソードの基準を満たす気分エピソードが1年に4回以上繰り返すもの。急速交代型は難治であり，自殺の危険性が高い。

3)　重症度や経過を特定する用語

　　重症度：重症，中等症，軽症
　　寛解：部分寛解，完全寛解

4　原因

　　うつ病の原因として患者特有の気質（性格），患者を取り巻く環境（養育体験），または種々のストレスになる出来事，患者の遺伝的要素などがあげられる。

　　うつ病に関する病因・病態モデルには，視床下部－下垂体－副腎皮質系仮説，モノアミン仮説，神経細胞新生仮説などがある。

　うつ病の発症には，遺伝的要素より環境的要素の影響が強く，双極性障害では遺伝的要素の比重が高い。双極性障害は，電位依存性カルシウムチャネル遺伝子との関連が注目されている。

5 治療

1）薬物療法

　双極性障害の躁病エピソードには，炭酸リチウム，抗てんかん薬のバルプロ酸ナトリウム，抗精神病薬のオランザピンやアリピプラゾールが用いられる（表4-2参照）。双極性障害の抑うつエピソードには，炭酸リチウムを十分量使用する。抗精神病薬のクエチアピンも有効である。

　うつ病には，主に抗うつ薬が用いられる。最近，抗うつ薬の進歩が著しい（表4-3参照）。抗精神病薬が少量使われることもある。症状に応じて薬を使い分ける必要がある。たとえば，焦燥や不安感の強いケースでは抗不安薬を，不眠の強いケースには睡眠薬を用いることもある。睡眠薬にも特徴があり，症状に応じて選択し，また量を調節する（表4-6参照）。

　若い患者の場合には，短期間に一定の量まで抗うつ薬の投与量を増やし，治療効果が十分に表れるようにすべきであるが，高齢の患者では，治療量と中毒量の間の幅が狭いことを考慮し，慎重に投与する。少量から始めて慎重に増量し，時間をかけてじっくりと症状の改善を見守る必要がある。

　また，突然の服薬中止は症状の再燃につながることが多い。徐々に減量または維持量を続けるほうがよい。

2）精神療法

　患者と家族に対してうつ病や双極性障害に関する情報（診断名，疾病についての説明，治療法など）を提供し，患者と家族が問題に対処する能力を高め，対処行動がとれるように促す**心理教育**が治療の基本となる。

　うつ病では，精神療法の果たす治療的な役割が大きい。精神療法に際しては，この病気は必ず治ること，信じられないかもしれないが，現実に治った人が大勢いることを話す。それでも患者はなかなか納得しないものである。うつ病患者に対する接し方は，共感とともに忍耐強くかかわることに尽きる。静かに患者の訴えに耳を傾ける。決して患者の言うことに反発したり，反論したりしてはならない。忍耐強く話を聞いた後，患者の考え方の誤りを控えめに，静かに伝える。あるいは黙っているほうがよい場合もある。患者の苦しみを十分に理解していることを知らせ，その苦しみは必ず時の経過とともに良くなることをよく説明することが肝要である。

　患者が納得しなくても，無理に説得しようとしてはならない。医師や看護者の不用意な言動が患者に衝撃を与え，自殺などの不幸な結果を招くことが往々にしてみられる。うつ病の人を，決して励ましたり刺激したりしてはならない。激励は善意のものであっても患者の負担となり，病状の悪化を招き，時に自殺に追い込むことがある。

　うつ病の原因と思われる環境要因は，早急に除くように努力する。配偶者や子ど

序　精神看護のとらえ方

1　心の健康と発達

2　心の働きと危機

3　精神障害者の診療

4　主な精神障害の治療

5　精神障害者の看護

6　精神保健福祉の変遷

7　精神保健福祉対策

8　精神的健康の保持・増進

もの死のように，簡単に取り除くことのできないものは，時の経過を待つ以外にないが，できるだけそのショックを軽減するよう配慮する。また，取り除けるものは万難を排して解決にあたることが大切であり，本人の責任を少しでも軽くするように努める。

　家族が接する場合も，決して無理な激励や説得などをしないように伝える。この場合も，共感と理解と忍耐が大切である。患者自身，責任を過度に感じているため，決して非難してはならない。激励は善意に基づくものであるが，身近な人の言葉だけに，患者を追い詰めてしまうからである。

　双極性障害の患者・家族には，再発率が高く，長期間の治療が必要になること，自殺の危険性が高いこと，再発防止のために睡眠不足を避けることなどを理解してもらう。

　認知行動療法はうつ病に対して効果があり，再発予防にも役立つとされている。

3）　電気けいれん療法

　緊張病の特徴がある場合，特に昏迷状態の場合や，極めて強い希死念慮あるいは自殺企図などの緊急事態に対しては，なるべく早く入院させる必要があり，電気けいれん療法が有効である。通常，極めて短時日のうちに効果が現れるが，全治に至るには相当の時間がかかる。薬物療法に反応しない場合や，併存する身体疾患や副作用のために薬物療法が十分行えない場合にも，電気けいれん療法が行われる。

6　仮面うつ病，仮性認知症

1）　仮面うつ病

　仮面うつ病とは，うつ病の症状が主として身体症状として表現され（身体化），精神症状は表面に出ないものをいう。この際，本人自身もうつ感情を自覚しないことが多い。しかし，精神医学的によく診察すると，必ず精神症状がみつかるものである。

2）　仮性認知症

　うつ病であるが，記銘力低下や記憶の障害，判断力低下など，一見認知症の症状のように見えるとき，仮性認知症とよぶことがある。認知症が併存していなければうつ病の改善とともに認知症様の症状は改善する。しかし，認知症とうつ病が合併することがあり，この場合，うつ病を治すと認知症が表面に出てくる。

E　不安症群，強迫症および関連症群，心的外傷およびストレス因関連障害群，解離症群，身体症状症および関連症群

　ここでは，これまで神経症（神経症性障害）とよばれていた疾患を解説する。

1．不安症群／不安障害群

　危険でないにもかかわらずある状況によって不安が誘発される一群である。その状況は回避されたり，恐怖とともに我慢されたりする。患者の心配は動悸またはめまいのような症状に集中し，2次的に「死ぬ」「自制を失う」「気が狂う」という恐

怖を伴う。それを考えただけで予期不安に陥ることもある。恐怖性不安は，しばしばうつ状態と共存する。

1　**限局性恐怖症**

　高所恐怖，動物恐怖，閉所恐怖など，それぞれの場所，状況に接すると直ちに強い恐怖や不安が生じ，時にはパニックが誘発され，その場所や状況を極力回避しようとする。症状の持続期間は 6 か月以上である。

2　**社交不安症／社交不安障害（社交恐怖）**

　人前で話したり食べたり字を書いたりするなど，注視される可能性のある社交場面に対する著しい恐怖と不安が生じ，その状況を積極的に回避しようとする。

3　**パニック症／パニック障害**

　反復する重症の予期しないパニック発作を主症状とする。パニック発作は，突然の激しい恐怖や強い不快感が数分以内にピークに達し，以下の症状のうち 4 つ以上が生じる。動悸や心拍数増加，発汗，震え，息苦しさ，窒息感，胸痛，悪心，めまい，寒気や熱感，異常感覚（感覚麻痺やうずき感），離人感または現実感消失，「どうかなってしまう」恐怖，死ぬことへの恐怖などが突発する。治療は SSRI やSNRI など抗うつ薬と精神療法（認知行動療法）が有効である。ベンゾジアゼピン系抗不安薬が使用されることもある。

4　**広場恐怖症**

　広場や店，雑踏，家の外に 1 人でいるときや，バスや飛行機，列車による一人旅の過程で起こる。パニック障害やうつ症状を合併することが多い。

5　**全般不安症／全般性不安障害**

　家計（住宅ローンや年金），子どもの安全，仕事の出来（たとえばリストラされて失業）など様々な事柄に対する過度な心配や不安が 6 か月以上続いている。

2．強迫症および関連症群／強迫性障害および関連症群

　自分で間違っているとわかっているのに，やめられない考えや行動を，強迫症状（強迫観念または強迫行為）という。強迫症状を呈しやすい性格を強迫性格といい，度を超すと強迫症になる。完全を求めるあまり，自己に対する批判も強く，劣等意識をもちやすい。SSRI や三環系抗うつ薬クロミプラミンなどの薬物療法と精神療法（曝露反応妨害法）が有効である。

3．心的外傷およびストレス因関連障害群

1　**心的外傷後ストレス障害（posttraumatic stress disorder；PTSD）**

　心的外傷後ストレス障害では，極度に脅威的・破局的なストレス，たとえば，災害や戦争，事故，殺人の目撃，虐待などを体験したことが，大きな苦悩を引き起こす。こうした心的外傷体験の後に外傷体験が何度も思い出されたり，何度も夢で見たりする。ほんの数秒から数時間〜数日間，解離症状（フラッシュバック）が生じることもある。その際，患者は外傷体験が再び起こっているかのように感じ，その

序　精神看護のとらえ方

1　心の健康と発達

2　心の働きと危機

3　精神障害者の診療

4　主な精神障害の治療

5　精神障害者の看護

6　精神保健福祉の変遷

7　精神保健福祉対策

8　精神的健康の保持・増進

出来事があたかも起こっているように振る舞う。そして，心的外傷体験に関連する事柄を回避しようと努力し続ける。解離性健忘も生じる。

　症状は，無感覚や情動の鈍麻_{どんま}，周囲への鈍感，焦りを伴う自律神経過敏状態，強度の驚愕_{きょうがく}反応，不眠などがある。ストレスとなった出来事を経験してから数週間，時には何年もたってから症状が出ることもある。

2 急性ストレス障害

　極度の強い身体的および精神的ストレスに反応して発現し，通常，心的外傷体験後3日～1か月以内で治まる，著しく重篤な一過性の障害である。症状は意識と注意の範囲が極端に狭くなり，失見当識を伴う困惑を含んでいる。症状が1か月を超えて持続している場合，診断は心的外傷後ストレス障害に変更される。

3 適応障害

　失恋，結婚問題，子どもができて親になる，職場の異動，仕事上のトラブル，入学する，実家を離れる，引退するなど，はっきりと確認できるストレスとなる出来事から3か月以内に不安や抑うつ気分が生じる。この不安は不安症群の診断基準を満たさず，抑うつ気分はうつ病の診断基準を満たすほどのものではない。しかし，仕事に集中できなくなったり，家庭での役割をこなせなくなったりする。原因となっていたストレス要因が解消されれば6か月以内に症状が消退する。

4．解離症群／解離性障害群

　一般的に，だれでも，自分の過去から現在までの記憶は連続しており，自分がどのような人間なのかイメージすることができる。そして自分の身体は自分のものであると実感している。このように自分の存在を連続性のあるまとまったものとして認識している。

　一方，**解離**した状態では，意識，記憶，同一性，感情，知覚，身体イメージ，運動制御，行動などが分断されている。

　そのため，重要な記憶（自分の生活史や心的外傷に関連する事柄）が思い出せない**解離性健忘**，自分自身や周囲の事柄について実感が湧かず「自分が自分でない」「夢の中にいるようだ」といった体験が持続したり反復したりする**離人感・現実感消失**，複数の人格が交代して現れその間の記憶がない**解離性同一症**などの症状が生じる。こうした症状は，強い心的外傷体験によって自己の意識，記憶，同一性などの統合が破綻して生じたと考えられる。

　解離性健忘に**解離性遁走**_{とんそう}が伴う場合，まるで目的をもった旅行やあてのない放浪のように見える。これは，同一性または自伝的情報の健忘を伴っている。たとえば，育児をめぐって夫や姑とうまくいかなかった妻が突然行方不明になり，しばらく後にたまたま遠隔地のコンビニで働いているところを発見され，夫の元へ連れ戻されたが夫と結婚していることも思い出せない。これは解離性遁走を伴う解離性健忘である。

　解離症群のその他の精神症状には，幻覚，一過性昏迷_{こんめい}，一過性の麻痺や意識消失

などがある。解離症群の各症状に対して，医学的な検査や診察では，既知の身体病も神経疾患も存在せず，しかも機能の障害が情緒的な葛藤や欲求の表現であると認められる。

5. 身体症状症および関連症群

1 身体症状症

　患者には慢性的に頑強な，病気または症状の訴えがある。その症状に関連して不釣り合いに大きな苦痛を感じており，過剰な心配や日常生活の混乱が生じる。ほとんどの患者は1次医療や専門病院の長い受診歴をもち，検査や診療結果が陰性や軽症であっても，不安が強く，なお訴え続ける。そして身体症状や健康への懸念に時間とエネルギーを過剰に費やしている。

2 病気不安症

　これまで心気症とよばれていたもののうち，身体症状を認めないか，あってもごく軽度の場合に，病気不安症と診断する。実際に検査をしても罹患していないと思われるのに，6か月以上，患者は重い病気に罹っていると執拗に信じている。そのとらわれは通常よりも過剰で不釣り合いなものである。

3 変換症／転換性障害

　変換症では，神経疾患に類似した身体症状があり，著しい苦痛や社会的機能の障害が生じる。この症状は，精神科以外では「機能性」「心因性」といわれることが多い。変換症の身体症状には，けいれんや麻痺，脱力，運動失調があり，**失立**，**失歩**，**失声**，嚥下困難が起こる。また，感覚機能の異常があり，視力や聴力の消失，味覚や嗅覚の脱失，ちょうど手袋や靴下を着けたような部分の知覚脱出や知覚鈍麻などがある。この知覚異常は，知覚神経の解剖学的分布に合わない。その症状の特徴は，暗示を受けやすく，不安定で，演技的で，おおげさである。変換症のけいれんでは生命の危険はないので，てんかんのけいれんと区別される。

F　食行動障害および摂食障害群

1 神経性やせ症／神経性無食欲症

　青年期の若い女性，若い成人女性に最もよくみられるが，男性や思春期に近い子ども，閉経期の女性にもまれにみられる。患者自身の，肥満体でしまりのない輪郭に対する恐れが中心となり，患者は自ら最低限の体重にしようと持続的にカロリー摂取制限をする。体重および体型に関する自己認識の障害がある。このため，2次的に内分泌性および代謝性の変化を起こし，身体機能が侵される。

2 神経性過食症／神経性大食症

　発作的に繰り返される過食と，それに続く自己誘発性の嘔吐や下剤を用いた下痢，あるいは過剰に運動するといった代償行動によって，体重をコントロールすることに没頭する。神経性やせ症と共通した精神病理をもち，体重や体型で自己評価

序　精神看護のとらえ方

1　心の健康と発達

2　心の働きと危機

3　精神障害者の診療

4　主な精神障害の治療

5　精神障害者の看護

6　精神保健福祉の変遷

7　精神保健福祉対策

8　精神的健康の保持・増進

が決まる。患者には神経性やせ症の既往があることが多い。

G　睡眠−覚醒障害群

　　ほかの疾患に付随する睡眠−覚醒障害を除外し，睡眠の質やタイミング，睡眠の量が主症状となるもの。**不眠障害，過眠障害，ナルコレプシー**，閉塞性睡眠時無呼吸低呼吸，中枢性睡眠時無呼吸，**概日リズム睡眠・覚醒障害，睡眠時遊行症**（通常，夜間睡眠の初めの 1/3 までの間に出現する。患者はベッドから起き上がり，周囲を歩き回るが，半分眠っていて，覚醒した後，覚えていない），**睡眠時驚愕症**（入眠後しばらくして,恐怖の叫びをあげて飛び起きる。後で,ほとんど覚えていない），**悪夢障害**（不安や恐怖を伴う夢の体験），レム睡眠行動障害，レストレスレッグス症候群（むずむず脚症候群）などである。

H　性機能不全群

　　性機能不全は，器質性の障害や疾患がないにもかかわらず，自分が望むように性的関係をもてない状態をいう。

　　性機能不全群には，射精遅延，勃起障害，女性オルガズム障害，女性の性的関心・興奮障害，性器−骨盤痛・挿入障害，男性の性欲低下障害，早漏，物質・医薬品誘発性性機能不全，ほかの特定される性機能不全，および特定不能の性機能不全が含まれている。主として心因性の性機能不全，身体因性（器質性）性機能不全，精神障害に伴う性機能不全などがある。

I　性別違和

　　反対の性に対する強く持続的な同一感，または自分の性に対する持続的な不快感,その性役割に対する不適切感,苦痛などをいう。男性は女装を，女性は男装を好む。

J　パーソナリティ障害群

　　パーソナリティ障害とは，その人の属する文化から期待されるものより著しく偏った，内的体験および行動の持続様式をもち，柔軟性がなく，社会，職業，自己の領域に機能の障害を起こしているものをいう。

1 猜疑性（妄想性）パーソナリティ障害

　　他人の動機を悪意あるものと解釈するような，広範な不信と疑い深さをもつ。この障害の人は，他人を信用せず，恨みを抱き続け，侮辱されたこと，傷つけられたこと，軽蔑されたことを許さない。根拠なく他人を疑う。

2 **統合失調質（シゾイド／スキゾイド）パーソナリティ障害**

社会的関係からの遊離，対人関係での感情表現の限定，他者への無関心，情緒的な冷たさ，よそよそしさがみられる。

3 **統合失調型パーソナリティ障害**

疑い深さ，関係念慮（悪口を言われる）や奇異な考えがあり，思考が脱線しやすく曖昧で過度に抽象的，比喩的である。奇妙な行動，感情の反応や表出が乏しく不適切，社会不安などの特徴をもつ。

4 **反社会性パーソナリティ障害**

他人の権利を無視し侵害する，人を騙す，易怒性および攻撃性，無責任，良心の欠如，反社会的な行為などが特徴である。

5 **境界性パーソナリティ障害（ICD-10 では情緒不安定性パーソナリティ障害境界型）**

対人関係・自己像・感情の不安定，および著しい衝動性のある独特な様式で，見捨てられることを恐れ，理想化とこきおろしの極端を行き来する不安定な対人関係様式（人を理想的か極悪人かのどちらかに分類し，中間がない）をもつ。自己を傷つける衝動性，自殺の行動・そぶり・脅し，または自傷行為の繰り返し，感情の不安定，空虚感，激しい怒り，その抑制の困難などが特徴である。

6 **演技性パーソナリティ障害**

他人（特に異性）の注目の的になりたい，誘惑的，挑発的，浅薄ですばやく変化する感情の表出，人の関心をひく芝居がかった態度，被暗示的などが特徴である。

7 **自己愛性パーソナリティ障害**

誇大性，賞賛されたいという欲求，限りない成功・権力・才気・美への欲求，あるいは理想的な愛の空想，特権意識などの特徴をもつ。

8 **回避性パーソナリティ障害**

批判や否認，拒絶を極端に避けようとする。自分は社会的に不適切と信じ，恥ずかしいことになると恐れて，異常なほど引っこみ思案になる。

9 **依存性パーソナリティ障害**

世話をされたいという過剰な欲求，分離の不安があり，日常または生活のすべてに他人に責任をとってもらおうとする。他人の意見に反対しない，独りになるのが不安，無力感などがあるのが特徴である。

10 **強迫性パーソナリティ障害**

秩序を重んじ，完全主義で，精神および対人関係の統制にとらわれ，柔軟性や開放性，効率性が犠牲にされる。仕事主義，道徳，倫理，価値観に過度に誠実で良心的で，融通が利かない。固さと頑固さが特徴である。

K　発達障害

近年，**発達障害**への社会的注目が高まっている。発達障害という疾患名は日本独

序　精神看護のとらえ方

1　心の健康と発達

2　心の働きと危機

3　精神障害者の診療

4　主な精神障害の治療

5　精神障害者の看護

6　精神保健福祉の変遷

7　精神保健福祉対策

8　精神的健康の保持・増進

自のものであり，DSM-5では神経発達障害群が最も近い疾患概念となる。発達障害はうつ病や統合失調症とは異なり，生まれながらにしてそれらの特徴を有する疾患群である。

　ICD-10では，発達障害が単独で分類される疾患群はなく，F7：精神遅滞，F8：心理的発達の障害，F9：小児期および青年期に通常発症する行動および情緒の障害に分類されている。F8には広汎性発達障害が，F9には多動性障害や学習障害が含まれる。

　一方，DSM-5では，発達障害には**知的能力障害**（知的発達症／知的発達障害，**ID**），**注意欠如・多動症／注意欠如・多動性障害（ADHD）**，**自閉スペクトラム症／自閉症スペクトラム障害（ASD）**，**社会的**（語用論的）**コミュニケーション障害（SCD）**，**限局性学習症／限局性学習障害（SLD）**が含まれる。ここでは，ICD-10およびDSM-5に沿って解説する。

1．精神遅滞

　精神遅滞もしくはIDは，従来は知的障害などとよばれてきた疾患概念である。多くの場合には出生時よりその特徴を認める。実年齢に比べて精神的な発達が遅れており，学校などの社会生活を送るうえで，周囲の理解が必要となる。また，ほかの発達障害や精神疾患との併存も非常に多い。

　1歳半健診や3歳児健診で言語発達の遅れを指摘されて気がつくこともあれば，就学後の学校教育への不適応から明らかとなることもある。いずれにおいても知的検査は欠かすことができない。特別な治療法は存在せず，本人の精神発達に合った環境調整が求められる。療育手帳の取得が勧められ，特別支援学級や特別支援学校を利用して，個別の学習や生活技能を高めていく子たちもいる。

2．注意欠如・多動症／注意欠如・多動性障害

　注意欠如・多動症／注意欠如・多動性障害（ADHD）は，多動，衝動，不注意の3つを主症状とする特徴をもつ。いずれの症状も学童期（DSM-5では12歳以前）から顕在化しており，2か所以上の場所（家庭内，学校など）でも認める。学齢期では男児に多く，成人になると男女差はなくなる。ADHDは就学して，授業中に座っていられない，大声で割り込んでしゃべる，クラスメートとけんかする，大事な物をなくすなどの行為によって，受診や相談を勧められることが多い。

　治療は心理社会的治療が最優先され，ペアレントトレーニングなどの親への心理教育，個人精神療法，環境調整などがある。また，わが国では薬物療法は徐放型メチルフェニデート，アトモキセチン，グアンファシン，リスデキサンフェタミンを使用することができるが，その適応は心理社会的治療が十分になされた後に検討されるべきである。

3. 自閉スペクトラム症

　　従来は自閉症スペクトラム障害として，この下位分類に自閉症やアスペルガー障害，特定不能の広汎性発達障害があったが，DSM-5 の登場によって，それらの疾患分類はなくなり，すべてが**自閉スペクトラム症（ASD）**として統一された。

　　ASD は社会的コミュニケーションおよび対人相互反応の障害と，限定された反復的な行動や興味，または活動を認める特徴がある。1 歳半健診や 3 歳児健診で言語発達の遅れを指摘されて気がつくこともあれば，幼稚園や保育所，もしくは小学校に就学して集団生活を始めたところで，そのコミュニケーションの問題が明らかとなることもある。

　　治療に関しては，ASD の症状を寛解させる方法はいまだない。しかしながら，症状は年齢や環境によっても大きく変動し，軽減される場合もある。ASD の易刺激性に対してリスペリドンとアリピプラゾールの適応が認められているが，ASD 自体を改善するわけではないことに留意するべきである。ASD には知的能力障害が併存することが非常に多く，幼少期からその症状が認められる場合には療育機関での専門的なかかわりが必要となってくる。また，ADHD との併存も多く認め，ASD に ADHD が併存したとしても ADHD の治療が優先される場合もある。

　　さらに，SCD は，DSM-5 で新たに登場した疾患概念である。SCD はコミュニケーションの障害に注目した疾患であり，場の雰囲気を察せなかったり，過度に堅苦しい言葉で話したり，たとえ話がわからないなどの特徴をもつ。しかしながら，ASD と異なる点は，限定された反復的な行動や興味，または活動を認める特徴をもたないことである。この点では ASD と SCD は鑑別することができる。

　　SCD の治療に関しては，ASD に行われてきた社会生活スキルトレーニング(SST)などが有効であると考えられるが，その症状を劇的に改善させる治療法はいまだな

---

column

親へのガイダンス

　　医療者は，発達障害の子どもへの支援だけでなく，その親への支援を忘れてはならない。わが子の発達障害を受け入れることは，親にとって大きな負担となる。「発達障害とは何なのか」「わが子の将来はどうなっていくのか」など，いろいろなことが心に浮かび，その受容には時間がかかることもよくある。医療者は，発達障害について明らかになっていることや疾患概念などを，何度も繰り返し親に説明し，心理教育を行っていくべきである。

　　しかしながら，一方的な情報の伝達は負担になることも多い。看護師を含む医療スタッフは，母親の心労をねぎらい，受容的な態度で接していくべきである。そして母親を支えていくためにも，父親の子育てへの参加も促していくことが望ましい。

序　精神看護のとらえ方

1　心の健康と発達

2　心の働きと危機

3　精神障害者の診療

4　主な精神障害の治療

5　精神障害者の看護

6　精神保健福祉の変遷

7　精神保健福祉対策

8　精神的健康の保持・増進

い。

4．学習障害

　　学習障害もしくは SLD は，学習や学業的技能の獲得に困難があり，いくつかの特徴をもつ。不的確または速度が遅く，努力を要する読字の障害であり，読んでいるものの理解が困難であり，当てずっぽうに言葉を言うことや発音に困難さをもつ。綴字の困難さがあり，文章のなかで句読点の間違いをしたり，段落のまとめ方や思考の書字表出に明確さがないという障害がある。

　　また，数字の概念，数値，または計算を習得することの困難さがあり，同級生が頭の中で行っている計算を，指を折ってすることや，数学的推論の困難さをもつ。いずれにおいても，SLD には IQ から平均的に期待される学習能力に比べて，学校生活において著しい障害を有する特徴がある。

L　小児期および青年期に発症する行動および情緒の障害

1．チック，抜毛症，遺糞症，遺尿症

　　小児期および青年期に発症する行動および情緒の障害には，多くの障害が含まれる。代表は ADHD や ASD などの発達障害であろうが，それら以外にも養育環境によるものや心理的な要因による疾患を多々含む。まず，チックやトゥレット症候群，抜毛症，遺糞症，遺尿症などの習癖群がある。

1 チック

　　チックは児童期に比較的よく見かける障害の一つである。瞬目や首を振る，声をあげるなどの一瞬の動作が不随意的に出現する障害である。チックはストレスに応じて増悪と軽快を繰り返す特徴があり，成人期に近づくにつれて軽減することが多い。

2 抜毛症

　　抜毛症は思春期に好発し，睫毛や眉毛，頭髪を抜く障害であり，強迫性障害の関連障害とされている。重症の場合には頭髪がなくなり，周囲の目を気にして常に帽子をかぶるようになる子どももいる。

3 遺糞症，遺尿症

　　不随意であろうと意図的であろうと，遺糞症は4歳以上で不適切な場所で大便を反復して出してしまうことであり，遺尿症は5歳以上でベッド上，または衣服の中へ反復的に排尿してしまうことである。いずれにおいても年齢が上がるにつれて軽快するが，その失禁に伴う恥のために，学校生活や宿泊生活（キャンプや合宿）を避けようとすることがある。その際には，子どもたちのプライドに十分に配慮した周囲の理解や援助が必要となる。

2．情緒障害群

　分離不安症／分離不安障害，選択性緘黙，反応性アタッチメント障害／反応性愛着障害，脱抑制型対人交流障害などの情緒障害群も，小児期に特有の精神疾患としてある。

1 分離不安症／分離不安障害

　分離不安症／分離不安障害は，愛着をもっている人（主に母親）からの分離に関して，年齢と不釣り合いなほどの恐怖や不安を訴える障害である。分離不安自体は正常の不安であり，1歳児などではよくみられることである。しかしながら，母親が病気になることや災害が起こることを心配したり，自分が誘拐されたり病気になったりすることを年齢不相応に心配したりするのである。12歳未満の子どもにおいては，最も頻度の高い不安障害であり，女児に多い。

2 選択性緘黙

　選択性緘黙とは，家庭以外では決して会話をしない子どもたちの状態をいう。主に就学前に発症することが多く，その病態や経過はいまだ解明されていない。

　分離不安症／分離不安障害にしろ選択性緘黙にしろ，子どもと親の不安を理解し，それを受け入れてあげる環境づくりに努めていくべきである。

3 反応性アタッチメント障害／反応性愛着障害，脱抑制型対人交流障害

　反応性アタッチメント障害／反応性愛着障害，脱抑制型対人交流障害は，虐待体験と大きく関係してくる。反応性アタッチメント障害／反応性愛着障害に関しては，大人に対して最小限でしか情緒的な交流をしたがらない特徴があり，過去の体験から周囲の大人への警戒心や不信感が極めて強い状態といえる。

　逆に脱抑制型対人交流障害に関しては，過度に大人になれなれしく近づき，特定の大人との安定した愛着関係を保つことができない。いずれにおいても虐待体験が大きく関与している病態であり，その治療には安定した生活環境の提供が求められる。虐待が疑われる場合は，児童相談所との連携を模索し，子どもの環境を改善していくことを心がけるべきである。

引用文献
1）Minkowski, E. : La Schizophrénie, 2ed, Desclee de Brouwer, Paris, 1953.
2）Bienvenu, O. J., et al. : Psychiatric 'diseases' versus behavioral disorders and degree of genetic influence, Psychological Medicine, 41 : 33-40, 2011.
3）Kendler. K. S., et al. : Stressful life events, genetic liability, and onset of an episode of major depression in women, Am J Psychiatry, 152（6）: 833-842, 1995.

　　学習の手引き

1. 精神障害の各治療法について整理しておこう。
2. 精神科で用いられる薬物の種類を記憶し，主な有害作用について整理しておこう。
3. 器質性精神障害をあげ，その治療を復習しておこう。
4. 物質関連障害の種類をあげ，特徴を説明してみよう。
5. 統合失調症の基本症状を復習しておこう。
6. 双極性感情障害の特徴を記憶しておこう。
7. 神経症性障害とはどんな状態か，説明してみよう。
8. 人格障害とはどんな状態か整理しておこう。

第4章のふりかえりチェック

次の文章の空欄を埋めてみよう。

1　抗精神病薬の有害作用（副作用）

　　急性ジストニアは筋の　①　によるものである。眼球が上転したり，舌が口から飛び出したままになったり，　②　が横を向いたままになったりしてしまう。
　　アカシジアは　③　と訳されている。治療の初期に，　④　にむずむずした感覚が生じ，じっとしていられない。
　　通常 38℃以上の高熱や　⑤　，振戦（しんせん），発汗，高　⑥　血症が認められた場合は，悪性症候群を疑う。そのほか　⑦　，昏迷（こんめい），せん妄などがみられる。

2　精神療法

　　精神療法には，　⑧　精神療法と　⑨　精神療法がある。　⑧　精神療法の主流は，心理教育と　⑩　（SST）である。

3　てんかん発作

　　てんかん発作においては，　⑪　を計測することによって，脳の電気的嵐ともいえるてんかん性異常波をとらえることができる。てんかんの分類は，発作の起始部位によって　⑫　と全般起始発作に二分し，そこに入らないものを起始不明発作とする。また，　⑫　は，　⑬　が保たれている焦点意識保持発作と，　⑬　に障害を伴う焦点意識減損発作に分けられた。

4　統合失調症

　　統合失調症には，幻覚，妄想，思考障害などの　⑭　症状と，慢性の意欲欠如，自発性減退，社会的引きこもり，感情鈍麻（どんま）や感情の平板化（感情表出の減少），思考の貧困や会話の貧困，非社交性，自閉などの　⑮　症状がある。急性期は　⑭　症状が目立ち，慢性期は　⑮　症状が目立つことが多い。

序　精神看護のとらえ方

1　心の健康と発達

2　心の働きと危機

3　精神障害者の診療

4　主な精神障害の治療

5　精神障害者の看護

6　精神保健福祉の変遷

7　精神保健福祉対策

8　精神的健康の保持・増進

■ 精神看護

第5章　精神障害者の看護

▶**学習の目標**　●精神障害の見方と対応について学ぶ。
●精神障害者に対する看護の基本を理解する。
●精神科医療の実際を学び，看護援助を理解する。
●治療場面ごとの精神科看護の実際を学ぶ。
●疾患による特徴的な症状と看護援助の方法を学ぶ。
●各治療法における看護援助の方法を学ぶ。

I　精神障害の見方と患者とのコミュニケーション

A　精神障害の見方

1．精神障害とは

　かつて，統合失調症や躁うつ病，神経症，器質性精神病などを精神疾患（mental disease）とよんでいた。しかし，1980 年にアメリカ精神医学会が『精神障害の診断・統計マニュアル　第 3 版』（DSM-Ⅲ）を発表してからは，精神疾患でなく精神障害（mental disorder）という言葉が用いられるようになった。

　また，『疾病及び関連保健問題の国際統計分類　第 10 版』（ICD-10）でも「精神および行動の障害」と表記されている。このことは，医学的な「疾患」よりも，その結果としての社会活動の制限や社会参加の困難，社会的不利などの問題の重要性が認識されるようになったことを示している。

2．精神障害の観察

　精神看護における観察の基本は，患者の発する言葉やその抑揚・表情・行為などの**非言語的メッセージ**を客観的に把握することと，その「意味」を理解することである。患者のなかには，**病識**（疾患に対する認識）が欠如していたり，自分の症状を正しく表現できない人も多い。精神看護では，患者の疾患や治療の理解にくわえ，

認知機能や価値観や信念，心理社会的背景などを踏まえ，患者の言動から言語的・非言語的メッセージを理解することが必要である。

3．面接の技術

1 傾聴とラポールの関係

面接において最も基本的な技術は，「援助しようとしている対象の話をよく聞くこと」，つまり**傾聴**である。看護師が聞きたいことだけを聞こうとしたり，看護師の考えを押しつけたりしてしまえば，面接がうまくいかないだけでなく，その後の治療関係にも悪い影響を残してしまう。一方で，看護師が関心や興味をもって話を聞き，対象を理解しようとする態度は，非言語的情報として相手に伝わり，対象に「もっと話してみよう」という気持ちを起こさせる。その結果，「よく話を聞いてもらえた」という体験が対象に残れば，看護師を信頼して，その後も自分の気持ちや悩みを率直に打ち明けやすくなる。

このように，対象が自分の気持ちや意見を，素直に誠実に表現できるような関係が成立した状態を，**ラポール**という。ラポールの形成には，対象のありのままを受け入れる姿勢で関心を寄せて話を聞くことが，その後のさらなる信頼関係につながり，より良い治療関係をつくっていくことにつながる。

2 看護師の態度

看護師は相手を威圧しないようなまなざしで，できるだけ目を合わせながら話をする。表情は「あなたの話を聞きますよ」という肯定的な気持ちを表すように，硬過ぎず柔らか過ぎない表情を意識する。また，腕組みや足組みはしない。自分の話すスピード，声の大きさや調子，間には，対象の話に興味をもって聞いているかどうかがよく表れる。落ち着いた声の調子や話し方について，日頃から意識して確認しておくとよい。

3 対象との位置関係

1）対象との距離

面接を行うときは，対象との距離に配慮する。話をする互いのからだが手を伸ばせば触れることのできる距離（45〜120cm）が，親しい友人どうしで会話をする距離といわれており，面接にもこの程度の距離が適している。相手の状況や自分との関係性を踏まえ，その時の心理的距離を測りながら適切な物理的距離をとることが望ましい。

2）対象との向き合い方

対象に治療の説明をしたり，同意をとるときなど，形式的な話をする際には，真正面から話す対面法を用いる。対象の内面的なことに触れなければならないときには90度に向き合う。関係性が十分に築けていない場合には並列になると緊張感が緩和され，相手が話しやすくなる（図5-1）。

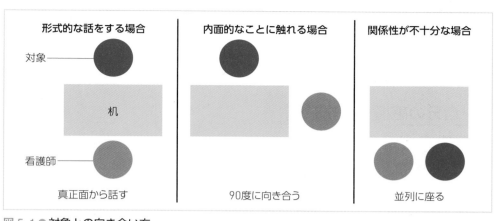

図 5-1 ● 対象との向き合い方

B　精神障害者とのコミュニケーション

　コミュニケーションとは，意思や感情，思考，価値観などの情報を，言葉や表情，身振りなどの様々な手段を用いて相互に伝え合うことである。その方法には**言語的コミュニケーション**と**非言語的コミュニケーション**があり，送り手と受け手の相互の協力があって成り立っている。

　精神障害者は，コミュニケーションが困難な場合がある。たとえば，認知機能の低下や対人緊張，場の空気が読めない，文脈に合わない返答をするなどである。

　精神障害者とのコミュニケーションを，"難しい"と感じる場面は多いかもしれない。しかし，精神障害者とのコミュニケーションは，患者を理解し，その後の援助関係を形成していくうえで特に重要である。

1．感情に意識を向ける

　客観的にはつながっていないように思える話の内容も，患者にとっては意味のあることを伝えようとしていることが多い。患者の気持ちに焦点を当てて話を聞くことが大切である。何に怒りや不安，恐怖を感じているのか，あるいは何にうれしさを感じ表現しようとしているのかなど，気持ちに焦点を当てることで，そのときの患者の心理状態を把握することができる。相手の気持ちをとらえて，「このときうれしかったのですね」などフィードバックすることは，患者に自分自身の抱いていた感情に気づかせ，自己理解を深めることにつながる。

2．会話を促進する

　患者とのコミュニケーションでは，相手が話をしやすいように会話を促進することも重要である。うなずいたり，相づちを入れたりしながら話を聞くことは，患者に共感していることを表現するものである。

　また，相手の用いた言葉を別の言葉に置き換えて表現することを「**言い換え**」という。さらに，患者が話した内容の重要部分をまとめて表現することを「**要約**」といい，会話の活性化，焦点の明確化につながる。これらは，会話を促進するためのコミュニケーション技法の一つである。

3．自分の感情を認知する

1）　看護師の感情変化

　看護師は患者とのコミュニケーションにおいて，様々な感情を体験する。たとえば，従順な患者に対しては優位な気持ちを抱き，逆に看護師のかかわりに反応しない患者に対しては，腹を立てたり，自分が脅かされているような感情をもつ。これらの感情により看護師は，もっと患者に認められたいと思ったり，逆にかかわりを避けたいと思ったりするなど，その後の患者との関係に影響を及ぼすことがある。

　このような事態を恐れて患者と距離を置くことは，その関係のなかで生じる感情的な苦痛から自分を守ることにはなるが，患者への援助は業務を遂行するだけの表面的なものになる可能性がある。看護師はまず，患者との関係のなかで生じる自分の感情や葛藤を認め，これに注意を払ってうまく処理していく方法を学習していく必要がある。

2）　転移と逆転移

　患者から治療者側に向けられる感情のなかに，**転移感情**がある。転移とは，両親など，これまでに自分自身が重要な人物に向けていた，愛情や好意，怒り，憎悪などの感情を，現在の人間関係のなかに再現することで，**無意識的願望**を充足させようとする自我防衛機制の一つである。

　転移には陽性と陰性があり，それぞれ異なる特徴をもっている。**陽性転移**とは，好意や信頼，尊敬，感謝，情愛，親密感などの転移感情であり，**陰性転移**とは，否定や敵意，不信感，攻撃性，猜疑心などの転移感情である。

　患者側からのこれらの転移感情に対して，時に治療者側が私的な感情を抱くことがあり，これを**逆転移**という。看護師は，自分の感情を見つめる際に，この逆転移とよばれる感情に気をつけなければならない。逆転移感情は，無意識の感情であるため，それに気づくことは難しい。このような感情があることを踏まえ，時には同僚の客観的な意見も参考にしながら，患者との関係を見つめ直していく姿勢をもつことが大切である。

Ⅱ　精神障害者看護の基本

A　看護の基本

1．看護の目的と本質

　日本看護協会は，看護の目的を「看護はあらゆる年代の個人，家族，集団，地域社会を対象とし，対象者が本来もつ自然治癒力を発揮しやすい環境を整え，健康の保持増進，疾病の予防，健康の回復，苦痛の緩和を行い，生涯を通して，その人らしく生を全うすることができるよう身体的・精神的・社会的に支援する」と定義している。

　要するに，看護の目的は，看護の対象のもっている顕在的能力や潜在的能力を最大限に発揮できるようにし，その対象の well-being（**健康感，幸福度**）を高められるように支援することである。

　つまり，対象の症状や障害を解決することを目的にするのではなく，その人らしく主体的に生活できるようにすることであり，その人の自己決定を尊重し，希望に沿うように寄り添うことが重要になる。そのためには，対象をよく理解することが求められる。これは対象が精神障害者であってもなくても同じである。

2．精神看護と精神科看護

　精神看護は，身体疾患により一時的に精神機能を脅かされている人や，人生の危機に遭遇している人，より高次な精神の健康を求めている人などへの看護を指す。

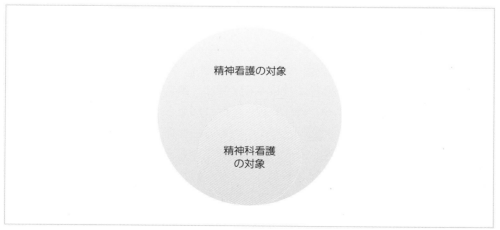

図 5-2 ● 精神看護の対象と精神科看護の対象

序　精神看護のとらえ方

1　心の健康と発達

2　心の働きと危機

3　精神障害者の診療

4　主な精神障害の治療

5　精神障害者の看護

6　精神保健福祉の変遷

7　精神保健福祉対策

8　精神的健康の保持・増進

　一方，**精神科看護**は，精神機能や自我機能に何らかの障害があり，これにより日常生活や対人関係に問題を生じている人への看護を指す。このように精神看護は，広く人間の心の健康や発達にかかわり，精神の健康の保持・増進，疾病の予防，疾病からの速やかな回復を目的としている（図5-2）。

3．精神科看護の対象者

　精神科看護の対象は，精神機能や自我機能に障害があり，現実世界の認知および自己像にゆがみを生じていたり，対人関係やコミュニケーション領域で困難な経験をしている人々である。その障害により，対人関係のみならず日常生活全般に影響が表れる場合もある。このような対象に対して看護師は，対人的援助や日常生活援助，治療的環境の調整を行う必要がある。

4．正しい知識・理解の必要性

　看護師は，障害によって妨げられた患者の生活上の問題が解決されるように援助していかなければならない。そうした看護を適切に行うためには，疾患や症状に関する正しい知識や理解が必要である。

　精神障害者は病識が低下していることも多い。看護師はそのことを踏まえ，患者と治療的な人間関係を築き，日常生活支援や再発予防支援を行う。

5．対人的援助

　現実世界の認知や自己像にゆがみを生じている場合，人は他者を「自我を脅かす危険な存在」と認識し，受け入れがたいと感じることがある。これにより相手に無関心を装ったり，自分を守ろうとして攻撃性を示す場合がある。このような患者に対しては，自我を脅かさないように支援することが求められる。

　また，看護師は患者が精神症状を呈している時にも，症状への対応をとおして対人的な援助を提供する。さらに，回復過程においては，看護師自身が役割モデルとなり，対人関係を学習できる機会を提供する必要がある。

6．日常生活の援助

　精神の健康が損なわれると，食事や排泄，睡眠，活動などといった日常生活に変調をきたす。このような患者に対して看護師は，患者が日常生活にかかわる能力を高められるように援助する。特に留意しなければならないのは，**患者の個別性**である。画一的に看護師が望ましいと考えている方法を押しつけるのではなく，患者の価値観や信念，習慣を尊重し，それに合わせて介入を工夫することが重要である。

　また，看護師は患者の病的な側面だけにとらわれず，健康な側面にも関心を向けて，これを強化するよう援助していく必要がある。患者の損なわれた能力を補うことも必要であるが，状況を観察しながら，自立に向かうようにその患者の**強みを強化**する役割も担っていることを忘れてはならない。

7. 治療的環境の調整

　精神科においても，患者のプライバシーや安全を守る環境づくりが重要である。しかし，自傷・他害の防止のため，かみそりやはさみなどの刃物類，びん類，靴ひもやベルトなどのひも類は病棟への持ち込みを制限する。

　部屋の環境については，窓の開放幅を制限したり，万一，縊首（いしゅ）を図ったときのためにカーテンをはずれやすくするなどする。事故防止のため，ナースステーションの出入り口や，器材やリネン類を保管する倉庫や棚にも鍵をかけて管理する。音に敏感な患者の場合には，保護室（隔離室）を使用して音による刺激を軽減する。

8. 様々な場での精神医療・精神看護

1 チーム医療

　精神科における治療には，医師，看護師，精神保健福祉士，臨床心理士（公認心理師），作業療法士，理学療法士，薬剤師，管理栄養士，臨床検査技師などの専門職がかかわる。1つの治療チームとして治療を成功させるため，おのおのの専門性を尊重しながら協働している。患者のもっている顕在的能力や潜在的能力を最大限に発揮できるようにし，well-being を高めるためには，ほかの専門職と協力しながら患者を支援していくことが必要不可欠である。

　看護師は，多職種と協力しながら治療チームの一員として，チームのコーディネーター的役割を果たしていかなければならない。また，日頃最も患者の身近で接している専門職として，患者の状態や精神症状の変動を把握し，モニタリングを行い，時に患者の意思の代弁者として患者の自己決定を支え，その専門性を発揮していくことが求められる。

2 リエゾン精神看護

　精神科以外の診療科においても，複雑な精神的問題を抱える患者は多い。このような患者の心の問題に対応する看護領域に，**リエゾン精神看護**がある。リエゾンとは，「連携」「連絡」「橋渡し」を意味する言葉であり，リエゾン精神看護の目的は，精神科看護の専門的知識や技術をほかの領域の看護につなげ，統合することである。

　対象となるのは，一般科に入院しているせん妄・抑うつ状態にある患者，精神疾患を有する患者，自殺企図で入院した患者など，身体疾患やその治療が由来で精神的問題を抱えた患者である。リエゾン精神看護では，そうした患者に対して，専門的な視点から援助し，問題の解決を図る。

　2012（平成24）年の診療報酬改定より「精神科リエゾンチーム加算」が加わった。精神科リエゾンチームは，精神科医師，専門看護師や認定看護師，薬剤師，臨床心理士，精神保健福祉士などの職種から構成される。

　また，看護師自身もリエゾン精神看護の対象であり，メンタルヘルスケアの向上に寄与する活動が行われている。

序　精神看護のとらえ方
1　心の健康と発達
2　心の働きと危機
3　精神障害者の診療
4　主な精神障害の治療
5　精神障害者の看護
6　精神保健福祉の変遷
7　精神保健福祉対策
8　精神的健康の保持・増進

3 災害時における支援

　地震や津波，台風などの災害時は，被災地の精神保健機能が一時的に低下し，災害ストレスによって精神科問題が生じる。精神障害者は，災害時の情報把握や避難，生活手段の確保などを自立して行いにくい立場に置かれている**要配慮者**である。要配慮者のうち，自ら避難することが困難な**避難行動要支援者**を把握し，円滑で迅速な避難の確保をするために支援することが必要である。**災害派遣精神医療チーム**（**DPAT**）は，被災直後から被災地に赴いて精神科医療機関などで精神障害者の**トリアージ**を行い，医療機関や避難所などへの搬送を行う（第2章-V-E-3「災害派遣精神医療チームとは」参照）。

　また，災害後の避難所においては，高齢者がせん妄を発症したり，精神障害者が通院や服薬の中断によって症状が悪化したりする。健常者でも不安や恐怖，抑うつ，いらいら感，不眠，食欲低下など，災害のショックやストレスによる新たな精神的問題が発生する。救援や支援活動をする援助者も援助活動でストレスを受けており，援助者自身が被災者である場合もある。DPATなどの多職種で構成される**こころのケアチーム**は，活動場所における精神科医療のニードをアセスメントして被災者に対応し，さらに援助者への相談や助言などを行う。

B　患者−看護師関係

1．対人関係における患者−看護師関係

　精神科看護の対象は，心の健康問題をもつ人々である。このような人々は，内面の心理的葛藤が強く，困難な問題や人生における危機的状況に直面した際に，それらの問題状況にうまく対処できずに，不安を感じ，当惑し，過度な緊張状態に陥ったり，混乱したりする。これにより周囲の人との関係が保てなくなるだけでなく，ついには日常生活に破綻をきたしてしまう。精神科看護は，このような状況の人々に対して，その人が緊張や不安を解消し，自我を整え，自身の健康問題を自ら解決できるように，その人の成長や自立を助ける援助活動である。このような援助活動は，患者と看護師の人間関係を基盤にして行われる。

　人がその人らしくいきいきと自立して生活していくには，信頼，自尊，愛，相互依存など，人間の基本的欲求が満たされることが重要である。この基本的欲求は，人間が生まれ，成長・発達していく過程における人間関係のなかで形成され，満たされていくものである。しかし，なかでも精神に健康問題をもつ人は，周囲の人とうまくかかわれないことが多いために，これらの基本的欲求が満たされない状況に陥りやすい。

　このような患者にとって，身近にいて多くの時間を共有する看護師との間で関係をつくり上げていくことは，治療的意味合いをもつ。看護師とのかかわりのなかで，人に認められたり，人を頼りにしたり，自分自身を大切に思えたりといった経験を

重ねることが，患者にとって治療的体験となる。このように，患者と看護師との関係を治療的な関係に発展・確立していくことが，精神科看護にとって重要であり，特徴でもある。

2．看護理論における患者−看護師関係

1 ペプロウ

　ペプロウ（Peplau, H. E.）は，人間の発達理論，対人関係理論，および学習理論から，患者−看護師関係のなかに独自の機能があるという看護理論を構築した。ペプロウは『人間関係の看護論』のなかで，患者と看護師の治療的な人間関係のなかに「方向付け」「同一化」「開拓利用」「問題解決」の4つの局面があるとした。そして，個人のパーソナリティの成熟を促し，成長させることは，看護の教育的な機能の一つであると述べている。

2 オレム

　オレム（Orem, D. E.）は，患者のセルフケア援助の基盤として，患者−看護師関係が重要だと主張している。オレムは，患者−看護師関係には，①**社会的関係**，②**人間対人間の相互関係**，③**技術的関係**の3つのレベルがあるとしている。

C　観察

1．身体的側面の観察

　身体的側面の観察により，患者が訴えられない身体の異常の発見につながる場合がある。以下に，具体的な観察項目を述べる。

1 一般状態

　体温や脈拍，血圧，呼吸などの状態，意識障害の有無，排尿の有無や尿量，食事摂取の状況，栄養状態，血糖値など。

2 身体的特徴

　身長，体重，姿勢，筋肉の緊張，四肢の筋力，歩行の状態，不随意運動の有無，視力や聴力の状態，口腔内の状況（義歯やう歯などの有無）など。

3 体調の変化

　睡眠状況の変化，下痢や便秘の有無，体重の増減，食欲の不振や亢進，動悸や悪心，頭痛の有無など。

4 既往歴

　頭部外傷，脳血管障害，感染症など精神障害と関連がある身体疾患，生活習慣，シンナーや覚醒剤などの薬物使用歴，アルコール依存の有無など。

2．精神的側面の観察

　精神的側面にかかわる情報は，入院時の情報収集が困難な場合も多いが，できる

序　精神看護のとらえ方

1　心の健康と発達

2　心の働きと危機

3　精神障害者の診療

4　主な精神障害の治療

5　精神障害者の看護

6　精神保健福祉の変遷

7　精神保健福祉対策

8　精神的健康の保持・増進

だけ早期に情報収集することでその後の看護ケアに生かすことができる。

1 精神状態

意識，感覚や知覚，感情，思考障害，気分（感情）の障害，意欲・行動の障害，知的・発達障害など。

2 衝動性

自傷や他害の可能性の有無，過去の自傷・他害歴など。

3 病気への関心，態度

自分の病気をどのように認識しているかを把握する。入院への同意の程度，治療の必要性の理解，介入や服薬への拒否の有無，治療への過度な期待や依存など，患者の治療に対する態度に目を向ける。

4 医療者や他者との関係

医療者への態度や信頼感の有無，ほかの患者への態度や距離，関係性の取り方，家族に対する思いなどを観察する。

3．社会的側面の観察

社会的側面から得られる情報は，患者本人から得られる場合と，家族やかかわりの深い知人，関係者などから得られる場合がある。情報を収集する際には，系統的に整理しながら聴取する。

1 生活史

幼小児期の精神的発達，非行・犯罪歴，母親や同胞（きょうだい）との関係，友達付き合い，結婚歴，子どもの有無など。

2 文化的・宗教的・経済的側面，社会における地位と役割

出生や出生時の家庭状況，成育歴，学歴，職業，職歴，就学・就業上の問題，健康保険の種類，社会資源の利用など。

4．日常生活の観察

入院している患者の多くは，個人生活や集団・社会生活におけるセルフケアに障害がある。セルフケアがもともと身についていない患者のほか，発病によって障害された患者もいる。その障害の程度をアセスメントし，セルフケアを回復・獲得させる援助を行う。

1 食事・水分摂取

嚥下障害や丸飲み，過食や拒食の有無，食物に対するこだわりや偏食，盗食の有無，食事・水分摂取の量など。

2 睡眠

睡眠時間，入眠困難や中途・早朝覚醒の有無，熟眠感，睡眠薬の使用の有無など。

3 排泄

運動量の低下や抗精神病薬の副作用により便秘が起きやすい。排尿・排便の回数，性状を注意深く，また，放尿，放便，弄便，失禁，尿閉などの有無も観察する。

4 **身辺の整理・整頓**

　整理・整頓の能力や意欲，ある特定の物へのこだわり，意味のない物の収集などの有無。

5 **清潔**

　清潔に対する意識が極端に敏感になったり，あるいは無関心になっていないか，また特異な習慣がないかを観察する。併せて，身だしなみや適切な衣類の選択ができるか，衣類の洗濯などの管理ができるかなどの自立状況についても観察を行う。

6 **レクリエーションへの参加状況**

　レクリエーションの場では，他者との感情の交流の有無やその状態，対人関係のもち方などを観察する。また，精神症状の変化や，レクリエーションの刺激による反応，積極性や集中力なども観察する。

D　精神科看護における記録

1．看護記録とは

　看護記録の基本については，精神科においてもほかの診療科の記録と違いはない。看護記録は，「診療記録」の一部であり，医療法施行規則21条の5および22条の3にて，施設基準としての看護記録の記載と保存義務，診療報酬の裏づけとしての看護記録の記載義務が規定されている。

1 **看護記録の機能**

　看護記録には，様々な機能がある。患者に提供する看護の根拠を明示する役割，医療者間または患者－医療者間での情報共有の手段，また，当該施設がその設置要件や診療報酬上の要件を満たしているかの証明，ケアの提供やその向上・開発などの重要な資料となる。さらに，医療事故発生時には，医療訴訟の際の法的資料ともなり得る。こうした種々の機能を踏まえ，その施設で確立された看護システムに則って看護記録の作成にあたる。

2 **記載事項**

　精神科では，精神保健福祉法の遵守が求められる。隔離や拘束，通信・面会・外出の制限といった医師からの行動制限の指示については，患者の人権を擁護する観点からも，法律を遵守し適切に実施していることを，適切な時期（時間）に記録として残す必要がある。

　特に，隔離や拘束の場合は，開始または終了時間，理由，指示を出した医師名（精神保健指定医），拘束部位，患者への説明を行ったかの記載は必須である。看護師は，隔離や拘束を実施している間の患者の精神状態や，身体的異常の有無について，ある一定の時間ごとに，観察内容を記録する。

　以下に，様々な種類の看護記録の特徴について述べる。

序　精神看護のとらえ方
1　心の健康と発達
2　心の働きと危機
3　精神障害者の診療
4　主な精神障害の治療
5　精神障害者の看護
6　精神保健福祉の変遷
7　精神保健福祉対策
8　精神的健康の保持・増進

2．フローシート

　　フローシートは，問題の追跡のために開発された一覧表で，定期的な処置やケア，観察事項などを，記号や数値などで記載する。記録時間の短縮や記録の効率化，問題の追跡に有効である。また，水分出納フローシートや睡眠フローシートなど，特定の状態の経過を観察するためにも用いる。

3．叙述的経過記録

　　叙述的経過記録とは，文章で記載する経過記録のことをいい，経時記録，クリニカルパス，フォーカスチャーティング，POSなどの記録様式がある。それぞれに特徴があるので，患者や施設の状況に合わせた記録様式が選択される。

1 **経時記録**

　　経時記録とは，患者の状態や，実施した看護・検査内容，また看護や検査に対する患者の反応や結果などを，経時的に記録する方式をいう。

2 **クリニカルパス**

　　クリニカルパス（クリティカルパス）とは，時間軸に沿った治療や看護介入が見取り図のように表現されており，退院に向けて想定される最短の計画が組み込まれている記録様式である。患者中心の医療の実現，医療の標準化，在院日数短縮，記録の省力化などの利点があり，精神科においてもクリニカルパスの開発が進んでいる。

3 **フォーカスチャーティング**

　　フォーカスチャーティングとは，患者の現在の状態や治療・看護における反応に焦点（focus）を当てて記載する記録様式である。知りたい情報の検索に便利で，患者中心の記録方法であるとされている。

4 **POS**

　　POSとは，**問題解決志向型システム**（problem oriented system）を略したものである。患者の問題点をあげ，計画，実施，評価を科学的・分析的に記録する方法である。この考え方に基づく記録を，PONR（problem oriented nursing record）とよび，その構成要素である経過記録の様式を**SOAP**（subject, object, assessment, plan）**法**という。

4．プロセスレコード

　　プロセスレコードとは，患者と看護師とのコミュニケーション場面において，患者の言動について分析し，看護師がどう反応したかを振り返るものである。患者とのコミュニケーション場面を振り返ることで，客観的に患者の状況を分析し，患者理解を深められるだけでなく，看護師自身の自己洞察を深めることができる（表5-1）。

表 5-1 ● プロセスレコードの例

コミュニケーション場面
Aさんは部屋にこもっていることが多い。医師から散歩の許可が出ていたため，誘ってみたが，断られてしまった。

患者（Aさん）の言動	看護師の考え	看護師の言動	振り返り
		①「Aさん，今日は天気がいいですよ。良かったら，一緒に散歩に出ませんか」	
②「うーん。別に行かなくていいよ」目を合わせずに，ぼそっと言う	③散歩は嫌いなのかな？ 体調がよくないのかな？	④「体調があまり良くないですか？」	④患者には気が進まない理由はありそうだが看護師が「体調が…」と限定してしまっている。「何か気が進まない理由があるのですか」など患者が自分の考えを述べやすいように対応したらよかった。
⑤「そういうわけじゃないんだけど…」言葉をつまらせる	⑥体調は悪くないんだな。じゃあどうしてなんだろう？ せっかくだから，もう一度誘ってみよう	⑦「それなら，外に出てみましょうよ。風が気持ちいいですよ」	⑤患者は散歩に対して気が進まないが断る理由や方法を思いついていない状況。そのような患者の気持ちに⑥では気づいていない。結果⑦は⑤の患者の思いを無視した応対になってしまっている。
⑧「行きたくないって言ってるでしょう！やめてよ！」語気を荒げる	⑨怒らせてしまった。今日はもう誘うのはやめておこう	⑩「気が乗らないのに何度も誘ってすみません。また今度にしましょうね」	⑧について，患者さんの思いをくみ取ることができず，拒否されてしまった。関係性ができていなかったのかもしれない

Ⅲ　精神科医療の実際と福祉的視点

A　精神科医療の実際

　2004（平成 16）年の精神保健医療福祉の改革ビジョンでは，「入院医療中心から地域生活中心へ」という方策を推し進めていくことが提示された。以来このビジョンに基づき，精神障害者が地域で生活していくための様々な施策が行われている（図 5-3）。

　2006（平成 18）年には**障害者自立支援法**が施行され，障害者が地域で安心して自立して暮らせる社会を実現するという理念のもと，身体障害，知的障害，精神障

序　精神看護のとらえ方
1　心の健康と発達
2　心の働きと危機
3　精神障害者の診療
4　主な精神障害の治療
5　精神障害者の看護
6　精神保健福祉の変遷
7　精神保健福祉対策
8　精神的健康の保持・増進

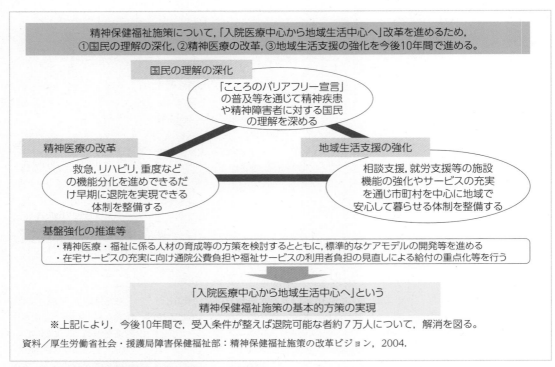

精神保健福祉施策について，「入院医療中心から地域生活中心へ」改革を進めるため，
①国民の理解の深化，②精神医療の改革，③地域生活支援の強化を今後10年間で進める。

国民の理解の深化

「こころのバリアフリー宣言」
の普及等を通じて精神疾患
や精神障害者に対する国民
の理解を深める

精神医療の改革

救急，リハビリ，重度など
の機能分化を進めできるだ
け早期に退院を実現できる
体制を整備する

地域生活支援の強化

相談支援，就労支援等の施設
機能の強化やサービスの充実
を通じ市町村を中心に地域で
安心して暮らせる体制を整備する

基盤強化の推進等

・精神医療・福祉に係る人材の育成等の方策を検討するとともに，標準的なケアモデルの開発等を進める
・在宅サービスの充実に向け通院公費負担や福祉サービスの利用者負担の見直しによる給付の重点化等を行う

「入院医療中心から地域生活中心へ」という
精神保健福祉施策の基本的方策の実現

※上記により，今後10年間で，受入条件が整えば退院可能な者約7万人について，解消を図る。

資料／厚生労働省社会・援護局障害保健福祉部：精神保健福祉施策の改革ビジョン，2004.

図 5-3 ● 精神保健福祉施策の改革ビジョンの枠組み

害，障害児の障害者福祉施策が統合された。障害者自立支援法は2013（平成25）
年に**障害者総合支援法**に改正されている。また，2014（平成26）年には精神保健
福祉法も改正され，精神障害者の地域生活への移行を促進するため，精神障害者の
医療に関する指針（大臣告示）が策定された。

　このように，わが国の精神医療は，病院中心の医療から，精神障害者の地域生活
を支える精神医療へと改革されている。今後，精神科医療は入院治療の最適化のみ
ならず，**アウトリーチ（訪問）**を推進することによって，精神障害者が地域で生活
していくために必要な保健・医療・福祉サービスを包括的に提供することが求めら
れている（図5-4）。

1．通院治療（外来通院）

　通常，医療機関への受診行動としては，外来を直接訪れる，保健所や福祉事務所
などの機関をとおして紹介される，場合によっては精神保健福祉法などに基づいて
などがある。いずれにしても，外来受診を経て何らかの診断を受けることで，以後
の治療ルートが設定される。

　日常生活上，定期的な外来通院のみで特に支障をきたさないのであれば，地域で
生活しながら通院治療を継続していくのが一般的である。患者の病状が外来通院治
療ではサポートできない状態に至ると，入院治療が必要となる。入院治療が必要と
なった場合の入院形態に関しては，第7章-Ⅱ-A「精神保健福祉にかかわる施設」

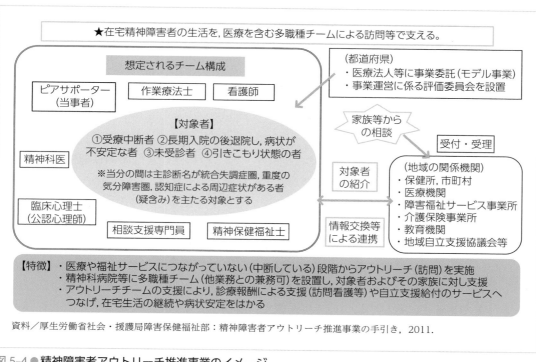

図 5-4 ● 精神障害者アウトリーチ推進事業のイメージ

を参照されたい。

2．入院治療

　入院治療は薬物療法を中心に様々な治療法の組み合わせによって行われる。この入院治療にはいろいろな制約があると同時に，治療に必要な処遇上の問題が含まれている（詳細は，本章-Ⅳ-A「入院治療場面での看護」を参照）。

3．精神科リハビリテーション

　入院治療から退院に向けた精神科リハビリテーションの過程では，疾患をもちながらも，日常生活，社会生活が営めるよう，様々な介入（レクリエーション，作業療法，社会生活スキルトレーニングなど）を行う。

　精神科リハビリテーションをどのように進めるかについては，入院時から検討する必要がある。退院に向けての援助は，次項（本節-B「看護援助における福祉的視点」）で述べるような，住環境や生活環境，経済環境などを考慮しながら，本人自身が最も好ましいと望む環境を用意し，支援していくことが重要である。

　同時に，社会での生活そのものを支援していく社会資源の活用について知っていなければならない。特に近年，社会復帰施設としての地域生活支援センターなど，地域社会での精神障害者の生活を支援するシステムが整いつつあり，看護師もそれらを利用するための情報をもち，連携を図っていかなければならない。

序　精神看護のとらえ方
1　心の健康と発達
2　心の働きと危機
3　精神障害者の診療
4　主な精神障害の治療
5　精神障害者の看護
6　精神保健福祉の変遷
7　精神保健福祉対策
8　精神的健康の保持・増進

B　看護援助における福祉的視点

1.　福祉的視点とは

　従来，精神障害者は治療の対象となる病気を抱えた「患者」であり，疾患を治療するために医療的介入を必要とする存在であったため，社会生活を送るうえでの施策は非常に乏しかった。1995（平成7）年，精神保健法は**精神保健福祉法**に改正され，精神障害者を医療だけでなく正式に福祉の対象とした。これを機に，精神障害者の自立と社会参加促進のための福祉施策が充実した。精神科領域は，医療の枠だけでは解決し得ない様々な問題が含まれており，法律が示しているように，**福祉的視点**を同時にもって対応していかなければならない。

　たとえば，**注察妄想**により人の目が気になって部屋から出られないため，買い物ができず，何日も食事を摂っていない患者を例にあげてみる。注察妄想は医療の対象であるが，買い物については医療では解決できない問題である。社会的存在としての精神障害者が，人として普通の生活をすることができるよう，必要な援助体制を組織化し，幸福の実現に向けてかかわることが福祉である。そのため，社会保障制度を最大限に利用し，障害をもちながらも円滑な社会生活が営めるよう援助していく視点が，看護援助における福祉的視点であるといえよう。

2.　環境の調整

　以下，看護援助における福祉的視点から，住環境，生活環境，経済環境，地域環境の4領域について述べる。

1 住環境

　社会生活を送るうえで，住環境は最も基本的な条件である。住む所なくしては生活が成り立たない。特に長期入院患者が地域社会で生活していくための住環境の確保は，最も大きな問題の一つである。

　家族や同胞（きょうだい）が健在で住環境が確保されていれば，その他の条件を調整することで社会生活は可能になるが，実際には住環境を整えることは困難なことが多い。それは経済環境と密接に関連しており，さらに家族や本人の意向なども絡み，複雑な問題となるからである（特に保証人問題など）。

　グループホームは，障害者が地域で家庭的な雰囲気のもと，専門スタッフの援助を受けながら共同生活を営む住居である。対象となるのは，単身での生活では不安があるため，一定の支援を受けながら地域のなかで暮らしたい場合や，施設を退所して地域生活へ移行したいが，いきなりの単身生活には不安がある場合などである。

2 生活環境

　精神障害者の生活環境に関して必要とされていることは，その障害により日常生活のしづらさがあることを理解することである。

　症状があって社会生活を円滑に営むことができないため，入院を継続させなければならないと判断するよりも，症状が残存していても，その状態でどこまで社会生活が可能であるかについてアセスメントすることが重要である。併せて必要な**社会生活スキルトレーニング（SST）**などのリハビリテーションを行うことも重要となる。日常生活上の障害があっても，その程度に応じて社会で暮らしていく同じ人として受け止めることが**ノーマライゼーション**の理念の具現化であり，この点が看護師として最も重要な心構えである。

　生活環境を整える手段としては，**地域生活支援センター**や**包括型地域生活支援プログラム（ACT**，詳細は第7章-Ⅰ-C「地域精神リハビリテーション」参照）のような支援が有効である。

3 経済環境

　社会で生活するためには，経済的に自立し，社会的責任や義務も果たしていくことが必要となる。生活費を，どの程度自己責任で賄うことが可能であるかは就労の程度とも関係するが，法律や制度についても知っている必要がある。障害の程度に応じて，就労支援サービスや生活保護制度などを利用する。

4 地域環境

　精神障害をもった人でも，同じ地域に生活する人として応じてもらえる環境が必要である。それには住環境や生活環境および経済環境を含め，患者としてではなく，生活する人として地域社会で安心して生活できる環境が用意されていなければならない。

　近年，地域生活支援センター，その他の社会復帰施設などが整備され，精神障害をもつ人も地域で普通に暮らしていけるようなサポート体制が拡大されている。

　精神障害者が地域社会で暮らしていくためには，彼らが地域生活を円滑に送ることができるような様々な施設やシステムが必要である。国をはじめ行政では地域福祉計画などで目標を定め，そのための予算措置を行っている。しかし，まだ実際に必要とされる数には及ばず，さらなる施策が必要とされているのが実情である。また，精神障害をもちつつも社会生活が快適に送れるよう支援することが，看護には求められている。

　前述のような様々な施設やその設備およびマンパワーをもち，新たな社会資源を開発することも含めて支援することで，それが可能となるだろう。

Ⅳ　精神科看護の場とその看護

　ここでは精神障害者の看護の展開を，入院治療と社会生活（地域）の場面に分けて概説する。

序　精神看護のとらえ方

1　心の健康と発達

2　心の働きと危機

3　精神障害者の診療

4　主な精神障害の治療

5　精神障害者の看護

6　精神保健福祉の変遷

7　精神保健福祉対策

8　精神的健康の保持・増進

A　入院治療場面での看護

　入院期間の長期化は，患者の生活感覚を鈍らせ，社会適応能力を低下させてしまう。入院治療の長期化を避け，早期に退院できるような看護支援が求められている。

1．入院時の看護

1 入院の告知，手続き

　入院に際しては，入院の形態に応じた告知書（図5-5, 6）により，医師から本人への告知が必要であり，同意を取得し，所定の手続きを踏んだうえでの入院となる（第7章-Ⅱ-A-1- 1 「入院形態」参照）。看護師は告知がスムーズに行えるよう援助する。

2 入院への対応，安全な環境の提供

　外来から病棟へ入院の連絡が入ったら，現在の患者の状況を情報収集し，適切な治療環境が提供されるよう病室や環境を整えて患者の来棟を待つ。不穏患者，意識レベルの低下した患者，身体管理が必要な患者など，それぞれの患者の状況に合わせて，個室・保護室の確保，拘束帯，点滴台，心電図モニターなどの物品を用意しておく。

3 家族への対応

　入院が決定することで，患者の家族は大きな不安を抱え，動揺している場合もある。家族の気持ちに寄り添い，温かい態度で接する。患者本人の意思に反して入院に至ることも多く，家族は複雑な思いを抱えている。入院治療につなげられてよかったことを伝え，それまでの家族の労をねぎらう。

　看護師のペースで説明を進めてしまわないように注意し，精神疾患についての知識をもたない家族でも十分理解でき，納得し，安心できるような説明を行う。

4 患者への対応

　患者が興奮状態や昏迷状態などの意識障害がある場合でも，きちんと挨拶をして，自分の職種や氏名を述べる。患者の氏名の確認を行う。これは患者との信頼関係をつくる基本的な要素である。

　患者には刺激の少ない療養環境を提供する。たいていの患者は，症状によって精神的・身体的に消耗しており，休息を必要としている。患者が静かな環境で療養できるように配慮する。

　また，患者本人や家族から，生育歴や生活歴，職歴，家族関係などを聴取する。本人からの聴取が難しい場合は，日を置いてから行う。

1) 身体的状態の観察

　バイタルサインの測定や皮膚の状態，栄養状態，脱水の有無，水分・食事摂取量，睡眠状況，排泄の状況などの観察を行い，直ちに身体管理が必要な場合は，点滴，心電図モニター，膀胱留置カテーテルなどの処置を行う。

序　精神看護のとらえ方

1　心の健康と発達

2　心の働きと危機

3　精神障害者の診療

4　主な精神障害の治療

5　**精神障害者の看護**

6　精神保健福祉の変遷

7　精神保健福祉対策

8　精神的健康の保持・増進

入院（任意入院）に際してのお知らせ

○○○○殿

令和　　年　　月　　日

1　あなたの入院は，あなたの同意に基づく，精神保健及び精神障害者福祉に関する法律第20条の規定による任意入院です。

2　あなたの入院中，手紙やはがきなどの発信や受信は制限されません。ただし，封書に異物が同封されていると判断される場合，病院の職員の立ち会いのもとで，あなたに開封してもらい，その異物は病院にあずかることがあります。

3　あなたの入院中，人権を擁護する行政機関の職員，あなたの代理人である弁護士との電話・面会や，あなた又はあなたのご家族等の依頼によりあなたの代理人となろうとする弁護士との面会は，制限されませんが，それら以外の人との電話・面接については，あなたの病状に応じて医師の指示で一時的に制限することがあります。

4　あなたの入院中，あなたの処遇は，原則として開放的な環境での処遇（夜間を除いて病院の出入りが自由に可能な処遇。）となります。しかし，治療上必要な場合には，あなたの開放処遇を制限することがあります。

5　あなたの入院中，治療上どうしても必要な場合には，あなたの行動を制限することがあります。

6　あなたの入院は任意入院でありますので，あなたの退院の申し出により，退院できます。ただし，精神保健指定医又は特定医師があなたを診察し，必要があると認めたときには，入院を継続していただくことがあります。その際には，入院継続の措置をとることについて，あなたに説明いたします。

7　もしもあなたに不明な点，納得のいかない点がありましたら，遠慮なく病院の職員に申し出て下さい。

　それでもなお，あなたの入院や処遇に納得のいかない場合には，あなた又はあなたのご家族等は，退院や病院の処遇の改善を指示するよう，都道府県知事に請求することができます。この点について，詳しくお知りになりたいときは，病院の職員にお尋ねになるか又は下記にお問い合わせ下さい。

都道府県知事の連絡先（電話番号を含む。）	〒×××－××××　　○○市○○区○○○町○○番地○号 ○○県精神保健福祉センター審査課 電話番号　　×××－×××－××××

8　病院の治療方針に従って療養に専念して下さい。

病　院　名　○○○○○病院
管理者の氏名　病院長　○○　○○
主治医の氏名　○○　○○

図 5-5 ● 任意入院の告知書の例

入院（医療保護入院）に際してのお知らせ

○○○○殿

令和　　　年　　　月　　　日

1　あなたは，（精神保健指定医・特定医師）の診察の結果，入院が必要であると認められ，令和　　　年　　　月　　　日（午前・午後　　　時），入院されました。

2　あなたの入院は，精神保健及び精神障害者福祉に関する法律第33条【①第1項　②第3項　③第4項後段】の規定による医療保護入院です。

3　あなたの入院中，手紙やはがきなどの発信や受信は制限されません。ただし，封書に異物が同封されていると判断される場合，病院の職員の立ち会いのもとで，あなたに開封してもらい，その異物は病院にあずかることがあります。

4　あなたの入院中，人権を擁護する行政機関の職員，あなたの代理人である弁護士との電話・面会や，あなた又はあなたのご家族等の依頼によりあなたの代理人となろうとする弁護士との面会は，制限されませんが，それら以外の人との電話・面接については，あなたの病状に応じて医師の指示で一時的に制限することがあります。

5　あなたの入院中，治療上必要な場合には，あなたの行動を制限することがあります。

6　もしもあなたに不明な点，納得のいかない点がありましたら，遠慮なく病院の職員に申し出て下さい。

　　それでもなお，あなたの入院や処遇に納得のいかない場合には，あなた又はあなたのご家族等は，退院や病院の処遇の改善を指示するよう，都道府県知事に請求することができます。この点について，詳しくお知りになりたいときは，病院の職員にお尋ねになるか又は下記にお問い合わせ下さい。

都道府県知事の連絡先（電話番号を含む。）	〒×××－××××　○○市○○区○○○町○○番地○号 ○○県精神保健福祉センター審査課 電話番号　　×××－×××－××××

7　病院の治療方針に従って療養に専念して下さい。

病　　　　院　　　　名　○○○○病院
管 理 者 の 氏 名　病院長　○○　○○
指定医・特定医師の氏名　○○　○○
主 治 医 の 氏 名　○○　○○

図5-6 ● 医療保護入院の告知書の例

精神運動興奮状態の患者に鎮静*を行った場合は，過鎮静や呼吸抑制に注意し，呼吸状態の観察，モニター管理，酸素吸入を行う。患者がどのような状態にあっても，そのつど声かけをしながら安心感を与えるよう心がける。

2) 精神的状態の観察

患者は精神運動興奮状態，幻覚妄想状態，錯乱状態，躁状態，うつ状態，昏迷状態，自傷・他害のおそれがある状態など，様々な状態で入院してくる。

精神症状については，幻覚妄想による興奮が強く暴力の危険性が高くないか，うつ状態により希死念慮が強く切迫していないかなどを観察し，患者の安全を第一に確保する。場合によっては，精神保健指定医の指示により隔離や身体的拘束が行われる。

精神症状により低下したセルフケアを看護が充足できるよう，アセスメントを行う（本項-2-**2**「日常生活上の援助」参照）。

5　入院時オリエンテーション

入院時オリエンテーションは，患者や家族または同伴者に対して行う。患者や家族にとって，医療者との出会いの場となり，今後の信頼関係を築く第一歩として重要な機会となる。

主に，入院中の生活（スケジュール）や約束事，準備してもらいたい物品について，パンフレットなどを用いて説明を行う。疑問や不安があれば傾聴し，入院生活をイメージできるようわかりやすく説明を行う。

6　危険物の取り扱い

入院時には，患者本人，医師，看護師の立ち会いのもと，病院内に持ち込む荷物をチェックする。患者の持ち物を細かくチェックすることは，患者の尊厳にかかわることである。また，患者が持ち込みたい荷物を制限することは，患者の生活の質にも影響を与える。しかし，他害行為や自傷行為に及ぶ可能性のある精神障害者がいる病棟では，患者自身の生命の安全を図るため，入院時のリスクマネジメントの観点から持ち込み物品の制限は必要な措置である。持ち物を制限する必要性を患者に説明し，理解を得たうえで実施する。

危険物となる持ち物には，刃物やはさみ，爪切り，かみそりなどの鋭利な物や，ライター，コード類のついた電化製品，ガラスびんなどがある。これらの物品は，不要な物は病院に持ち込まず，入院生活に必要な物は病院から貸し出したり，持ち込んだとしても看護師が管理し，目の届く範囲で使用してもらったりする。

2．入院中の看護

1　入院治療の目標

1) 社会復帰に向けて

患者は入院中に，病識の獲得，疾患の理解，主体的な治療参加，早期に退院して

---

*鎮静：患者に抗精神病薬を投与して興奮を鎮めること。

序　精神看護のとらえ方

1　心の健康と発達

2　心の働きと危機

3　精神障害者の診療

4　主な精神障害の治療

5　精神障害者の看護

6　精神保健福祉の変遷

7　精神保健福祉対策

8　精神的健康の保持・増進

社会復帰を目指すことを目標とする。看護師は，患者が退院後も地域での生活が継続できるよう，個別性を踏まえた看護計画を立案し，患者がその目標を達成できるよう支援する。

2）早期からの退院調整

入院時から退院を見据えて患者や家族を援助していくことも，入院治療の目標の一つである。退院後の生活設計に関する希望について，患者・家族の双方から情報を収集するとともに，患者・家族が備えている力や，使用可能な社会資源などを踏まえ，早期から多職種間で**退院調整**を行う。

入院中から，対人関係に関する対処法の指導や日常生活訓練を行う。また，再入院を繰り返さないために，服薬や症状マネジメント（自分自身の症状を客観的に把握して対処する）や通院に対する指導も行う。

家族への指導も重要である。家族は，入院までの患者との生活によって疲弊していることが多い。家族の苦労や苦悩・戸惑いを傾聴し，不安の軽減に努める。また，家族教室などをとおして精神疾患への理解や対応方法の獲得を促す。

退院調整で重要なことは，患者・家族双方の想いに耳を傾け，退院後の生活設計について，できるだけ複数の選択肢を示し，自己決定できるように支援することである。また，退院後の相談機関や相談相手の調整を図るなど，退院後の生活を維持していくうえで必要になることを，細部まで具体化していくことが重要である。

精神科では薬物療法を中心に，作業療法やレクリエーションなど，幅広い治療と看護活動が行われる。精神科医療の特徴的なこととして，治療と看護の境界をはっきりと区別することが困難な面があり，双方が入り交じって治療的効果を得ているのが実態である。そこでの看護の役割として，日常生活上の援助と，障害の治療に伴う援助（本章-Ⅶ「治療に伴う援助」参照）とがある。

2　日常生活上の援助

患者は入院当初，精神症状の悪化により，セルフケアの低下が見られることが多い。セルフケア能力をアセスメント・評価し，その人のレベルに応じたセルフケア援助が行われるよう，看護師の立案した看護計画をもとに看護を実践する。

患者は精神症状の改善とともに，セルフケア能力も上がってくる。退院後の生活を見据え，食事や排泄，睡眠，清潔，整理整頓，更衣，整容などの日常生活が1人で行えるよう，援助のしかたに変化をくわえる必要がある。

1）援助の内容と観察のポイント

日常生活上の援助の内容としては，患者の基本的な日常生活や対人関係の調整および協調性・自主性・自発性を高めるためのものがある。また，それらを総合した患者への接し方や管理上の問題などへの対応があげられる。

基本的な日常生活援助としては，起床から始まり，洗面・歯磨き，食事，排泄，入浴状況および身だしなみなどが，どの程度保持されているかを観察し，それらの行動を評価しながら患者との接触の機会としていく。また，うまくできないときは声をかけながら手伝う程度に援助する。患者のもっている能力を尊重したうえで，

患者との有効な接触の機会とし，信頼関係をつくりながら援助していく必要がある。
- **食事**　食事摂取が1人で行えるか。食へのこだわり，被毒妄想・強迫症状による拒食，多飲水はないか。老年期の患者では飲水量が不足していないか。
- **排泄**　運動量の低下，薬の副作用による便秘の有無。尿閉の有無。放尿，失禁，弄便(ろうべん)はないか。
- **睡眠**　入眠困難，中途覚醒(かくせい)，早朝覚醒，昼夜逆転，睡眠時間，午睡の状況。
- **清潔**　清潔行為が1人で行えているか。入浴拒否はないか。洗濯は行っているか。
- **整理・整頓**　身の回りの整理・整頓ができているか。不必要な物を集めていないか。自分の物と他人の物を区別できるか。
- **更衣・整容**　着替えが行えているか。同じ物をずっと着ていないか。

2)　代理行為

　生活の場としての環境は，精神科病棟の特殊性（持ち込み品の制限など）から管理的となりやすい傾向がある。それは，患者が時として病状が安定しなかったり，自発性の欠如から自閉的になり，周囲への関心や興味が薄れたりするため，生活上の細部にまで援助を必要とすることがあるからである。

　また，隔離や身体的拘束などの行動制限を行った場合，患者や家族が本来行うべき行為が行えなくなる。その際は，本来個人的な生活行為である私物の管理，日用品の購入，家族への連絡などを看護師が代わって行うことがある。これを**代理行為**という。この代理行為は，患者のセルフケア能力を見きわめたうえで，必要最低限の範囲で行い，患者の意欲を損ねたり，個人の権利（自己決定権）を侵害したりするようなことがあってはならない。

3)　対人関係の場づくり

　患者は基本的に対人関係の障害をもっていることに留意し，不安や葛藤(かっとう)を軽減し，安心して治療に専念できるようにすることが大切である。患者の状態をよく把握し，安定した良い対人関係が維持できるよう適切な援助を行う。

　機会があるごとにレクリエーションや作業療法，行事などへの参加を促し，様々な対人交流の場を設けて，人との関係の訓練の機会として活用する。

　また，対人関係の場面でも，自己決定していくことや，その人らしい健常な側面をより強化していけるように援助することを忘れてはならない。

③　外出と外泊

　外出や外泊は，症状の改善とともに退院を視野に入れて行われる。最初は短時間の外出を家族や同伴者と行い，徐々に時間を延ばし，問題が生じなければ単独外出や，外泊へと移行する。そこで問題が起きた場合は，一時的に中断し，様子をみて再開する。また，外泊中に新たにあがった問題は，退院支援の指導項目にもなる。

　外出や外泊は，病院生活から社会生活へ戻る第一歩である。したがって，病状にもよるが，できるだけ行われることが望ましい。特に外泊は社会復帰に向けた重要なステップとして，欠くことのできないものであり，治療的意味合いがある。外出や外泊は本人だけでなく，受け入れる家族側の準備の機会にもなる。

序　精神看護のとらえ方
1　心の健康と発達
2　心の働きと危機
3　精神障害者の診療
4　主な精神障害の治療
5　精神障害者の看護
6　精神保健福祉の変遷
7　精神保健福祉対策
8　精神的健康の保持・増進

4 治療的環境とは

　入院治療を行う精神科病棟は，患者にとっては治療の場であると同時に生活の場でもある。病棟の治療的環境とは，患者が気持ちや意思などをだれにでも自由に表現でき，様々な対人関係をとおして病的状態から抜け出し，自分自身をしっかり見きわめられるようになる状況と雰囲気を指す。

　そのためには，建物や設備を明るく開放的なものにするといったハードウエア面のみではなく，ソフトウエア面として，医療スタッフが，治療意欲をはじめ，落ち着いた気持ちと和やかな思いやりのある人間的な温かさをもっていることが必要である。

5 行動制限に伴う看護

　精神保健福祉法には「医療と保護上最低限の行動制限」が規定されている。行動制限には，**開放処遇制限，通信・面会制限，隔離，身体的拘束**がある。これらの行動制限は，精神保健指定医の指示のもとに行われる（**表 5–2**）。

　精神科では，閉鎖病棟という隔離された治療場面があるものの，患者の行動制限を必要以上に行ってはならない。また，**保護室**（隔離室）という個室があり，患者が精神運動興奮状態や自傷・自殺行為のおそれがあったり，衝動行為，他害行為の激しいときなどに，隔離して静かで落ち着いた療養環境をつくることを目的に使われる。

表 5–2 ● 精神保健福祉法第 37 条第 1 項の規定に基づく厚生労働大臣が定める処遇の基準
（最終改正 2000［平成 12］年 3 月 28 日 厚生省告示第 97 号）

第一　基本理念
　入院患者の処遇は，患者の個人としての尊厳を尊重し，その人権に配慮しつつ，適切な精神医療の確保及び社会復帰の促進に資するものでなければならないものとする。また，処遇に当たって，患者の自由の制限が必要とされる場合においても，その旨を患者にできる限り説明して制限を行うよう努めるとともに，その制限は患者の症状に応じて最も制限の少ない方法により行われなければならないものとする。

第二　通信・面会について
1　基本的な考え方
（1）精神科病院入院患者の院外にある者との通信及び来院者との面会（以下「通信・面会」という。）は，患者と家族，地域社会等との接触を保ち，医療上も重要な意義を有するとともに，患者の人権の観点からも重要な意義を有するものであり，原則として自由に行われることが必要である。
（2）通信・面会は基本的に自由であることを，文書又は口頭により，患者及びその家族等その他の関係者に伝えることが必要である。
（3）電話及び面会に関しては患者の医療又は保護に欠くことのできない限度での制限が行われる場合があるが，これは，病状の悪化を招き，あるいは治療効果を妨げる等，医療又は保護の上で合理的な理由がある場合であって，かつ，合理的な方法及び範囲における制限に限られるものであり，個々の患者の医療又は保護の上での必要性を慎重に判断して決定すべきものである。

2　信書に関する事項
（1）患者の病状から判断して，家族等その他の関係者からの信書が患者の治療効果を妨げることが考えられる場合には，あらかじめ家族等その他の関係者と十分連絡を保って信書を差し控えさせ，あるいは主治医あてに発信させ患者の病状をみて当該主治医から患者に連絡させる等の方法に努めるものとする。

表 5-2 ●　（つづき①）

(2)　刃物，薬物等の異物が同封されていると判断される受信信書について，患者によりこれを開封させ，異物を取り出した上，患者に当該受信信書を渡した場合においては，当該措置を採った旨を診療録に記載するものとする。

3　電話に関する事項

(1)　制限を行った場合は，その理由を診療録に記載し，かつ，適切な時点において制限をした旨及びその理由を患者及びその家族等その他の関係者に知らせるものとする。

(2)　電話機は，患者が自由に利用できるような場所に設置される必要があり，閉鎖病棟内にも公衆電話等を設置するものとする。また，都道府県精神保健福祉主管部局，地方法務局人権擁護主管部局等の電話番号を，見やすいところに掲げる等の措置を講ずるものとする。

4　面会に関する事項

(1)　制限を行った場合は，その理由を診療録に記載し，かつ，適切な時点において制限をした旨及びその理由を患者及びその家族等その他の関係者に知らせるものとする。

(2)　入院後は患者の症状に応じできる限り早期に患者に面会の機会を与えるべきであり，入院直後一定期間一律に面会を禁止する措置は採らないものとする。

(3)　面会する場合，患者が立会いなく面会できるようにするものとする。ただし，患者若しくは面会者の希望のある場合又は医療若しくは保護のため特に必要がある場合には病院の職員が立ち会うことができるものとする。

第三　患者の隔離について

1　基本的な考え方

(1)　患者の隔離（以下「隔離」という。）は，患者の症状からみて，本人又は周囲の者に危険が及ぶ可能性が著しく高く，隔離以外の方法ではその危険を回避することが著しく困難であると判断される場合に，その危険を最小限に減らし，患者本人の医療又は保護を図ることを目的として行われるものとする。

(2)　隔離は，当該患者の症状からみて，その医療又は保護を図る上でやむを得ずなされるものであって，制裁や懲罰あるいは見せしめのために行われるようなことは厳にあ

ってはならないものとする。

(3)　12 時間を超えない隔離については精神保健指定医の判断を要するものではないが，この場合にあってもその要否の判断は医師によって行われなければならないものとする。

(4)　なお，本人の意思により閉鎖的環境の部屋に入室させることもあり得るが，この場合には隔離には当たらないものとする。この場合においては，本人の意思による入室である旨の書面を得なければならないものとする。

2　対象となる患者に関する事項

隔離の対象となる患者は，主として次のような場合に該当すると認められる患者であり，隔離以外によい代替方法がない場合において行われるものとする。

ア　他の患者との人間関係を著しく損なうおそれがある等，その言動が患者の病状の経過や予後に著しく悪く影響する場合

イ　自殺企図又は自傷行為が切迫している場合

ウ　他の患者に対する暴力行為や著しい迷惑行為，器物破損行為が認められ，他の方法ではこれを防ぎきれない場合

エ　急性精神運動興奮等のため，不穏，多動，爆発性などが目立ち，一般の精神病室では医療又は保護を図ることが著しく困難な場合

オ　身体的合併症を有する患者について，検査及び処置等のため，隔離が必要な場合

3　遵守事項

(1)　隔離を行っている閉鎖的環境の部屋に更に患者を入室させることはあってはならないものとする。また，既に患者が入室している部屋に隔離のため他の患者を入室させることはあってはならないものとする。

(2)　隔離を行うに当たっては，当該患者に対して隔離を行う理由を知らせるよう努めるとともに，隔離を行った旨及びその理由並びに隔離を開始した日時及び解除した日時を診療録に記載するものとする。

(3)　隔離を行っている間においては，定期的な会話等による注意深い臨床的観察と適切な医療及び保護が確保されなければならないものとする。

(4)　隔離を行っている間においては，洗面，

序　精神看護のとらえ方

1　心の健康と発達

2　心の働きと危機

3　精神障害者の診療

4　主な精神障害の治療

5　精神障害者の看護

6　精神保健福祉の変遷

7　精神保健福祉対策

8　増進　精神的健康の保持・

表5-2 ●（つづき②）

入浴，掃除等患者及び部屋の衛生の確保に配慮するものとする。

(5)　隔離が漫然と行われることがないように，医師は原則として少なくとも毎日1回診察を行うものとする。

第四　身体的拘束について

1　基本的な考え方

(1)　身体的拘束は，制限の程度が強く，また，二次的な身体的障害を生ぜしめる可能性もあるため，代替方法が見出されるまでの間のやむを得ない処置として行われる行動の制限であり，できる限り早期に他の方法に切り替えるよう努めなければならないものとする。

(2)　身体的拘束は，当該患者の生命を保護すること及び重大な身体損傷を防ぐことに重点を置いた行動の制限であり，制裁や懲罰あるいは見せしめのために行われるようなことは厳にあってはならないものとする。

(3)　身体的拘束を行う場合は，身体的拘束を行う目的のために特別に配慮して作られた衣類又は綿入り帯等を使用するものとし，手錠等の刑具類や他の目的に使用される紐，縄その他の物を使用してはならないものとする。

2　対象となる患者に関する事項

　身体的拘束の対象となる患者は，主として次のような場合に該当すると認められる患者であり，身体的拘束以外によい代替方法がない場合において行われるものとする。

ア　自殺企図又は自傷行為が著しく切迫している場合

イ　多動又は不穏が顕著である場合

ウ　ア又はイのほか精神障害のために，そのまま放置すれば患者の生命にまで危険が及ぶおそれがある場合

3　遵守事項

(1)　身体的拘束に当たっては，当該患者に対して身体的拘束を行う理由を知らせるよう努めるとともに，身体的拘束を行った旨及びその理由並びに身体的拘束を開始した日時及び解除した日時を診療録に記載するものとする。

(2)　身体的拘束を行っている間においては，原則として常時の臨床的観察を行い，適切な医療及び保護を確保しなければならないものとする。

(3)　身体的拘束が漫然と行われることがないように，医師は頻回に診療を行うものとする。

第五　任意入院者の開放処遇の制限について

1　基本的な考え方

(1)　任意入院者は，原則として，開放的な環境での処遇（本人の求めに応じ，夜間を除いて病院の出入りが自由に可能な処遇をいう。以下「開放処遇」という。）を受けるものとする。

(2)　任意入院者は開放処遇を受けることを，文書により，当該任意入院者に伝えるものとする。

(3)　任意入院者の開放処遇の制限は，当該任意入院者の症状からみて，その開放処遇を制限しなければその医療又は保護を図ることが著しく困難であると医師が判断する場合にのみ行われるものであって，制裁や懲罰あるいは見せしめのために行われるようなことは厳にあってはならないものとする。

(4)　任意入院者の開放処遇の制限は，医師の判断によって始められるが，その後おおむね72時間以内に，精神保健指定医は，当該任意入院者の診察を行うものとする。また，精神保健指定医は，必要に応じて，積極的に診察を行うよう努めるものとする。

(5)　なお，任意入院者本人の意思により開放処遇が制限される環境に入院させることもあり得るが，この場合には開放処遇の制限に当たらないものとする。この場合においては，本人の意思による開放処遇の制限である旨の書面を得なければならないものとする。

2　対象となる任意入院者に関する事項

　開放処遇の制限の対象となる任意入院者は，主として次のような場合に該当すると認められる任意入院者とする。

ア　他の患者との人間関係を著しく損なうおそれがある等，その言動が患者の病状の経過や予後に悪く影響する場合

イ　自殺企図又は自傷行為のおそれがある場合

ウ　ア又はイのほか，当該任意入院者の病状からみて，開放処遇を継続することが困難な場合

3　遵守事項

(1)　任意入院者の開放処遇の制限を行うに当

表 5-2 ● （つづき③）

たっては，当該任意入院者に対して開放処遇の制限を行う理由を文書で知らせるよう努めるとともに，開放処遇の制限を行った旨及びその理由並びに開放処遇の制限を始めた日時を診療録に記載するものとする。	(2)　任意入院者の開放処遇の制限が漫然と行われることがないように，任意入院者の処遇状況及び処遇方針について，病院内における周知に努めるものとする。

1）　開放処遇制限

　自分の意思で入院する任意入院の患者に対しては，できる限り開放処遇する（行動制限をしない）ことになっている。しかし，任意入院であっても，病状などの理由で外出や外泊が制限されることがある。

2）　通信・面会制限

　他害になる場合や，症状悪化が予想される場合，電話による通信や面会を制限することがある。ただし，信書（手紙）の発受信は自由である。また，処遇に対する不満について，精神保健福祉センターや人権擁護団体などに電話や信書で訴える権利は保障されている（表 5-3）。

3）　隔離

　隔離とは，安全を守るため，患者を個室や保護室などの個室に鍵をかけて収容することである。**精神保健福祉法の規定に基づき**，**精神保健指定医の診察と指示によって行われる**。実施の前には患者に告知を行う。

（1）　観察項目

- 一般状態：バイタルサイン，血液検査データなど
- 精神状態：自傷行為，器物破損，攻撃性の有無など
- 活動・休息の観察：過活動，不眠など

（2）　介入のポイント

- 入室前，施錠された状態のまま観察を行う。器物破損など，攻撃性が表出する可能性がある場合は，看護師は 1 人で入室せず，必ず複数人で対応する。
- 室内に持ち込む品は，患者の安全に配慮する。自傷行為・破壊行為につながる品の持ち込みは，事故につながりかねない。しかし，必要以上の制限は患者の人権侵害に値し，信頼関係も損ねかねないため留意する。
- 精神症状により低下したセルフケアの援助を行う。特に活動と休息のバランスが取れるようにする。

4）　身体的拘束

　身体的拘束とは，患者の安全を守るために，拘束帯や保護衣などを使用し，患者の身体を拘束することである。

　患者の自殺企図が切迫している状態の場合，自傷・他害のおそれが著しい場合，幻覚や妄想などにより不穏興奮が激しく暴力に至る危険性が高い場合，せん妄による意識障害で危険行動が見られる場合など，自傷や他害のリスクが間近に差し迫っ

序　精神看護のとらえ方

1　心の健康と発達

2　心の働きと危機

3　精神障害者の診療

4　主な精神障害の治療

5　精神障害者の看護

6　精神保健福祉の変遷

7　精神保健福祉対策

8　精神的健康の保持・増進

ていて，患者の生命を保護するために，ほかに代替手段がない場合に実施される。**精神保健福祉法の規定に基づき，精神保健指定医の診察と指示によって行われる。**実施の前には患者に告知する。

表 5-3 ● 精神病院入院患者の通信・面会に関するガイドライン（厚生省，1985［昭和60］年）

1) 基本的な考え方
　① 精神病院入院患者の院外にある者との通信及び来院者との面会（以下「通信・面会」という）は，患者と家族・地域社会等との接触を保ち，医療上も重要な意義を有するとともに，患者の人権の観点からも重要な意義を有するものであり，原則として自由に行われることが必要である。
　② 特に患者の人権面に対する配慮という観点から，人権擁護機関等との通信・面会は制限を加えないこととすべきである。
　③ 通信・面会は基本的に自由であることを，文書または口頭により，患者及び保護義務者に伝えることが必要である。
　④ 電話及び面会に関しては患者の医療又は保護に欠くことのできない限度での制限が行われる場合があるが，これは，病状の悪化を招き，あるいは治療効果を妨げる等，医療又は保護の上で合理的な理由がある場合であって，かつ，合理的な方法及び範囲における制限に限られるものであり，個々の患者の医療又は保護の上での必要性を慎重に判断して決定すべきものである。

2) 信書について
　① 信書の発受信は制限しないものとする。
　② 患者の病状から判断して，家族等からの信書が患者の治療効果を妨げることが考えられる場合には，あらかじめ家族等と十分連絡を保って信書を差し控えさせ，あるいは主治医あてに発信させ患者の病状をみて当該主治医から患者に連絡させる等の方法に努めるものとする。
　③ 刃物，薬物等の異物が同封されていると判断される受信信書については，患者によりこれを開封させ，異物を取り出した上，患者に当該受信信書を渡すものとする。この場合においては，当該措置をとった旨を診療録に記載するものとする。

3) 電話について
　① 都道府県及び地方法務局その他の人権擁護に関する行政機関の職員並びに患者の代理人である弁護士との電話は制限しないものとする。
　② ①に掲げる者以外の者との電話は，患者の医療又は保護のため欠くことのできない場合を除き，制限しないものとする。
　　制限が行われた場合は，その理由を診療録に記載し，かつ適切な時点において制限をした旨及びその理由を患者及び保護義務者に知らせるものとする。
　③ 電話機は，患者が自由に利用できるような場所に設置される必要があり，閉鎖病棟内にも公衆電話機を設置するものとする。また，都道府県精神保健主管部局，地方法務局人権擁護主管部局等の電話番号を，見やすいところに掲げる等の措置を講ずるものとする。

4) 面会について
　① 都道府県及び地方法務局その他の人権擁護に関する行政機関の職員並びに患者の代理人である弁護士及び患者又は保護義務者の依頼により患者の代理人となろうとする弁護士との面会は制限しないものとする。
　② ①に掲げる者以外の者との面会は，患者の医療又は保護に欠くことのできない場合を除き，制限しないものとする。
　　制限が行われた場合は，その理由を診療録に記載し，かつ適切な時点において制限をした旨及びその理由を患者及び保護義務者に知らせるものとする。
　③ 入院後は患者の病状に応じできる限り早期に患者に面会の機会を与えるべきであり，入院直後一定期間一律に面会を禁止する措置は執らないものとする。
　　面会する場合は，患者が立ち会いなく面会できるようにするものとする。
　　ただし，患者若しくは面会者の希望のある場合又は医療若しくは保護のため特に必要がある場合には病院の職員が立ち会うことができるものとする。

（1）　観察項目

- 一般状態：バイタルサイン，血液検査データなど
- 拘束による2次障害：拘束箇所の発赤，擦過傷の有無，関節拘縮の有無や程度，痛みやしびれなどの神経障害の有無，末梢のうっ血，浮腫などの循環障害の有無，呼吸困難や咳嗽，胸痛，チアノーゼの有無，腹部症状や便秘の有無
- 精神状態：自傷行為，器物破損，攻撃性の有無など

（2）　介入のポイント

- 一般状態の観察：拘束中は，患者のADLがこれまで行っていたセルフケアを従来どおり行えない状況にあることを考慮して，頻回な観察が必要となる。

　まずは，適切な拘束がされているか確認する。拘束帯が適切な部位に当たっていないと，胸部の圧迫により呼吸抑制が生じたり，動きが必要以上に制限され，関節拘縮や神経圧迫を起こすことがある。予防のため，拘束部位の観察や調整が必要である。

　また，長時間の同一体位により褥瘡が発生しないよう，体位変換，皮膚の観察，皮膚の清潔や保湿を行う。拘束による重篤な2次障害を予防するためのポイントは本項-3-**5**「身体的拘束」参照。

- 日常生活の援助：食事や飲水，清潔，更衣など，拘束によって制限されたセルフケアの援助を行う。特に，活動低下や向精神薬の影響により便秘傾向になりやすいため注意する。また，活動と休息のバランスが取れるように配慮する。
- 看護師は患者には落ち着いた態度で接する。訴えに耳を傾ける。

3．入院中のリスクマネジメント

1 転倒・転落

　入院中は，環境変化，向精神薬の副作用によるふらつきや眠気，錐体外路症状，加齢による筋力低下や感覚機能の衰え，精神症状による認知機能の低下などの症状から，一般的に転倒しやすくなる。また，身体的拘束の解除後は，筋力の低下などから転倒や転落の可能性が高い。

　入院時に限らず，状態変化時は，患者一人ひとりに転倒や転落のアセスメントを行い，その可能性が高い患者には，看護師が個別に看護計画を立案し，それをもとに看護を実践する。

2 自殺

1）　自殺とは

　うつ病や統合失調症，パーソナリティ障害，適応障害，身体疾患によるうつ状態にある人などが自殺のリスクが高い。また，失業や経済的問題，身近な人の死，昇進や引っ越し，進学などのライフイベントなどによっても自殺リスクが高まることがある。

2）　対応・対策

　うつ状態では希死念慮が生まれ，自殺行動に移る場合がある。自殺リスクのサイ

ンには，「死にたい，消えてしまいたい」などという希死念慮を含む発言や，自殺の準備として遺書を書く，薬や凶器を手に入れる，周囲の人に別れやお礼を告げて自分の大切な物を手渡すなどの行動がある。自殺リスクのサインに気づき，希死念慮の程度や理由，内容などについてアセスメントし，自殺予防対策をとることが重要である。また，統合失調症の場合は，幻覚妄想状態で自殺行動に移る場合がある。「死ね」などの操作性のある幻聴に指示されて実行しようとしたり，幻聴や妄想などのつらさから逃れるために衝動的に自殺しようとしたりする。

　患者には，死にたい気持ちが生じたら即実行せず，1人で抱え込まずに周囲の人や医療者に伝えてほしいと説明する。頻回に観察し，薬の内服を勧めたり，必要に応じてひも類や刃物などの危険物の除去，入院中であれば医師に行動制限の検討を相談する。また，自殺リスクが軽減した後は，自殺の欲求が強くなったときの対処方法について患者と検討する。

3　攻撃的行動，暴力

1）攻撃的行動，暴力とは

　攻撃的行動，暴力には，身体的・精神的・性的なものがある（表5-4）。躁状態や統合失調症の幻覚妄想状態，認知症やせん妄状態のときに生じやすく，不安や不満，いら立ちが強い場合も暴力に発展する。医療者のなかでも，看護師は暴力を受けやすい。患者のそばにいる時間が長く，身体的な接触が多いという看護師の職業上の特徴が要因となっている。

2）対応・対策

　暴力に至る前には，眉間にしわを寄せた表情や，大声で威嚇的な話しぶり，貧乏ゆすりやこぶしを握り締めるなどの行動がみられる。そのような行動が見られた場合は，決して1人で対応しようとせず，周囲に応援を求める。必要以上に近づかず，患者自身や周囲の患者，看護師自身の安全に配慮する。

　暴力に至る原因をアセスメントし，暴力リスクのある患者をスタッフ間で情報共有し，暴力に至らずに済むようにする。また，万一に備え危険物の除去などの環境調整をする。

　また，「話を最後まで聞かない」「無視する」「急かす」などの対応は，患者の怒りを助長させるため，患者の話をよく聞き，穏やかで一貫した態度で接するように努める。暴力に至った場合は，要因について振り返り，暴力以外の表現方法を促し，衝動性への対処行動の獲得を援助する。

表5-4 ● 攻撃的行動，暴力

身体的暴力	殴る，蹴る，叩く，かむ，唾を吐く，つねる，物を投げるなど
精神的暴力	暴言，威嚇，脅し，罵声を浴びせる，無能扱いするなど
性的暴力	身体を触る，抱きつく，性的発言など

4　無断離院

1）　無断離院とは

　無断離院とは，入院中の患者が，医師や看護師などの施設関係者に無断で病院を離れてしまうことである。時に自傷や自殺，他害，交通事故など，思わぬ事件や事故に発展する場合が考えられるため，注意が必要である。

2）　防止対策

　どのような患者でも無断離院の可能性があることを，常に念頭に置いておかなければならない。そのうえで，危険サインの把握と情報共有，対応の検討，施錠管理の徹底を行う。危険サインには，帰宅要求，入院処遇に対する不満，幻覚妄想に強く影響を受けている行動，過去の離院歴などがある。

3）　発生時の対応

　無断離院が発生した場合には，まず医師に報告し，患者の安全を最優先に考え対応する。特に，自傷や他害の可能性のある患者の場合は，緊急性が高い。院内各部署に連絡し，できるだけ速やかに病院内や病院周辺を捜索し，患者の発見と保護に努める。

　家族に対しては，無断離院の連絡を行う。患者が院内に不在の場合は，家族から警察に保護願いを届け出てもらう。措置入院の場合は病院管理者が警察に届け出る（精神保健福祉法第 39 条「無断退去者に対する措置」）。

　患者が無事発見された際は，温かく迎え入れ，緊張感を和らげ，外傷の有無などを観察する。心身共に落ち着いたら，離院の動機や経過を傾聴し，再発防止に努める。

5　身体的拘束

　身体的拘束により行動が制限されることで，様々な**二次障害**が予測される。動きを制限されると血行障害が起こりやすいため，長時間の同一体位により褥瘡を発生させないよう，体位変換，拘束部位の観察を行う。

　さらに，血行障害による肺塞栓症という重篤な 2 次障害を起こさないよう，早期の拘束解除を目指す。また，肺塞栓症を引き起こす深部静脈血栓症（いわゆるエコノミークラス症候群）を予防するために，弾性ストッキングの使用，間欠式空気圧迫法，抗凝固療法などを，医師の指示のもとで行う。

6　感染

1）　院内感染予防

　院内感染は，医療機関において患者や医療者，面会者を含む病院利用者，医療機器，施設設備などが媒介となって，感染症が発生することをいう。2020（令和 2）年から流行している新型コロナウイルス感染症（COVID-19）でも，院内感染は大きな問題となっている。

　院内感染は，精神科病棟特有の問題もある。それは，精神疾患により，セルフケアレベルが低下し衛生管理が不十分な患者，認知機能や理解力が低下し感染症が発生しても安静が保てない患者，身体症状を自身で訴えられない患者などがおり，精

神科病棟のような閉鎖された空間では**アウトブレイク**が起こりやすいことである。

　こうしたことを踏まえ，精神科病棟では，感染症の有無にかかわらず，すべての患者に対して講じる**標準的な感染予防対策（スタンダードプリコーション）**を励行する。患者や面会に来る家族に対しても，手指衛生やマスク着用の必要性について教育するなど，病棟内・病院内でのアウトブレイクを防ぐ取り組みが行われている。

2）　感染発生時の対応

　患者に感染症が疑われる場合には，その感染経路などを踏まえた，速やかな対応が求められる。ほかの患者とできるだけ離し，速やかに医師に報告し，必要な検査を行う。検査で陽性と判断された場合は，治療を開始する。また，ほかに接触した医療者や患者がいないかを確認し，潜伏期間を考慮し，感染者と同様の症状が院内で発生していないかを確認する。必要な場合は感染者を個室管理とするなど感染拡大防止に努める。

7 誤嚥・窒息

　精神科では，向精神薬の副作用や脳梗塞・脳出血後の後遺症による嚥下機能の低下，盗食などによる詰め込み，認知症による異食などにより誤嚥や窒息を起こすことがある。

1）　予防・防止策

　誤嚥や窒息を防止するためには，嚥下機能評価，認知機能評価を行い，発生のリスクを把握しておく必要がある。嚥下機能に合わせて食事の形態を変更し，アセスメントにより食事介助の必要性の有無を判断する。また，必要であれば摂食・嚥下リハビリテーションを導入する。盗食患者がいるときは，食事後の下膳を速やかに行い，目に触れる場所に食べ物を置いておかないようにする。異食に関しては，対象となり得る物を危険物とし，対象患者の目の届く所に置かないようにする。

B　社会生活場面での看護

1. 患者（精神障害者）が地域で暮らすということ

　近年における精神保健医療福祉の動向は，「入院治療中心から地域生活中心へ」という理念のもと，精神障害の有無や程度にかかわらず，だれもが安心して自分らしく暮らすことができるよう，「精神障害者にも対応した地域包括ケアシステムの構築」を目指している。地域にいる患者の治療を行い，生活を支えるために，外来治療，訪問看護，デイケアなどの機能を整備することが必要とされ，援助を行う地域活動支援センターや各種施設がつくられている。近年は，このように社会生活場面で看護支援を受ける精神障害者が増加している。

　しかし，実際には日本における精神科病床数は十分に減少しておらず，年間約30万人が精神科に入院し，平均在院日数は約277日という現状である（第3章-Ⅰ「精神障害者に関する統計的知識」参照）。

　「障害のある人が障害のない人と同等に生活し，共に生き生きと活動できる社会を目指す」ノーマライゼーションの理念が，日本で理解され始めたのは1970年代のことである。しかし，長年にわたり入院治療中心に行われてきた日本において，精神障害者に対する理解は乏しく，「何を考えているかわからない」「何をするかわからない」といった偏見や烙印（**スティグマ**）は依然続いている。

　入院期間が長期化することで，患者の現実的な生活感覚が失われ，現実適応能力が失われる。社会性は失われ，社会復帰しにくくなる。何とか退院できたものの，自宅での暮らしがやっと営める状態で，社会とのつながりがもてなくなる。また，強く残る偏見により，コミュニティのなかでの人の支えが受けにくい。地域で暮らす精神障害者には，そういった「生きづらさ」が生じている。

　精神障害者が安心して地域で暮らし続けるためには，①地域住民の理解の深化，②精神障害者本人の意思決定支援を行い，個々に応じた支援の輪をつくり上げること，③支援者間のネットワーク強化，④障害福祉サービスの利用と社会参加（就労等の促進）が重要であるといえる。

2．社会復帰施設

　社会復帰施設には，法律（障害者総合支援法）に基づき実施されているものから，民間で実施されているものまで様々ある。社会復帰施設を利用することは，精神障害者の自立に効果的である。同時に，このような地域にある社会復帰施設を利用した精神障害者の自立支援は，地域の看護師の重要な役割である。

　適切な社会復帰施設を選択するには，利用者が望む生活を尊重しつつ，生活環境や支援体制を把握したうえで，利用者や支援者が一緒に考えていくことが重要である。まずは見学から始め，利用者の反応や行動などを観察しつつ，利用者の意思を確認しながら決定する。

　利用が決定した後も，利用状況や継続の有無，利用者の反応や変化を評価していく。このようなプロセスを経て，利用者の意思決定を尊重しながらかかわっていく。

　デイケアやショートケアは，精神科のリハビリテーションを進めるうえで必要な地域精神医療の一つである。地域で生活しつつ，精神科の医療機関などに通院しながら，集団療法やレクリエーション療法，芸術療法，認知行動療法などを受け，主に病状の安定（再発予防）を促し，生活リズムの確立，日常生活行動や対人関係能力の向上を目的としている。

　ここでの看護師としての役割は，利用者の反応を観察しつつ，利用者との温かい関係性を保ちながら支援していくことである。そして，利用者の変化を医療者や地域支援者と共有していくことである。相互の職種や職務の範囲をよく理解し，その利用者に，その時に必要なサービスを提供できるような体制を整えておかなければならない。

序　精神看護のとらえ方

1　心の健康と発達

2　心の働きと危機

3　精神障害者の診療

4　主な精神障害の治療

5　精神障害者の看護

6　精神保健福祉の変遷

7　精神保健福祉対策

8　精神的健康の保持・増進

3．精神科訪問看護

　精神科訪問看護には，精神科医療機関に併設されている訪問看護と，社会福祉法人や地方公共団体など，様々な設置主体の訪問看護ステーションがある。

　訪問看護師は，利用者が自身の精神疾患とうまく付き合いながら地域生活を持続できるよう支援する。服薬指導などの患者教育，食事や清潔などの生活指導，家族に対する心理教育など，様々な看護が展開される。

　利用者は，身体状態，経済状況，社会環境，対人関係など，様々なストレスが原因で症状悪化につながる。そのため訪問看護師は，精神症状だけでなく，生活状況や社会的環境など多角的な視点で患者をとらえ，アセスメントする能力が必要とされる。必要であれば，休養，薬物調整，環境調整などの目的で短期間の入院治療につなげることも訪問看護師の役割である。短期間の入院であれば，生活能力や社会性を低下させずに再び地域生活に戻ることが可能となる。

4．包括型地域生活支援プログラム

　包括型地域生活支援プログラム（ACT）は，重い精神障害をもった人でも地域社会のなかで自分らしい生活を実現・維持できるよう，包括的な訪問型支援を提供するケアマネジメント方法である（第7章-I-C-2- **2**「包括型地域生活支援プログラム」参照）。

　ACT は利用者と共に支援計画を作成し，利用者の希望する生活が実現できるようサービスを提供している。看護師に限らず，そこで働くスタッフは，利用者のリカバリー（自分が求める生き方を主体的に追求する過程）を支援することが求められている。

V 経過と看護

　幻覚妄想や精神運動興奮など，激しい**急性期**症状を呈すると入院治療を要することがある。薬物療法などで急性期症状が落ち着くと，消耗した精神エネルギーを取り戻すための**回復期**に移行する。その後は，精神症状や認知機能障害が残存し，再発を繰り返す**慢性期**に徐々に移行する。本節では，急性期症状を呈した後の入院中から退院までの経過と看護を中心に述べる。

A 急性期の看護

　急性期は，一般に激しい陽性症状（幻覚妄想・思考の障害）が出現する。これら症状の出現によって，睡眠や食事などのセルフケアが不足し，自傷や他害などによ

り外傷を負っている場合もある。外傷に伴う出血や感染症，脱水や低ナトリウム血症などの電解質異常，身体疾患の悪化などにより，生命が脅かされることがある。そのため，身体管理とセルフケアの援助を行い，安全・安楽に治療が受けられるようにすることが必要である。

1．身体管理とセルフケア援助

　患者は精神症状によって身体症状をうまく伝えられないことがあるため，全身状態を観察，アセスメントし，医師の指示に基づいた全身管理を行う。自傷・他害のリスクがある場合には，隔離や身体的拘束といった行動制限を要することもある。
　また，幻覚妄想や抑うつ状態，不安・焦燥などで，水分や食事の摂取ができない，入浴ができない，排泄行動がとれない（尿・便失禁）など，セルフケアレベルが低下する。そして昼夜逆転や睡眠不足など，睡眠リズムが乱れることがある。急性期は，セルフケアレベルをアセスメントし，セルフケアを充足する。安心・安楽・安全に治療を受けられるよう，個室での静かな環境づくりをすることも必要である。

2．服薬援助

　精神疾患は，服薬中断による再発が多い。患者は病識欠如や被毒妄想，副作用による苦痛などから拒薬をする。拒薬するからといって，患者に隠れて食事や飲み物に薬を混ぜてはいけない。被毒妄想や医療者への不信感を強めてしまう。患者には薬の効果を説明し，服薬の必要性の理解を促す。拒薬する場合には，その情報を主治医や薬剤師と共有するとともに，拒薬をする理由を明らかにして，患者ができる限り理解，納得して服薬できるよう対応する。内服は，錠剤，散剤，液剤などがあるため，患者の飲みやすい剤形にすることも拒薬の軽減に役立つことがある。

B　回復期の看護

　回復期では，身体状態が改善し，重篤な精神症状が軽減されると，病的体験に左右されずにコミュニケーションがとれるようになる。理解力や集中力も回復する。また，睡眠リズムが整い，セルフケアも全介助から一部介助，もしくは自立できるレベルまで回復する。周囲への関心が増え，ほかの患者との交流ができるようになる。

1．行動範囲の拡大

　症状が安定してくると，隔離や身体的拘束を段階的に解除し，個室から多床室への移動，病棟外への散歩に出るなど行動範囲を拡大する。刺激が増えた状況での精神状態の変化を観察する。また，スタッフやほかの患者との交流を増やし，活動性を高めていく。作業療法や運動療法，リラクセーションなどを導入し，対人機能や作業能力の向上を図る。

2．病識の獲得に向けた援助

　回復期では，入院前や入院直後の振り返りを行う。入院前に症状が悪化する要因は何だったのか，どんな出来事があったのかについて振り返る。患者は病識がない場合もあり，入院前の出来事を客観的に振り返れないこともある。そのため，疾患の特徴や症状，薬物療法や副作用，再発予防策や対処行動の獲得などについて，疾患教育（心理教育）を行う。また，服薬指導を行い，薬の作用や副作用についての理解を促す。薬の自己管理を勧め，服薬習慣を身につけていけるようかかわる。

C　退院に向けた看護

　精神疾患の治療の目標は完治や寛解を目指すことではない。精神疾患をもちながら，主体的にその人らしい生活を送ることが目標である。そのため，症状悪化時の対処行動の獲得や，日常生活行動の訓練，退院後の生活のための環境調整を行う。

1．対処行動の獲得

　精神疾患は慢性の経過をたどるため，環境の変化や対人関係などのストレスがかかると症状が変動する。そのため，ストレスのサインを自覚し，自分で対処することで精神症状の悪化を予防することが必要である。

　自分にとってストレスとなることは何か，ストレスがかかるとどんな症状が現れるかを考えるよう促す。併せて，症状が現れたときにどのようなことをすると症状が軽減するのか，対処行動についても考えてもらう。患者1人では客観的に考えたりまとめたりすることは難しい場合があるため，患者と一緒に話し合いながら考えることが必要である。さらに，入院中に症状が現れた場合には，これまでに考えた対処行動を実践することを促す。対処行動を実践することで問題の悪化が予防できたり，症状が軽減したりするなど，成功体験を積み重ねることで，対処行動を獲得・強化することができる。

2．日常生活行動の訓練

　服薬管理や金銭管理，部屋の掃除や整理整頓，食事の準備や洗濯，電話のかけ方など，様々なスキルが退院後の日常生活に必要となる。患者の能力を評価し，退院後の生活を見据えてどのスキルをどれだけ獲得することが必要かアセスメントする。入院中から，できるだけ退院後の生活に近い状態で練習し，患者に自信をつけさせる。失敗することがあった際は，その経験から新しい対処方法を学べるようかかわる。さらに，できていることに目を向けられるよう促す。

3．退院後の生活に向けた環境調整

　患者には精神症状や認知機能障害によって様々な日常生活上の困難が生じる。食

事の準備や通院，金銭管理など，入院中に訓練しても自立することが難しい場合もある。そのため，退院後は他者から支援を受けることや，訓練を継続することが必要である。退院後に必要な支援を検討し，精神保健福祉士などの多職種と協働し，地域における社会資源の活用を検討する。

VI　症状と看護

A　症状のアセスメント

1．精神状態のアセスメント

　様々な診断名の患者に対して，一部の症状にとらわれずに患者の精神状態をアセスメントすることは，患者理解に有用である。精神状態の査定（MSE）では，表5-5の内容について程度をアセスメントすることで患者の精神状態を総合的に理解することができる。

B　主な症状と看護

　症状は，精神疾患の診断名と必ずしも対応するものではない。たとえば，幻覚妄想状態は，統合失調症や認知症，双極性障害などの様々な精神疾患や，せん妄状態などの症状として出現する。そのため，症状を理解して必要な介入をすることが重要である。

表5-5● MSE による精神状態のアセスメント

外見	姿勢，服装，身だしなみ
運動性行動	過活動，無動
気分	気分や感情の安定性や強さ，適切さ
話し方	早口，多弁，反応までの時間が遅い，口数が多い／少ない
知覚の障害	幻覚の有無
思考内容	妄想の有無
思考過程	観念奔逸，迂遠，思考途絶などの有無
認識	見当識（人，時間，場所），集中力，記憶力
知識と知能	教育水準，IQ
判断力	様々な選択肢から事実間の関係を理解して判断する力
病識	病気があることを認め，治療の必要性を認識すること

序　精神看護のとらえ方
1　心の健康と発達
2　心の働きと危機
3　精神障害者の診療
4　主な精神障害の治療
5　精神障害者の看護
6　精神保健福祉の変遷
7　精神保健福祉対策
8　精神的健康の保持・増進

1．幻覚

1 幻覚とは

　幻覚は，外的な刺激がなくても知覚してしまう体験であり，本人の意思では制御できないものである。正常な知覚と同じように鮮明に体験される。統合失調症では幻聴が多く，せん妄のような意識障害では幻視が多い。

2 看護のポイント

　幻覚があることで，不安，焦り，いら立ちや，疲労感，不眠など，患者にとってつらい状態が生じる。幻覚があってつらいときには，症状を軽減させる対処行動をとることが必要である。患者に「ふだんどのように対処すると軽減するか」を尋ね，実践を促す。対処法が「物にあたる」「警察を呼ぶ」など，適切でないこともあるため，実施可能で適切な対処ができるように促すことも必要である。症状軽減のため，医師の指示に基づいて頓服薬も活用する。また，幻聴があってつらい状態でも，患者が訴えられないこともある。患者がつらそうな表情や行動を見せた際は，声をかけ，対処行動をとることを促す。なお，自分や他人を傷つけるような命令をする幻聴については，「それは幻聴です。自分や他人を傷つける必要はありませんよ」としっかり伝えることも必要である。

2．妄想

1 妄想とは

　妄想は，根拠が薄弱であるにもかかわらず，異常に強い確信をもった信念である。被害関係妄想，心気妄想，誇大妄想，罪業妄想，宗教妄想などがあり，内容が非現実的で，経験や周囲の説得によって修正することが不能である。

2 看護のポイント

　妄想については，「あなたの考えは間違っている」と伝えても，患者にとって信じてやまない信念であるため，看護師に否定されたというネガティブな感情をもたれてしまう。そのため，患者から非現実的な発言があった場合は，まずは訴えを傾聴する姿勢を示し，妄想があることで不安や不眠などのつらい症状があれば，対処行動をとることを促す。また，妄想のある患者は病識がないことが多い。そのため，疾病教育や心理教育を行うことによって，妄想が症状であることの理解を促すことが必要である。また，作業療法で気分転換を促したり，認知機能リハビリテーションなどによって，妄想に至りやすい認知を改善させる介入をする。

3．躁状態

1 躁状態とは

　躁状態では，次のような症状や様子がみられる（表5-6）。

表 5–6 ● 躁状態

精神面	● 高揚感（エネルギーにあふれて気分が高まる） ● 爽快気分，多幸感（何をしても楽しい） ● 誇大（偉くなった気になる） ● 万能感（何でもできる気になる） ● 観念奔逸（次々に考えが浮かぶ） ● 集中力の低下（気が散る）
身体面	● 不眠（眠らなくても平気になる） ● 光や音に過敏になる（易刺激性）
行動面	● じっとしていられない，興奮 ● いらいらする，怒りっぽくなる ● 攻撃的言動，暴力行為 ● 浪費・散財 ● 多弁（おしゃべり） ● 性的な関心や衝動が強くなる

2 看護のポイント

1）コミュニケーション

躁状態では過度な刺激は回復の妨げになるため，説明や指摘はできるだけ平易な言葉で簡潔にする。患者の訴えには禁止や否定はせず，許容できる範囲で代替案を提示するなど倫理的な配慮を行うことが，その後の患者との信頼関係につながる。過剰な要求（ナースコールを鳴らしたらすぐに来い，ありったけの物を買ってこい，など）に対しては，時間や物の制限をするために枠組みを設定する。

また，暴言・暴力のリスクがある場合には，看護師は 1 人で対応しようとせずに応援を求める。刃物や鈍器など，危険物を除去し環境調整をする。患者の正面には立たず，腕 1 本分以上の距離をあけて斜め前に立つ。穏やかな表情と口調で接し，興奮を強めないようにする。

2）日常生活援助

躁状態では，外的刺激に敏感になり，活動性が高まって休息や睡眠がとれないことがあり，それを自制することが難しい。そのため，刺激を避けた静かな環境で，活動と休息のバランスを整える。

医師が処方した気分安定薬や睡眠薬を内服するよう促し，規則正しい生活をして夜間の睡眠を確保する。また，セルフケアも不十分になることがあるため，必要な介助をする。

4．うつ状態

1 うつ状態とは

うつ状態では，次のような症状や様子が見られる（表 5–7）。

表 5-7 ● うつ状態

精神面	• 抑うつ気分（気分が落ち込む） • 意欲低下（やる気がおきない） • 無感情，虚無感（楽しくない，悲しくない，何も感じない） • 興味関心の低下 • 自分は生きている価値がないと思う • 周囲に迷惑をかけていると感じる • 家族や友人に見捨てられたと感じる • 不安，焦燥，いらいら（落ち着かない），希死念慮（死にたくなる）
身体面	• ひどく疲れて寝てばかりいる • 熟眠感がない，入眠困難，中途覚醒，早朝覚醒 • 集中力の低下（何も手につかない） • 決断力がなく，次の行動にうつせない • 身体症状（便秘，下痢，肩こり，頭痛，胃や胸の不快感など） • 食欲低下，体重減少
行動面	• 自傷 • 自殺企図

2 看護のポイント

1） コミュニケーション

　うつ状態では，「何もできない自分は生きている価値がない」と自分を責めてしまう。穏やかで優しい表情・口調で接し，焦らず急かさず，寝ていることや休むことは大切なことだと伝える。また，必ずつらい状態から回復することを伝え，つらいときには援助を求めてよいことを説明する。

2） 日常生活援助

　うつ状態では，入浴や食事，整容など，様々なセルフケアへの意欲が低下する。セルフケアを行うための身体機能や認知機能はあっても，「やらなければいけないとわかっているのにできない」状態である。そのため，セルフケアを自立することを無理強いしたり，叱咤激励したりせず，援助によって充足できるようにする。

5．自傷行為

1 自傷行為とは（自殺を目的としない場合）

　リストカットや過量服薬や抜毛などの行為がある。死ぬことを目的とした自殺とは似て非なる行為であり，「これくらいだったら死なないだろう」という非致死性の予測のもとに，ストレスへの対処行動として行われる。

　自傷行為の多くは，激しい怒りや不安，緊張，抑うつなどのつらい感情を和らげるために行われるものであり，幼少期の虐待や摂食障害，低い自尊心やパーソナリティ障害などが関連している。自傷行為は自殺行為とは異なるものの，つらい感情を一時的に解放したにすぎず，根本的には問題が解決していないため，繰り返されてエスカレートしやすい。自分なりに何とか生きていくための手段としての自傷行為によって死に至ってしまうことがあるため，問題解決や，問題への対処行動がと

れるよう介入することが必要である。

2 看護のポイント

　自傷行為を見つけた場合は，頭ごなしの禁止や叱責はしない。「なぜ自傷してしまったのか」と問い詰めることは自責感を増長させ，「もうやらないで」と強制することは逃げ場がない絶望感や孤独感を強めてしまう。自分を傷つけるくらいつらい出来事や感情があったことに目を向け，患者の話を傾聴する姿勢を示しながら，傷の処置などの身体的ケアを行う。

　患者が自傷したことを話してくれた際には，「話してくれてありがとう」と，医療者に援助を求めた行動を肯定的にフィードバックする。さらに，つらい気持ちに耐えようとしたことには寄り添い，そのうえで「自傷が続いていくとエスカレートしてしまうことが心配。自分の気持ちを言葉で人に伝えられるようになれればいいね」と伝え，自傷行為以外の対処方法についても患者と共に検討し，実践を促す。

6．不安，焦燥

1 不安，焦燥とは

　不安にはいろいろな種類があり，慢性的に持続する全般性不安障害，突然理由もなく強い不安に襲われるパニック障害，特定の対象や状況（広場，高所，閉所，暗闇，人前で緊張して恥をかくこと）に対して恐怖を感じる恐怖症などがある。また，統合失調症や双極性障害，強迫性障害などの症状の一部としても不安が生じる。

　不安は日常的にみられる不安から病的な不安まで幅広く，日常生活を送るうえで必要な感情である。日常的な不安では，大勢の人前で話すことや大事な試験があるなど，明らかな原因がある場合が多い。病的な不安は，不合理で現実性がなく，原因に比べて不安の反応が強く，長時間持続する。

　また，不安に似た感情として恐怖がある。不安は，対象が必ずしも特定しておらず，葛藤や脅威に対する反応である。恐怖は，対象が特定でき，それが外的に存在する。このような違いはあるものの，臨床的には区別されないことも多い。

2 看護のポイント

　軽度の不安（表5-8）は，日常的にみられる正常な範囲の反応である。不安を自覚し，自己対処することで個人の成長となる。

表5-8 ● 不安のレベル

軽度	日常生活で起こる緊張から生じる。注意深くなり，見ること，聞くこと，理解する能力などがふだんより鋭敏になる。不安を言語化することが可能。
中等度	不安の対象に過剰に集中してしまい，不安の対象以外のことには無関心になる。学習能力や問題解決能力が低下する。
強度	不安の対象の細部に意識が集中してしまい，ほかのことは何も考えられなくなる。安心するために行動しようとするが，非効果的な対処をする。
パニック	畏怖，心配，恐怖が極限に高まり，セルフコントロールできなくなる。興奮状態になったり，反対にまったく何もできなくなったりする。

　　中等度の不安は，自力で不安に対処することが困難である。そのため，患者には安心感を抱かせ，注意の対象から気をそらすためのかかわりが必要である。タッチング（患者のからだに手を当てたり，さすったりする），リラクセーション法（呼吸法，自律訓練法，筋弛緩法など），軽い運動などを促し，患者と一緒に実践する。また，認知行動療法を行い，不安な場面が生じたときの不合理な考えを修正し，不安に対処するための行動を促すことも効果的である。

　　強度の不安は，理解力やセルフケア能力が著しく低下する。強い指示が必要であり，入院治療を要する。セルフケアに集中するよう行動を指示し，介助でセルフケアができるよう促す。不安を軽減するための薬物療法や，頓服薬を活用して不安の軽減を図る。また，不適切な対処行動（過量服薬や自傷行為など）をすることがあるため，危険物を除去するなどの安全対策を行う。

　　パニック状態では，指示をしても行動することができない。身体症状も併せて確認しながら，不安の鎮静を図る。興奮が強い場合は，必要に応じて身体的拘束も検討する。反対にまったく何もできなくなってしまう場合は，食事や排泄などもできなくなるため，セルフケアを介助する。

　　不安は，看護師や周囲の患者に影響することもあるため，患者の不安に巻き込まれないようにすることが必要である。カンファレンスをして患者への対応を統一し，他患者との接触を制限することも必要である。

7．無為，自閉

1　無為，自閉とは

　　意欲や気力が減退し，喜怒哀楽などの感情表出が乏しくなり，会話の量が減り内容が空虚なものになる。自発的で目的のある行動が減り，他者とのかかわりを避けて引きこもったりする。これらの無為・自閉状態は統合失調症の陰性症状として認められる。

2　看護のポイント

　　無為・自閉状態の場合，患者に意思がないわけではなく，意思発動が遅くなっていることがある。そのため，質問に返答があるまで待ち，返答までのゆとりをもたせる。クローズドクエスチョンを活用し，患者が意思を表出しやすいよう工夫する。行動面でも行動制止や行動そのものが遅くなることがあるが，焦らせず，患者のペースに合わせた援助を行う。

　　入浴や整容に無頓着になることもあるため，声かけや介助でセルフケアができるようにする。また，活動性を高め，他者とのかかわりがもてるよう，作業療法やレクリエーションへの参加を促す。

8．拒絶

1　拒絶とは

　　機能的な障害がなくても，他者からの指示や要求に対して拒否する態度や行為で

ある。拒絶は，食事や入浴などのセルフケアへの拒否，治療や内服の拒否，人とかかわることへの拒否などとして表れる。

　たとえば，統合失調症では被害妄想がみられるが，他者への不信感や警戒心によって，他者を脅威に感じて拒絶的になる。また，認知症では，他者に何を求められているのか理解できず，脅威に感じて拒絶的になる。

2　看護のポイント

　穏やかな口調と態度で接し，危害をくわえる意図がないことを患者に示す。介入を受け入れてもらえるよう，患者が理解しやすい言葉で治療やケアの必要性を説明する。患者は，自分の生活習慣や価値観と異なることを医療者に求められると拒否を示すこともある。そのため，本人や家族，支援者から患者の希望や好みを聞き，ふだんの習慣をケアに組み込むことも必要である。

9．強迫行為

1　強迫行為とは

　「自分が不潔なのではないか」「家に泥棒が入ってしまうのではないか」など，不合理だとわかっていても，頭の中に繰り返し浮かんで自分だけでは消し去ることができない不快な考えを**強迫観念**という。強迫観念があると患者は不安で落ち着かなくなり，それを何とか解消しようとする。何度も手を洗う，1日に何回もシャワーを浴びる，家の鍵を閉めたか何度も確認するなどの**強迫行為**をする。患者は強迫行為にとらわれて，時間を費やし，身体的に疲弊し，日常生活がままならなくなることがある。強迫行為は，うつ病，強迫性障害（強迫神経症），不安障害などで認められる。

2　看護のポイント

　強迫観念は，患者本人も不合理だとわかっていても，不安が強くて払拭（ふっしょく）することができない。「それくらい気にしなくてもよい」「考え過ぎだ」などの声かけは，患者にとっては意味がない。強迫行為は，強迫観念による強い不安を緩和するための，患者なりの代償行動である。そのため，不安をコントロールする力を高めることが必要である。不安を感じたら表出するよう促し，他者に伝えられることは良いことだと伝える。強迫行為以外のストレス解消方法を探し，実践する。不安になったときの気分転換を促し，不安にとらわれない時間がもてるようにする。

10．依存

1　依存とは

　アルコールや違法薬物などの物質や，食事行動，人の愛情などは，人に快感や安心感を抱かせる。それらの刺激に異常にのめりこみ，その刺激なしにはいられないという不健康な習慣への強い欲望が生じることを**依存**という。強い欲望は自分の意思ではコントロールできず，日常生活がままならなくなり，周囲との人間関係を損なう。

　依存には，アルコールやたばこ，睡眠薬や違法薬物などの**物質依存**，過食やギャンブルや性行為，買い物やインターネットなどの**行為依存**，家族や恋人との人間関係に固着する**人間関係依存**がある。依存の要因には低い自己評価や空虚感があり，養育環境や遺伝などが複雑に関連している。

2 看護のポイント

　物質依存の場合，その物質の摂取が絶たれると離脱症状が起きる。全身状態を観察し，医師の指示に基づいて安全に治療が受けられるようにする。セルフケアを介助し，生活リズムを整える。

　強い欲望が生じると，不安・焦燥やいら立ちが生じる。不安やいら立ちを感じたときには，医療者に症状を伝えるよう説明する。不安やいら立ちへの対処方法を検討し，実践することを促す。依存のある患者は自己評価が低いため，他者と安定した人間関係を築くことが難しい。患者の訴えを傾聴し，信頼関係を築く。

11. 摂食行動の障害

1 摂食行動の障害とは

　摂食行動の障害で代表的なものは，**神経性無食欲症**と**神経性過食症**である。神経性無食欲症では，体重増加に強い恐怖があり，ボディイメージが障害されているためにやせていても自分が太っていると思っている。そのため，極端な食事制限や，過剰な運動，排出行動（嘔吐，下剤の乱用など）をする。栄養不足により，低体温，低血圧，徐脈，無月経，脱毛，下肢の浮腫，皮膚の乾燥などがみられ，心電図異常や脳の萎縮，骨粗鬆症などの身体合併症を生じる。また，抑うつや不安・焦燥，不眠，集中力の低下などの精神症状も現れる。うつ病や不安障害，強迫性障害（強迫神経症）やパーソナリティ障害，アルコール依存などを合併することがある。

　神経性過食症では，むちゃ食いをし，それを代償するための代償行動（排出行動，絶食，過度な運動）を繰り返す。嘔吐や排出行動による低カリウム血症，脱水，貧血，肝機能異常などの身体合併症を生じる。過食嘔吐する自分への嫌悪感や自己否定感があり，抑うつなどの精神症状もある。

2 看護のポイント

　神経性無食欲症の急性期は，身体合併症への治療を行い，安静を促す。生命の危機にあっても，患者はやせることに執着するため，治療を拒否することがある。全身状態や精神症状を観察し，セルフケアの介助などをとおして信頼関係を築く。体重にばかり気を取られないよう気分転換を促し，リラクセーションやレクリエーションへの参加を促す。ストレスや不安を感じたときにはスタッフに伝えてほしいと説明する。

　神経性過食症においても，低カリウム血症による不整脈や心不全に留意し，全身状態の観察や必要な治療の介助を行う。患者はストレスへの自己破壊的な対処行動として過食嘔吐をする。ストレスにくわえ，過食嘔吐してしまう自分に対しても苦痛を感じている。食事以外のことに目が向くよう，気分転換を促す。また，ストレ

スを感じたときの対処行動の獲得を促す。

12. 認知症

1 認知症の症状と治療

　認知症の症状は，**中核症状**と**行動・心理症状（BPSD）**に大別される。中核症状は認知機能障害であり，記憶障害，見当識障害，遂行機能障害，失語・失行・失認を示す。中核症状には，抗認知症薬などの薬物療法が行われる。

　BPSD には，幻覚，妄想，拒否，不安，焦燥，抑うつ，心気的，多弁，多動，異食，徘徊（はいかい），暴言，暴力，睡眠障害などがある。また，BPSD は，中核症状によって引き起こされることがあるが，周囲の環境の変化，ケアをする人のかかわり方によって出現したり増強したりする。

　たとえば，入浴介助のときに，看護師が一方的に脱衣させ，いきなりシャワーを浴びさせるようなことがあれば，患者は不安や恐怖を感じる。それによって介助拒否しようとしたり，暴力で抵抗したりする。BPSD への治療の第 1 選択は薬物療法ではない。患者の理解力や加齢による知覚変化（視力低下や難聴）に配慮し，患者が不安にならないよう声かけやケアを行うことで症状を軽減できるよう介入することが必要である。

2 看護のポイント

1）コミュニケーション

　患者を子ども扱いせず，自分より長い年月を生きた 1 人の人として敬意をもって接する。低い声でゆっくりと，わかりやすく端的に話す。また，話しかけるときには正面から，近い距離で，目線の高さを合わせる。触れるときには，ゆっくりなでるように触れると，温かく優しい印象が伝わる。肩や腕，背中のように感覚が鈍感な部分から触れると患者への侵襲が少ない。

　患者は，認知機能の低下によって自分の思いや考えをうまく相手に伝えることが難しい。そのため，認知症患者が感じていることを想像することが大切である。身体面・精神面・環境面の様々な視点でアセスメントし，患者の言動の意図を推測する。

2）日常生活援助

　患者は加齢により身体機能が低下するため，残存機能を活用しながら，できるだけ維持できるよう援助する。すべてを介助してしまうのではなく，できるセルフケアは患者自身にやってもらうことで，患者は自信や自尊心を保つことができる。

　また，長年の生活習慣や価値観を大切にし，その人らしい主体的な生活を維持する。休息と活動のバランスや，生活リズムを整える。

13. せん妄

1 せん妄とは

　せん妄は意識障害の 1 つであり，身体疾患や環境の変化，薬剤の影響などによ

表 5-9 ● せん妄と認知症の違い

	せん妄	認知症	
発症の経過	・数時間で急激に発症 ・夜間に多い	・緩徐に発症する	
日内変動	・夕方から夜間に悪化	・ほとんどない	
症状の経過	・数日〜数週間で改善 ・発症要因が除去されると改善	・症状は持続する ・徐々に進行する	

って急激に発症し，１日のなかで症状に変動がある。意識混濁，集中力の低下，睡眠リズムの乱れ，幻覚（主に幻視），錯覚（主に錯視），まとまらない会話，不安，興奮，見当識障害などの症状が現れる。せん妄発症の原因となる要素が除去されれば症状は改善する。せん妄と認知症の違いを表 5-9 に示す。

2 看護のポイント

1） 予防ケア

せん妄は，発症要因をアセスメントして予防ケアをする。まず，身体症状による苦痛を軽減する。日中は離床して活動を促し，不要と考えられる薬剤の減量・中止を医師に相談し，活動と休息のバランスを整える。入院前の環境や生活リズムを把握し，入院後も継続できるようにする。

2） 発症後のケア

予防ケアを実施していても，全身状態の悪化などでせん妄を発症することがある。患者の経過を観察し，せん妄の早期発見と対処が必要である。発症後は身体状態を観察し，異常や患者にとって苦痛となっている状態をアセスメントする。たとえば，カテーテルやチューブなどの挿入物やテープ類，身体拘束具，絶飲食や安静などの患者にとって苦痛な状況が，せん妄の誘発因子となる。できるだけ早期に不要なカテーテル類を抜去するとともに，身体的拘束は原則行わず，早期離床を図るなどして苦痛の軽減に努める。

VII 治療に伴う援助

本節では，精神障害者の治療に伴う看護援助について学ぶ。看護の大きな役割の一つとして，治療の補助がある。既述したように看護はあくまで看護であり，治療とは異なる領域であるが，精神科領域では治療と看護が渾然一体となっているところが多分にあり，明確に区別しにくい面がある。それは，１つには，疾患の原因が解明されていないため，その治癒も明らかにできないところによる。

そのため，症状の改善や症状による日常生活上の障害をできるだけ少なくするという形での治療的アプローチとなり，そのなかでは看護師もある時は治療的に，ある時は看護的にかかわっていくこととなる。

　狭義の治療は医師による薬物療法や精神療法であるが，医療サービスとして提供されるなかには看護も含まれており，特に入院治療場面では看護師の果たす役割は大きく重要である。

　本節では治療に伴う看護について概観し，医師による治療だけではなく，むしろ看護師が中心となり，患者にとってより望ましい治療環境を提供していけるよう，他職種との連携を密にしていく必要性を学ぶ。もちろん個別の治療の理解やそれに対する援助方法は知っていなければならない。

A　薬物療法と看護

　精神疾患の治療法は，身体療法と精神療法に大別できる。身体療法として，薬物療法は精神科領域で最も中心的な治療法であり，ほかの補助的な治療法と併せて治療効果を高める目的で用いられている。

1．薬物療法における看護の基本 —コンプライアンスからアドヒアランスへ—

　治療方針の決定について，患者自身が積極的に参加し，その決定に沿って治療を受けることを**アドヒアランス**という。これまでは，処方された薬剤を医師の指示に従って服用する**コンプライアンス**（服薬遵守）が重視されてきたが，患者自身が病気を理解し，治療に対して主体的にかかわることで，より高い治療効果が期待できるとされていることから，アドヒアランスの考えが主流となってきている。

　薬物療法における看護では，看護師はアドヒアランスの姿勢をもつことが重要といえる。患者の意思を無視し，服薬遵守のみに重点を置いてしまっては，主体的かつ継続的な服薬行動にはつながらない。患者が自分自身の治療に積極的に参加できるように支援していくことが，大切な看護の役割となる。

2．薬物療法に伴う看護

■1 患者の病識

　精神科の薬物療法において問題となるのは，患者が服薬の必要性を理解し，継続していくことの難しさである。一般的に，発熱や痛みといった症状は，患者自身が症状として自覚し，服薬によってその症状の改善を感じやすい。しかし，幻覚，妄想といった精神科特有の症状は，病気の症状であると患者が認識すること（病識）が難しく，患者は服薬の必要性を理解できないことが多い。そのため，精神科の薬物療法では，看護師は患者が服薬を継続して行えるよう援助することが重要である。

■2 確実な服薬と患者へのフィードバック

　服薬を確実にすることは，薬物療法を行うにあたって最も基本的なことである。

　既述のように，患者は服薬自体の必要性を認識していないことや，有害作用からくる不快な症状のため，拒薬してしまうことがある。服薬を確実に行ってもらうこ

序　精神看護のとらえ方

1　心の健康と発達

2　心の働きと危機

3　精神障害者の診療

4　主な精神障害の治療

5　**精神障害者の看護**

6　精神保健福祉の変遷

7　精神保健福祉対策

8　精神的健康の保持・増進

とが薬物療法を有効に進めるために必要であることを看護師が十分認識していることは言うまでもないが，患者が服薬をしたがらないからといって強引に服薬させるようなことをしてはならない。そのような方法は信頼関係を損なうばかりでなく，患者と治療を進めるうえでもマイナスとなり，治療関係を壊し，障害の改善には結びつかない。

　服薬の必要性を説明し，患者が服薬によって症状の変化を感じることができるように，看護師はその変化を言葉で患者に伝えていくようにする。患者が少しでもその変化を自覚できるようになることが，服薬行動の原動力となる。

　有害作用がある場合は，患者が速やかに訴えることができるような雰囲気や受容的態度で接し，いつでも不満や意見を聞いてもらえるという安心感がもてるよう心がける。薬を飲まされていると感じるのではなく，患者が主体的に治療に参加できるように看護師は支援する。

3 **観察**

　向精神薬の服用を開始すると，主作用とともに副作用も発現することがあり，注意深い観察が必要である。その他様々な状態の変化が起こり得るので，その詳細を観察・記録し，必要な場合は医師に報告して指示を受ける。

　また，処方薬の変更があった場合などは，急激な状態の変化が起こる可能性があるので，医師から連絡を受けるなどの情報の共有を図り，観察を注意深く行う。

4 **主な有害作用の看護**

1) **主な有害作用**

(1) **錐体外路症状**

①パーキンソニズム：投与開始後早期から見られる。無動や安静時振戦，筋強剛，姿勢反射障害など。

②アカシジア（静止不能）：投与開始後早期からみられる。足元がムズムズしたり，からだがそわそわしたりして，じっとしていられず動き回る。

③急性ジストニア：投与開始後早期からみられる。全身に対して頭部および頸部の異常な姿勢（頸部後屈・斜頸）。

④遅発性ジスキネジア：長期投与時にみられる。咀嚼様運動や舌の突出・捻転，顔をしかめるなど。

(2) **高プロラクチン血症**

　男女の性機能障害の主原因になる。男性では，性欲減退や女性化乳房，勃起障害，射精障害がみられる。女性では性欲減退や乳汁漏出，無月経がみられる。生活の質（QOL）を低下させる重要な有害作用だが，医師に申し出にくいという問題がある。

(3) **自律神経症状**

　不快な有害作用であり，アドヒアランスの低下につながる。立ちくらみやめまい，口渇，鼻閉，便秘，麻痺性イレウス，排尿障害などがある。

(4) **体重増加・高血糖**

　ほとんどの抗精神病薬に，食欲増進や体重増加作用がある。特に高血糖は，糖尿

病性ケトアシドーシスを引き起こすため，定期的な血液検査が必要である。

2）有害作用への対応

患者の訴えに耳を傾け，症状の観察を行う。副作用がみられた場合は，直ちに医師に報告し，薬物調整を依頼する。副作用は患者にとって不快な症状であり，服薬中断や拒薬につながりやすい。看護師は患者がアドヒアランスの姿勢をもち，主体的に治療に参加できるようにかかわる。

5 拒薬への対応

服薬をしない場合，強い説得や強制的介入によって入院中の服薬を継続させたとしても，退院後の服薬継続にはつながらない。患者が服薬を拒むには，必ず理由がある。看護師は，患者のその訴えに耳を傾けることが大切である。

患者は拒薬行為を隠したがるが，その行為を見つけることは看護ではない。患者は薬を飲みたくないことを看護師に伝えることができ，看護師はそれを受け止めることが服薬継続の第一歩になる。患者の気持ちを受け止めたうえで，患者と一緒に考えることが看護である。

B　電気けいれん療法と看護

電気けいれん療法は患者の頭部に電気を通し，人為的にけいれん発作をつくり出す治療法である。以前は無麻酔で行われていたが，近年では全身麻酔と筋弛緩薬を用いて，筋けいれんを起こさない**修正型電気けいれん療法（mECT）**が主流となっている。

適応は抗うつ薬が無効な重症のうつ病，躁病，統合失調症などである。通常1週間に2回程度，計6～12回行われる。副作用として一時的な物忘れ，悪心，頭痛などがある。mECTを実施する前に，必ずインフォームドコンセントを行い，患者や家族が不安や混乱を生じないように努める。

術前は，一般的な手術と同等に術前検査と身体的危険因子を把握する。施行前は絶飲食とし，静脈ルートを確保して手術室に引き継ぐ。術後は呼吸管理を行い，十分に覚醒するまでの間，バイタルサインのチェックを行う。まれに，もうろう状態となり，安静が保てなかったり，静脈ルートの自己抜針，ベッドからの転落など，事故につながる状態となることがあるので注意する。

電気けいれん療法は効果の高い治療法であるが，時間の経過とともに効果が失われてしまうのが欠点である。薬物療法と併用し，再発の徴候がある場合は，悪化する前に維持電気けいれん療法が導入されることもある。

C　精神科リハビリテーションと看護

精神科リハビリテーションは，病気の症状で低下した機能を改善し，スムーズに日常生活や社会生活を送れるようにすることを目的に行う。具体的には，作業療法，

社会生活スキルトレーニング，レクリエーション療法，心理教育，集団精神療法，デイケアなどがある。精神科リハビリテーションは，医師，看護師，精神保健福祉士，作業療法士，臨床心理士（公認心理師）など多職種が連携して行う。精神科の治療は，薬物療法と精神科リハビリテーションを組み合わせた治療が効果的である。

1．心理教育に伴う看護

　心理教育とは病気の症状や原因，治療法などについて正しい知識を学ぶことで，病気に対する理解を深め，病気との付き合い方や前向きに治療に取り組む姿勢を身につける。家族を対象にした心理教育は「家族心理教育」とよばれ，病気に対する理解や本人への接し方，サポート方法などを学ぶ。

　病気に対する正しい知識は，その後の本人の治療態度に大きく影響し，アドヒアランスを高めるうえで欠かすことができない。心理教育は多職種によるグループアプローチの形をとり，また当事者も複数参加するなど，状況も立場も違う者たちが集う。

　看護師は当事者が自分の気持ちを話せるような雰囲気づくり，参加者の相互交流を促せるようなかかわりをもつことが大切である。

2．社会生活スキルトレーニングに伴う看護

　社会生活スキルトレーニング（SST）とは対人関係を良好にする方法，ストレス対処法，問題解決法など社会生活に必要なスキルを習得することで自信を回復し，QOLを向上させるためのトレーニングである。

　「調子が良くないことを周囲に伝えるにはどうしたらいいか」「友人の誘いをうまく断るにはどうしたらいいか」など，日常生活の身近なテーマを設定してロールプレイング形式で学ぶ。様々な患者のレベルに合わせて多様な内容を準備し，患者の生活能力やセルフケア能力を向上させることをねらいとしている。

　看護師もSSTを実施することが可能なので，研修などを受けてSSTの指導ができるようになるとよい。

3．レクリエーション療法に伴う看護

　入院治療やデイケアなどで行われる，各種球技やダンス，音楽，ゲームなど手軽に参加できるものから，季節を感じられるものまで幅広く取り扱ったリハビリテーション活動である。レクリエーションは，人間が生活していくうえで欠くことのできない要素である。休養や娯楽により，肉体的な疲労だけではなく，仕事や勉強，人間関係などによる精神的な疲労も併せて回復する必要がある。

　精神科におけるレクリエーション療法は，レクリエーション活動を利用して，精神活動の向上と行動面の改善を図るといった，治療的意義を備えたものである。

　以前は精神科病院に長期にわたって入院する患者が多く，看護師を中心としたレクリエーション活動が盛んに行われてきたが，近年では入院期間の短縮化，作業療

法の充実，また，安全性とその責任の問題など，様々な観点からレクリエーションのあり方そのものについて見直されてきている。

4．作業療法に伴う看護

　日本作業療法士協会は，作業療法の定義を以下としている。「作業療法は，人々の健康と幸福を促進するために，医療，保健，福祉，教育，職業などの領域で行われる，作業に焦点を当てた治療，指導，援助である。作業とは，対象となる人々にとって目的や価値を持つ生活行為を指す」（作業療法ガイドライン［2018 年度版］）。

　作業療法士の指導のもと，手工芸，パソコン，体操，園芸，音楽，書道，スポーツなどの軽作業を通じて楽しみや達成感，充実感といった感情の回復を図る。これにより，日常生活や社会参加に必要な能力の回復・維持が期待できる。

　作業療法は，医師の処方箋によって，作業療法士が患者の症状と活動能力，希望をアセスメントし，個々の対象に適した活動の目的や目標，内容を設定することで開始される。作業療法をとおして社会性や対人関係の改善を目指し，社会に復帰していくプロセスで生活のリズムやセルフケア能力の向上を図る。提供した治療効果の評価も適切に行われる必要があり，単なるレクリエーションとは区別されるものである。

　看護師は患者と共に作業に参加し，作業療法士との連携によって効果的な作業療法が行えるように援助する。また，看護師は作業療法場面をとおして患者の状態の観察を行い，継続的に作業に参加していくことで，持久力や対人関係の強化につながるようにかかわることが必要とされる。

5．認知機能リハビリテーションに伴う看護

　認知機能（記憶力，集中力，問題解決能力など）の回復を目的としたアプローチであり，社会生活をよりスムーズに行えることを目指すリハビリテーションである。精神疾患を患うと，認知機能の低下がみられる。患者にとって，精神症状よりも認知機能の低下が「生きにくさ」に深く関係していることがある。

　認知機能の低下が及ぼす影響には，以下のようなものがある。

●注意力の低下
- 会話についていけない
- 集中できない，気が散りやすい
- 説明が理解できない

●記憶力の低下
- 言われたことを忘れる
- 新しいことが覚えられない

●処理能力の低下
- 状況判断に時間がかかる
- 会話が途切れる

序　精神看護のとらえ方
1　心の健康と発達
2　心の働きと危機
3　精神障害者の診療
4　主な精神障害の治療
5　精神障害者の看護
6　精神保健福祉の変遷
7　精神保健福祉対策
8　精神的健康の保持・増進

●**遂行機能の低下**
- 計画が立てられない
- 効率的に進むよう優先順位をつけられない

　精神症状が改善しても，認知機能の低下によって，日常生活や社会生活を送ることが困難になる。認知機能に対するリハビリテーションは，主に作業療法のプログラムにて実施されることが多い。注意力や記憶力，処理能力や遂行機能などの認知機能の改善には，コンピューターソフトを使用したプログラムなど，近年様々なプログラムが開発されており，効果が報告されている。

　看護師は，患者に対して認知機能を高めることの大切さを伝え，作業療法プログラムへの参加の動機づけを支援する。また，患者の認知機能低下の特徴に合わせて，かかわり方を工夫することも必要である。たとえば，新しいことを覚えられないような記憶力の低下がある場合には，説明や指示をするときには，言葉だけではなくメモを活用する。状況判断に時間がかかり，自分の行動を決められない処理能力の低下がある場合には，選択肢を提示したり，クローズドクエスチョンを活用したりする。

6．セルフヘルプ運動（自助グループ）やピアサポートに伴う看護

　セルフヘルプ運動として自助グループ，家族会，当事者組織などがある。そこでは，疾患やそれに伴う同じような問題や悩みを抱えた人（当事者）が集まり，主体的にグループ活動が行われている（第7章-I-C-2-❸「セルフヘルプ運動（家族会，当事者組織，自助グループ）」参照）。アルコールや薬物などの依存症，精神疾患当事者のグループ，患者の家族会などがある。患者－医療者の関係ではなく，当事者は互いに対等な仲間関係であり，当事者どうしが自主的につながりをつくっている。グループでは，自分が抱えている問題や悩み，体験などを共有し合う。情報共有をしたり，相談活動や社会活動も行う。

　また，精神福祉領域では，精神科デイケアや障害福祉サービス事業所などに，**ピアサポーター**が活動している。ピア（peer）とは，仲間という意味であり，当事者ならではの経験や知恵をもとに，同じような問題や悩みをもつ人に相談支援や生活支援，情報提供を行っている。精神保健福祉士や作業療法士，看護師などと一緒に雇用されている場合や，専門職と協働しながら活動する場合などがある。

VIII 統合失調症患者看護の事例

事例の概要

- ●患者：Ａさん，28歳，女性
- ●病名：統合失調症
- ●喫煙歴：なし
- ●既往歴：なし
- ●最終学歴：高等専門学校卒業
- ●家族構成：夫（40歳），子（2歳）。父・母・姉は近県に在住
- ●入院までの経過：出生時の異常なし。2人きょうだいの第2子，次女として出生する。元来内気な性格で，発達の異常を指摘されたことはなかった。21歳で専門学校を卒業し，医療事務職として勤務。24歳で職場の同僚と結婚，退職し，26歳で第1子長女を出産した。出産後より不眠，食欲低下があり，夫の両親が心配し，義父母と同居することになった。半年ほど前から夫の帰りが遅くなると，周囲に対して猜疑心を抱く言動が目立つようになった。前月より昼夜逆転となり，子どもの世話を怠ることが増えた。また，壁や天井に向かって独り言を言い，夫に対しては「サタン，近づくな」などと叫び，夫が近づけない状況になっ

ていた。
ある日，夫が帰宅すると「おまえは私を殺す気か」とわめき，子どもを抱きかかえて裸足で外に飛び出した。家族がＡさんと子どもの身柄を確保し，自宅に連れて帰ろうとすると，Ａさんは「邪魔するな，殺されるなら死んでやる」と叫び声をあげ，舌をかみ切ろうとした。家族が救急と警察へ通報，精神科病院に緊急受診となる。精神保健指定医の診察の後，夫の同意で医療保護入院となった。
- ●医師からの病状説明：統合失調症の診断。薬物療法などによる治療を行い，約3か月間で症状改善を目指しましょう。現在は幻覚妄想があり，周囲からの少しの刺激にも容易に反応し，自傷など危険な行動に及ぶ可能性があるため，保護室で隔離し治療することとします。
- ●患者・家族の理解状況：治療して命を守ってください。子どものためにも，1日も早く今までのように普通に会話ができて，優しい妻に戻ってほしい。

看護の展開

1．入院1〜10日目

情報収集：患者の様子　入院して数日は室内を歩きまわる，壁に向かって会話をするなど滅裂な行動が見られ，服薬を拒否，食事も「毒が入れられている」とほとんど手をつけなかった。
看護目標　安全に療養生活を送ることができる。
看護援助　幻覚や妄想から自傷の危険性があったため，看護師は，隔離された室内に危険物となる物を置かないよう，安全に過ごせる環境に配慮した。また，頻回に訪室し患者の精神症状を観察した。患者が安心感をもてるよう，また，患者が

清潔や排泄などの基本的ニードを満たせるように声をかけながら援助した。食事や服薬ができない際は，点滴静脈内注射により末梢静脈栄養および抗精神病薬の投与を行った。
これらのかかわりにより，1週間が経過した頃から医師や看護師の勧めで服薬できるようになった。隔離は夜間だけとなった。

2．入院10〜30日目

看護目標　看護や治療を納得して受け入れられるようになり，規則正しい日常生活を送ることができるようになる。

序　精神看護のとらえ方

1　心の健康と発達

2　心の働きと危機

3　精神障害者の診療

4　主な精神障害の治療

5　精神障害者の看護

6　精神保健福祉の変遷

7　精神保健福祉対策

8　増進・精神的健康の保持・

[情報収集：患者の様子]　薬物療法と，安心感がもてるよう生活の援助を行うことで，徐々に看護師と意思疎通ができるようになる。時に長女を心配する言動も聞かれるようになり，夜間の睡眠がまとまってとれるようになってきた。10日目で隔離が解除され個室へ移動となった。しかし自室から出てくることは少なく，ほかの患者との交流もなく過ごす。セルフケアの促しにも倦怠感を訴え，ほとんどの時間を臥床して過ごす。食事に手をつけないことがあり，食欲がないのかと看護師が尋ねると「これを食べると異臭を発して，サタンに見つけられてしまう」とおびえた様子で発言する。夫の面会には，興奮して奇声を発する，トイレに閉じこもるなどの行動があったため，夫には面会時間を短く切り上げてもらうよう協力を依頼した。主治医から本人に病状について説明を行うが「私は統合失調症などではありません。家にいたときは確かに命をねらわれていました」と言う。焦燥感や不安感が強いときには頓服薬を勧めた。

3．入院30〜60日目

[看護目標]　作業療法や集団プログラムなどにより，精神機能を向上させ，対人関係の回復を図り，規則的な日常生活を送ることができる。

[情報収集：患者の様子]　焦燥感や不安感が徐々になくなり，現実感のある会話や生活ができるようになる。この頃より，作業療法が開始となる。最初は簡単に取り組めるものからスタートし，徐々に集中して取り組める時間が増えていった。革細工で作成したブックカバーが完成すると，作品を看護師や家族にうれしそうに披露するなど，自然な言動が増えていった。また作業を通じて周囲の患者との交流も増えていき，日中はホールでテレビを見てほかの患者と談話する様子がみられる。さらに，時間になると自らシャワーを浴びることを看護師に報告に来るなど，日常生活リズムが整ってきた。

4．入院60日〜退院

[情報収集：患者の様子]　入院60日目より心理教育が開始となる。病気の説明に対しては「私もBさんと同じで，あの頃（入院前）は気にかけることが次々と出てきて，休んでも休んでも疲れがとれなかった。いつも何かに追われている感じがして疲れていた」などと入院前の状況を振り返る発言が聞かれた。

[看護目標]　統合失調症について知り，治療やリハビリテーションの必要性が理解できる。

[看護援助]　看護師はAさんと，前駆症状である不安や焦燥感，疲労感があったときには早めに頓服薬を内服したり，関係者に相談したりするなど，具体的対処法をとることを共有した。なお，今後も続く薬物療法についてAさんから「統合失調症の薬は症状ではなく原因に働きかけるので，原因がなくならない限り飲み続けることが必要なんですね。子育てしながら，それができるか心配だけど，入院はもう二度としたくないので守ります」との発言がある。退院を見据えて薬の自己管理を開始した。

家族に対しては今後家族心理教育への参加を促している。夫や義理の両親は仕事をしているため，退院後は，子どもと2人で過ごす時間が多くなる。そこで保健所職員や訪問看護師に相談対応してもらうようにした。これらのメンバーで顔合わせを行い，退院後の支援について具体的に調整が済んだところで，退院日が調整された。

5．退院後

[情報収集：患者の様子]　外来通院を行いながら週1回の訪問看護，月1回の訪問看護師による自宅訪問が行われることになった。また，育児ストレスを軽減するために，日中に週3回，ベビーシッターを依頼することにし，そのうちの1日は精神科デイケアに通っている。

外来来院時の看護相談では，Aさんは明るい表情で「夫が以前より育児に協力してくれるようになり，気持ちが安定しています。今は買い物や料理などの家事も少しずつですができるようになってきました」と話してくれた。

[看護目標]　疾患とつきあいながら自分らしい生活を送ることができる。

[看護援助]　訪問看護師は主にストレスや精神症状，服薬管理に関する相談を行っている。保健師は夫婦が在宅の際に面談を行い，育児や夫婦生活

に関する相談を行っている。

精神科デイケアにおいても，Aさんは他者と明るく交流を図っているとの情報を作業療法士から得ている。このように多職種と連携しながら，今後もAさんが自分らしい生活を送っていけるように支援していく。

参考文献
・春日武彦：はじめての精神科；援助者必携，第2版，医学書院，2011.
・Anita W O'Toole, Sheila R.Welt 編，池田明子，他訳：ペプロウ看護論；看護実践における対人関係理論，医学書院，1996.
・宇佐美しおり，野末聖香：精神看護スペシャリストに必要な理論と技法，日本看護協会出版会，2009.
・坂田三允：症状別にみる精神科の看護ケア，中央法規出版，2007.
・風祭元監，南光進一郎，他編：精神医学・心理学・精神看護学辞典，照林社，2012.
・川野雅資編著：精神症状のアセスメントとケアプラン；32の症状とエビデンス集，メヂカルフレンド社，2012.
・森千鶴監，田中留伊編著：これからの精神看護学；病態生理をふまえた看護実践のための関連図，PILAR PRESS，2015.
・全国精神障害者地域生活支援協議会編：障害者地域移行支援・地域定着支援ガイドブック，中央法規出版，2013.
・萱間真美編著：精神看護実習ガイド〈パーフェクト臨床実習ガイド；ライフステージに沿った看護技術と看護の展開〉，照林社，2007.
・美濃由紀子編著：これだけは知っておきたい精神科の身体ケア技術，医学書院，2008.
・太田保之，藤田長太郎編：精神看護学 精神保健，第3版，医歯薬出版，2007.
・菱沼典子，他編著：看護の原理；ケアすることの本質と魅力，ライフサポート社，2009.

学習の手引き

1. 精神障害者への接し方の基本を整理しておこう。
2. 精神障害者に対する看護の基本をまとめてみよう。
3. 様々な看護記録の特徴とポイントを整理しておこう。
4. 入院時のリスクマネジメントについて説明してみよう。
5. 各精神障害の症状とその看護援助の要点を関連づけて覚えておこう。
6. 薬物療法における看護の要点を整理しておこう。
7. 精神障害者の社会復帰のための看護援助について話し合ってみよう。

第5章のふりかえりチェック

次の文章の空欄を埋めてみよう。

1　患者－看護師関係

ペプロウは患者と看護師の治療的な人間関係のなかに「　①　」「同一化」「開拓利用」「　②　」の4つの段階があるとした。

また，オレムは，患者の　③　の基盤として，患者－看護師関係が重要だと主張し，「社会的関係」「人間対人間の　④　関係」「　⑤　関係」の3つのレベルがあるとしている。

2　行動制限に伴う看護

　⑥　法には「医療と保護上最低限の行動制限」が規定されている。行動制限には，開放処遇制限，　⑦　制限，隔離，身体的拘束がある。

精神科では, ⬚8⬚（隔離室）という個室があり, 患者が精神運動興奮状態や ⬚9⬚ 行為のおそれや, 衝動行為, 他害行為の激しいときなどに, 静かで落ち着いた療養環境をつくることを目的に使われる。いずれにしても ⬚10⬚ の指示によるもので, 実施した際は必ず ⬚11⬚ しておかなければならない。

3　入院中のリスクマネジメント

入院中のリスクマネジメントで重要なことは, 転倒・転落および ⬚12⬚ の予防のほか, 攻撃的行動・暴力への対策, 無断離院の防止, 院内 ⬚13⬚ の予防, 誤嚥(ごえん)・窒息の予防などがある。また, 身体的拘束では ⬚14⬚ を発生させないよう, 体位変換, 拘束部位の観察を行う。

4　症状と看護

幻覚があることで, ⬚15⬚, 焦り, いら立ちや, 疲労感 ⬚16⬚ など, 患者にとってつらい状態が生じる。幻覚があってつらいときには, 症状を軽減させる ⬚17⬚ をとることが必要である。

妄想については, 患者から ⬚18⬚ な発言があった場合は, まずは訴えを ⬚19⬚ する姿勢を示し, 不安や不眠などのつらい症状があれば, ⬚17⬚ をとることを促す。また, 妄想のある患者は ⬚20⬚ がないことが多いため, ⬚21⬚ や心理教育を行うことが必要である。

躁状態では, 患者の訴えには禁止や ⬚22⬚ はせず, 許容できる範囲で ⬚23⬚ を提示するなど倫理的な配慮を行うことが, その後の患者との信頼関係につながる。また, ⬚24⬚ のリスクがある場合には, 看護師は1人で対応しようとせずに応援を求める。刃物や鈍器など, 危険物を除去し ⬚25⬚ をする。

うつ状態の患者は, 「何もできない自分は生きている価値がない」などと自分を責めてしまうことあるため, ⬚26⬚ で優しい表情・口調で接し, 焦らず ⬚27⬚, 休むことは大切なことだと伝える。また, 必ずつらい状態から回復することを伝え, つらいときには援助を求めてよいことを説明する。また ⬚28⬚ の意欲が低下しても自立を無理強いしたり, 叱咤激励したりせず, ⬚29⬚ によって充足できるようにする。

無為・自閉状態の場合, 患者に意思がないわけではなく, 意思発動が遅くなっていることがある。そのため, 質問に ⬚30⬚, 返答までのゆとりをもたせる。⬚31⬚ を活用し, 患者が意思を表出しやすいよう工夫する。また, ⬚32⬚ を高め, 他者とのかかわりがもてるよう, ⬚33⬚ や ⬚34⬚ の参加を促す。

5　薬物療法における看護

処方された薬剤を医師の指示に従って服用することを ⬚35⬚（服薬遵守）といい, 治療方針の決定について, 患者自身が積極的に参加し, その決定に沿って治療を受けることを ⬚36⬚ という。近年では ⬚36⬚ のほうがより高い治療効果を期待できるとされ, 主流になっている。

■ 精神看護

第6章 精神保健福祉の変遷

▶**学習の目標**　●精神障害者のとらえ方，患者－医療者関係の変遷を学ぶ。
●精神保健福祉に関する変遷の背景について理解する。
●わが国の精神医療・精神保健に関して制定された法規を学ぶ。

I 精神医療の歴史

A 近代以前の精神医療

1. 古代

　古代では，精神障害はその神秘的性質によって，宗教や呪術などと関係が深かった。たとえば，ゾロアスター教（拝火教）では香木を焚いたり，神酒を飲んだりして得られる幻覚が，儀式に用いられていた。ほかの宗教でも祈禱による恍惚状態において，一時的に精神異常状態に陥ることが知られており，現代でも一部の宗教では，しばしば反理性的で異常な心理に支配されることがある。

　ギリシャ医学では，ヒポクラテス（Hippocrates）に象徴されるように，理性的・科学的な考え方に基づいて，精神病も脳や身体的なものと関係づけられていた。たとえば，メランコリーという言葉は胆汁という意味のギリシャ語に由来し，ヒステリーは子宮の意味である。胆汁の力が強ければ憂うつになり，子宮の欲求不満がヒステリーというわけである。とにかく，精神病を器質的な病気とみて治療しようとしたのである。

2. 中世

　ヨーロッパでは，民族宗教がローマ帝国の支配の拡大とともに統一的なキリスト教に改宗されていく。しかし，キリストの愛の教えもやがて権威主義的な神学に支配され，神秘主義，呪術的な考えから脱却できなかったことで，中世は，一般に暗黒時代といわれている。

序　精神看護のとらえ方
1　心の健康と発達
2　心の働きと危機
3　精神障害者の診療
4　主な精神障害の治療
5　精神障害者の看護
6　精神保健福祉の変遷
7　精神保健福祉対策
8　精神的健康の保持・増進

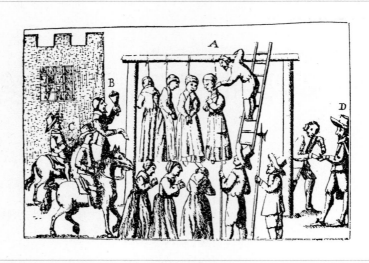

図6-1 ● イギリスにおける魔女の処刑（17世紀のペン画）

　精神障害者は早くから僧院などに収容されていた。一方で，慈善施設が設立され，人道的扱いが行われていたことも知られているが，このような例は少数で，精神病は悪魔の仕業や神の罰と考えられ，精神障害者の多くは鎖で縛られ，罪人同様に刑務所のような所に収容されて，残酷・悲惨な扱いを受けていた。特に中世の終わり頃に，**魔女裁判**が行われるようになって，精神障害者の奇妙な考えや行動は「悪魔つき」とみなされ，多くの精神障害者が魔女として残酷な処刑を受けた（図6-1）。

B　近代精神医学の成立

1. 近代医学としての精神医学

1 自然科学と精神医学

　今日の精神科病院のもとになった精神病者の収容所は，僧院の経営するものであった。18世紀頃になると，精神病者の治療は司祭から医師の手にゆだねられるようになった。しかし，鞭打ちなどの扱いを受けるなかでの監禁収容が続いていたのである。

　やがてガリレオ・ガリレイ（Galilei, G.）などに代表される近代科学の勃興と同時に，医学の分野にも自然科学的な考えが導入された。それは精神医学も例外ではなく，その結果，近代精神医学は人の精神障害を対象とする医学の一部門として，自然科学的な考え方を基本とし，その原理に基づいて発展してきた。しかし，人の精神現象は複雑で，歴史，社会，文化と密接に結びついており，人文科学の領域とも重なっている部分が多く，単純な生物学主義では割り切れない性格をもっている。心理学や哲学，文学，芸術とも関連がある。殊に力動精神医学（精神分析学）の分

野では，人間の心理そのものの力動に重点が置かれるので，自然科学との関連は曖昧または不明瞭である。ここに精神医学がほかの身体医学と異なる特色がある。

2　近代精神医学を築いた人々

1）ピネル

　精神医学の歴史に近代医学の考えを最初に導入したのは，**フィリップ・ピネル**（Pinel, P.）とその弟子**ジャン・エスキロール**（Esquirol, J. E. D.）である。ピネルとエスキロールは世界で初めて精神障害の科学的な分類を行い，教科書を著している。ピネルはまた，パリ郊外のビセートル病院で患者の拘束具を取りはずしたことで有名である。

2）グリージンガー

　19世紀中頃，**ヴィルヘルム・グリージンガー**（Griesinger, W.）が，「精神病は脳病である」と言ったことは有名である。彼はカタトニーの概念（今日のカタトニーすなわち緊張病とは異なる）を提唱した。

3）クレペリン

　ミュンヘンの精神医学研究所の**エミール・クレペリン**は，精神障害の詳しい観察に基づき，客観的な記述により精神障害の分類を試みた。彼は1883年に『精神医学教科書』を著して，第9版まで改訂を重ねたが，そのなかで最も有名な業績は，早発性痴呆（今日の統合失調症）の発見であった。そのほか，クレペリンの研究所では，アルツハイマーによる進行麻痺やアルツハイマー病，脳動脈硬化性精神障害（現在の血管性認知症）などの疾患概念が確立された。クレペリンは，近代精神医学を樹立したのである。

4）ブロイラー

　後に**オイゲン・ブロイラー**は，早発性痴呆の概念を批判し，その本質は，精神活動・思考・感情・行動の分裂にあるとして，統合失調症の概念を樹立して今日に至っている。

5）フロイト

　20世紀の初め，**ジークムント・フロイト**は人の心の発達について画期的な考えを打ち出した。それは，人間の精神活動の根源には性的エネルギー（**リビドー**）があり，精神活動はリビドーの形を変えた表現であり，それは意識の世界より意識下または無意識の世界をもっているという考えである。今日の力動精神医学または**精神分析学**は彼に由来する。すなわち，フロイトは精神分析学の創始者である。

　フロイトの考えは，意識・無意識の世界における人の心の動きを分析して治療を行うもので，クレペリンの生物学主義（精神障害は脳の異常から起こるという考え）とまったく異なる。今日でもこの2つの考え方が精神医学のなかで対立している。しかし，この2つの考え方はどちらも人間の精神活動のなかに存在し，両立するものであろう。

序　精神看護のとらえ方

1　心の健康と発達

2　心の働きと危機

3　精神障害者の診療

4　主な精神障害の治療

5　精神障害者の看護

6　精神保健福祉の変遷

7　精神保健福祉対策

8　精神的健康の保持・増進

2．精神障害者の処遇改善をめぐる変遷

1 道徳的処遇へのきざし

　　ピネルが1792年にビセートル病院の医員となり，患者の拘束具をはずしたのは画期的なことであった（図6-2）。彼は精神病患者を人間として扱い，拘束をはずしたばかりでなく，自由を与え，作業につかせ，精神療法の必要を説くなどした。その後，西欧の精神医学に**道徳療法**の時代が訪れた。

　　イギリスでは，コノリー（Conolly, J.）が1839年に，手錠，足枷，保護衣などを廃止した。テューク（Tuke, W.）に代表されるイギリスの道徳療法の根底には，狂気の人も自制心を備えており，より良き道徳的処遇によって治療すれば治すことができるという信念があった。したがって，外からの強制や拘束は害があると考えられたのである。

　　アメリカにおいても19世紀半ば頃，ドロシア・ディックス（Dix, D. L.）が精神病に対する看護の改善提唱の先駆者として病院改革運動を起こしている。

　　この当時の治療は持続浴（微温浴）と薬物投与だけだったため，ドイツのクレペリンも自伝のなかで，精神障害者の人道的な扱いに苦心した体験を述べている。

2 巨大精神病院の登場

　　一方で，欧米ではこの頃から大規模な精神病院が建設され始め，患者は鍵のかかる閉鎖病棟に閉じ込められるようになった。アメリカの州立精神病院には患者数1万人という巨大なものが造られた。

1）ビアーズ

　　精神病院の内部では従業員による患者へのリンチ行為が行われたという記録もある。**ビアーズ**（Beers, C. W.）は，自ら精神病院に4回入院し，社会復帰したのち，1908年にその事実を公開し，その間体験した悲惨な処遇を訴えた。以来，精神病

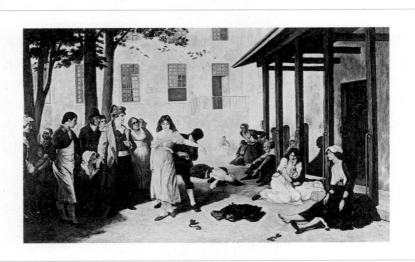

図6-2 ● 精神病者を鎖から解放するピネル

者の処遇改善に一生を捧げ，アメリカの精神衛生運動の創始者となった。

2）精神医療の進歩

　巨大精神病院の建設は多数の精神障害者を社会から隔離し，閉鎖的な空間に閉じ込め収容した結果，患者の療養環境が悪化したが，やがて精神病院の中で新しい治療法が相次いで開発されていった。たとえば，鎮静・催眠作用の強いアルカロイド，ヒオスチアミン，抱水クロラール，バルビツレートなどである。バルビツレートによる持続睡眠療法は，1950年頃まで用いられた。また，梅毒に対するサルバルサン療法，脳梅毒，進行麻痺に対するマラリア発熱療法，統合失調症に対するインスリンショック療法，カルジアゾール，電気けいれん療法，ロボトミーなどが次々に開発され，ある程度の治療効果を上げ，精神病院の中の治療は活発になった。このような進歩は，精神障害は不治であるという**治療的ニヒリズム**（治療をしても効果が上がらないという考え方）を克服し，病院内の雰囲気を単なる収容所からより医療的なものに変えていった。

3　家庭看護

　7世紀頃，ベルギーのゲールでは精神障害者のコロニーが生まれ，多くの患者が村の家庭に保護され，その家族と共に農作業その他の仕事に従事した。これは精神障害者を地域でケアするという現在の思想の始まりであるといえよう。

　興味深いことに，巨大精神病院の建設と相前後して，**家庭看護**の動きもみられた。スコットランドやドイツでは，精神病院に収容しきれない患者を一般家庭に下宿させるかたちで家庭看護が出現した。また，精神病院に外来部門の増設が相次いだ。これは後の地域医療への萌芽ともいえる動きである。

4　精神障害者の処遇改善

　アメリカでは1963年，ケネディ大統領が精神障害者の処遇の改善を訴える，いわゆる「**ケネディ教書**」を発表し，精神障害者の処遇改善事業が大幅に進展した。巨大な精神病院が次々に閉鎖または縮小され，精神衛生センター，コミュニティセンターが設立された。カリフォルニア州の4か所の精神病院は，かつてはそれぞれ5000床の大病院であったが，現在の入院患者は1500人にすぎない。しかし，現在でもアメリカでは州により精神障害者の処遇には差がある。また十分な受け皿のないままに，多くの精神障害者が退院させられた結果，ストリートピープル（ホームレス）の1/3は精神障害者であるといわれるような現象もみられている。

C　精神疾患における治療法の変遷

1．開放療法の発展

　第2次世界大戦の終わり頃，イギリスの**マックスウェル・ジョーンズ**は，戦争中に精神障害に罹患した人たちの治療に，自由で拘束のない環境，平等で民主的な人間関係，すなわち**治療共同社会**が極めて有効なことを示した。独裁的・権威主義的

序　精神看護のとらえ方

1　心の健康と発達

2　心の働きと危機

3　精神障害者の診療

4　主な精神障害の治療

5　精神障害者の看護

6　精神保健福祉の変遷

7　精神保健福祉対策

8　精神的健康の保持・増進

な雰囲気は精神障害の治療に害があるという彼の治療共同社会の理論は，その後の精神障害者の治療と処遇に大きな影響を与えた。この理論と実践は，まず精神病院内の雰囲気を，より自由で，開放的なものにする効果があった。

　精神障害を環境の改善により治療しようとする動きが早くからあり，ピネルが精神障害者を鎖から解放したことなどが，このような考えの始まりといえよう。マックスウェル・ジョーンズの治療共同社会の理念や，ドイツの精神科医ジーモン（Simon, H.）による作業療法などは，生活療法の最初の試みであった。

　さらに，生活療法，薬物療法の進展に呼応して，病棟からは患者を閉じ込める鍵が廃止され，病院内の開放処遇，いわゆる開放療法の発展がみられている。すなわち，生活療法（生活指導），作業療法，レクリエーション療法（音楽，絵画，陶芸など）などが盛んになり，アメニティ（居室，娯楽室，デイルームの整備など）も充実していき，より社会に近い環境が与えられるようになった。これにより患者は生活感覚や社会的関心を高め，社会復帰への準備が行えるようになり，患者の入院期間は大幅に短縮され，社会復帰が促進された。

　イギリスでは，クラーク（Clark, D. H.）らにより，精神障害の開放療法が進められた。こうして精神科病床数は大幅に減少し，イギリスの誇る地域ケアシステムが確立していったのである。

　イタリアではバザリア（Basaglia, F.）が，精神科病院の廃止を主張し，北イタリアを中心に脱施設化を目指した改革を始め，しだいにこの運動はイタリア各地に広まった。1978年にバザリア法（精神医療改革に関する法）などが公布され，地域中心型精神保健システムの構築につながっていった。

2．薬物療法

1 薬物療法の効果

　精神医療の発展，病院内の生活療法，社会復帰の努力，さらに地域において治療をしようとする精神医療の進歩を可能にしたのは，1955（昭和30）年頃から導入された向精神薬，とりわけ抗精神病薬の著しい発展である。薬物療法の発展により精神病院の雰囲気は一変し，病院らしくなり，医療スタッフと患者の関係も，それ以前の支配，被支配の権威主義的なものから，民主的な関係であることが可能となったのである。それは，薬物の効果により精神科患者の精神状態が鎮静化すると同時に，投薬という行為により，精神医療関係者と患者の関係が一般病院における医療関係者と患者の関係に近くなったからである。

2 治療薬の変遷

　最初に導入されたのはフェノチアジン系薬物（クロルプロマジンなど）で，興奮状態を鎮め，緊張病症状を緩和し，妄想や幻覚にも著明な効果を現した。その後の進歩は著しく，ハロペリドールその他の抗精神病薬があり，これらは定型抗精神病薬あるいは第1世代抗精神病薬とよばれている。

　近年はリスペリドン，オランザピン，アリピプラゾールなどの非定型（あるいは

第2世代）抗精神病薬が使用されることが多くなっている。さらに多数の抗うつ薬，抗てんかん薬，新しい睡眠薬など多種多様な薬剤が開発され，それぞれの症状に適した処方が可能になった。最近では有害作用の少ない抗うつ薬として選択的セロトニン再取り込み阻害薬（SSRI）やセロトニン・ノルアドレナリン再取り込み阻害薬（SNRI）が登場した。

　また，アルツハイマー病の治療薬としてコリンエステラーゼ阻害薬などが登場し，アルツハイマー病患者の日常生活動作（ADL）の維持に効果を発揮することが明らかになった。パーキンソン病やレビー小体病にも有効な新薬が開発されつつある。

3．社会復帰療法

　精神科病院内の治療の限界は，精神症状に改善がみられても，患者が社会で生活するための能力を失っていることである。それは精神障害そのものの結果，たとえば，統合失調症の陰性症状（感情の平板化や意欲欠如）などによる面もあるが，入院中の生活のために社会生活に疎くなるという，いわゆるホスピタリズム（施設症）も大きな障害になる。

　そこで，なるべく社会に近い環境での治療が望まれるが，それだけではなく，病院内治療の際にも社会復帰療法（リハビリテーション療法）や生活指導により，社会復帰の努力をすることが大切である。社会復帰療法では簡単な作業療法，デイケア，ナイトケアや外泊が行われ，また，就労支援施設に通って仕事の能力を増進させ対人関係を円滑にするなどの訓練が行われる。

Ⅱ　わが国の精神保健福祉の歴史

A　近代精神医学以前

1．神仏と精神障害者

　明治以前のわが国の精神障害者は，自宅などに監禁される例もあったが，多くは比較的穏やかな扱いを受けていたようである。彼らは特別の迫害を受けることもなく，むしろ放置されていたといってもよい。精神医学は進歩しておらず，精神障害の治療はほとんどが神仏祈願に頼っており，社寺は精神障害者の収容所の観があった。

　明治以前のわが国で，ベルギーのゲールのように精神障害者を家庭で看護してきたのは，京都の岩倉村である。岩倉村の大雲寺に天皇の皇女がこもり，精神病が癒えたという言い伝えから，多くの精神障害者が集まり，参籠し滝に打たれたり祈願

序　精神看護のとらえ方
1　心の健康と発達
2　心の働きと危機
3　精神障害者の診療
4　主な精神障害の治療
5　精神障害者の看護
6　精神保健福祉の変遷
7　精神保健福祉対策
8　精神的健康の保持・増進

を行ったりするようになった。そうした人々のために，大雲寺付近に茶屋や宿屋ができた。江戸時代末期には，農家など多くの家庭が患者や家族を宿泊させて生活の援助をし，村全体が一種の精神障害者コロニーになっていたといわれる。

2．滝治療

　近代精神医学以前の治療として有名なものに，千葉県岩井の不動の滝の滝治療がある。これは古くよりあったもので，山門の左右にある粗末な2階建ての屋根裏風の7つの部屋に20人以上の患者を収容し，毎日2回滝に打たせるという"治療"をしていた。1951（昭和26）年に閉鎖されている。

3．癲狂学と『精神病約説』

　1819（文政2）年には日本で最初の精神障害専門の医書が出され，漢方の薬の記述のなかで，癲狂（癲はてんかん，狂は精神病）学らしいものがみられている。明治維新後，1876（明治9）年には，神戸文哉がイギリスのヘンリー・モーズレイ（Maudsley, H.）の著書を翻訳し，『精神病約説』を出版した。

4．精神病院の発達

　わが国最初の精神病院は，1875（明治8）年にできた**京都府癲狂院**である。この病院は1882（明治15）年に経営難のため民間に移譲されたが，後に廃院となった。

　1878（明治11）年には東京小石川に私立加藤瘋癲病院ができ，次いで1879（明治12）年には今の上野公園の中に東京府癲狂院ができた。これがのちの東京府巣鴨病院であり，現在の東京都立松沢病院の前身にあたる。

5．相馬事件

　1887（明治20）年に**相馬事件**が起き，社会問題となった。これは，旧相馬藩主が東京府癲狂院に入院したが，旧家来がこれを相馬家乗っ取りの陰謀による不法監禁と考え，病院に侵入して入院中の旧藩主を連れ出し，途中で捕まったという事件である。この旧家来はこれを新聞に投書し，1892（明治25）年に旧藩主が死亡すると毒殺であると主張し世間の注目を集め，病院長その他が一時拘留されたが，のちに免訴となった。この頃から癲狂院に代わって精神病院とよばれるようになった。

B　呉秀三と精神医学

1．日本の近代精神医学を築いた人々

　1886（明治19）年に，榊俶（1857～1897）は東京帝国大学医科大学で初めて精神病学教授として，精神病学や看護法の講義を始めた。榊の後，精神病学は法医

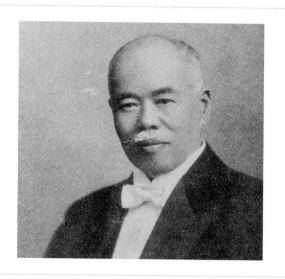

図 6-3 ● 呉秀三

学の教授，片山国嘉が担当した。
　呉秀三（1865〜1932，図 6-3）はオーストリアおよびドイツへの留学から帰国
して，1901（明治 34）年に東京帝国大学医科大学の精神病学講座の教授となった。
呉はドイツでクレペリンのもとで学び，日本ではクレペリンの精神医学が主流とな
った。呉は医科大学の教育病院である東京府巣鴨病院の院長を兼ねていたことから，
その運営を大改革して，精神病院のあり方の基礎をつくった。診療の第一線の指導
者として多数の精神病学の専門家を養成し，その人々が各地の大学の精神病学の教
授となった。さらに，1902（明治 35）年に日本神経学会（のちの日本精神神経学
会）を創立した。呉は日本の精神医学の実質的な創立者である。

2．処遇改善改革

　呉はまた，精神病者の処遇にも改革を加えた。患者の拘束具をはずして破棄した
り，松沢病院の建設にあたっては，ドイツを模して分棟式を採用したり，さらに患
者が農耕，畜産などに用いる作業場をつくったりした。のちに加藤普佐次郎（1887
〜1968）は，作業療法により病院内に池と築山による庭園を築き，作業療法の実
践により学位を得た。呉は，1918（大正 7）年に「精神病者私宅監置ノ実況及ビ
其統計的観察」を発表し，「我邦十何万の精神病者は実に此病を受けたるの不幸の
外に，此邦に生れたるの不幸を重ぬるものと云ふべし」と，激しい怒りを表明した
（本節-D-1「精神病者監護法」参照）。
　精神病者慈善救治会は患者に対する民間の慈善団体で，1902（明治 35）年，呉
の提唱により創立された。会員には大学教授夫人，巣鴨病院従業員などが参加した。
その活動は，入院患者の慰安や作業療法器具の購入，会報・パンフレットの作成な
どであった。救治会は戦時中，精神衛生協会その他に統合されて途絶えた。

序　精神看護のとらえ方

1　心の健康と発達

2　心の働きと危機

3　精神障害者の診療

4　主な精神障害の治療

5　精神障害者の看護

6　精神保健福祉の変遷

7　精神保健福祉対策

8　精神的健康の保持・増進

C 精神医療の発展

　これまで述べてきたことは，狭義の精神保健，すなわち精神障害者の医療および保護，社会における処遇の問題が中心であった。それを簡単に整理すると，精神障害者の処遇は，まず原始的な収容所や刑務所のような所に入れて社会から隔離し，社会に有害なものとして，保護・収容の対象となることに始まる。次いで精神科病院の設立と精神障害者の収容，精神科病院内の処遇の改善と治療法の発達があり，精神障害者の処遇はしだいに近代医療の形をとってきた。しかし，精神障害者の処遇には人権の問題もあり，精神障害者を人間として受け止めるとともに，社会においてもケアをする，いわゆる地域ケアを含めた，病院，中間的な施設，家庭その他の地域の環境においてトータルにケアするシステムの発展にたどりついたのである。また，それと同時に，精神医療にも種々の治療法の発展があり，精神障害者にもようやく医学の恩恵に浴する時代が到来したのである。

D 精神保健福祉にかかわる法制度の変遷

1. 精神病者監護法

　わが国では明治期まで，精神障害者の大多数が私宅に監置されていた。そのような背景のなか，1887（明治20）年に起こった相馬事件（本節-A-5「相馬事件」参照）をきっかけとして，1900（明治33）年に**精神病者監護法**が制定された。この法律では，精神障害者は後見人，配偶者または家族が監護の義務を負うとされ，監置できるのは監護義務者だけで，私宅や病院などに監置するには医師の診断書と共に警察への届出を経た行政府の許可が必要であった。

　すなわち，精神障害者を治療しようとする姿勢はなく，もっぱら公安上の観点から私宅監置を認めたもので，これにより座敷牢に精神障害者を監禁することが，1950（昭和25）年の精神衛生法施行まで法的に認められることになった。

2. 精神病院法

　1917（大正6）年の内務省保健調査会による，精神障害者の全国一斉調査により，精神障害者の総数は約6万5000人であり，そのうち精神病院などに入院中の者が約5000人で，私宅監置を含めて約6万人が医療の外にあることが明らかになった。

　このような状況に対して，救治会，日本神経学会による精神病者の保護，治療の設備の充実を求める要望などがあり，1919（大正8）年，**精神病院法**が成立した。

　この法律によって，①内務大臣は都道府県に公立の精神病院の設置を命じることができ，また内務大臣はこれに代わるものとして公私立の精神病院を指定することができる（代用精神病院），②地方長官は医師の診断により精神病院に入院させる

ことができることとなった。しかし，公的精神病院の設置は進まず，わずかに鹿児島保養院，中宮病院，芹香院（きんこういん），筑紫保養院，城山病院を数えるのみであった。

　さらに精神病者監護法はそのまま存続したため，私宅監置は認められたままであった。その後，精神障害者の処遇を改善するために，1926（昭和元）年には日本精神衛生協会（現日本精神衛生会）が設置された。また，1938（昭和13）年には厚生省（現厚生労働省）が置かれたが，目立った改善はみられなかった。

3．国民優生法と優生保護法

　悪質遺伝病を駆逐するため，子孫をつくれないように断種手術をしようという国民優生法が，1940（昭和15）年に成立した。これはドイツの遺伝病子孫防止法に準じたものである。この断種法案に対しては金子準二*が強く反対した。

　この法律によって，ナチスドイツで行われたような精神障害者抹殺の思想にまで至らなかったのは不幸中の幸いであった。第2次世界大戦後，1948（昭和23）年に優生保護法が公布されたが，精神病は遺伝病であるという考えは根強く残っていたといわざるを得ない。

1 戦時中の精神障害者

　戦時中は，軍隊における結核患者と精神障害者のために多くの国立の施設が造られ，戦後も国立の病院および精神病院として多くの患者の収容，治療にあたった。たとえば，国立武蔵病院，国立国府台病院などがそれである。戦時中の精神病院では，栄養不足のため，多くの患者が死亡したことが知られている。その他の施設の精神障害者も，一般の国民以上に戦時の食料窮迫の犠牲になった。日中戦争以前の東京府立松沢病院の年間死亡者数は平均73人前後であったが，1945（昭和20）年には入院患者1169人のうち478人（40.9％）に達した。

4．精神衛生法

　精神衛生法は，精神病者監護法と精神病院法に代わるものとして，1950（昭和25）年に制定された。従来の精神病者監護法，精神病院法がもっぱら精神障害者を社会から隔離することに主眼を置いていたのに対して，精神衛生法が制定されたことで，精神障害者の医療・保護に重点が移ったのは喜ばしいことであった。

　精神衛生法では，①精神病院の設置を都道府県に義務づけた，②精神障害発症の予防，国民の精神的健康の保持・増進の考えが新しく取り入れられ，精神衛生相談や訪問指導の規定が示された，③精神衛生鑑定医の制度が設けられ，精神障害者の入院の要否および拘束の要否，程度の判定により，措置入院・同意入院の制度がつくられた，④精神障害の特殊性のため，仮入院・仮退院の制度が設けられた，⑤私宅監置の制度が廃止された。

＊金子準二：1890～1979，精神科医。日本精神病院協会創設者。

1 社会防衛としての機能

　しかし，この法律には依然として社会防衛の思想が強く反映されており，精神障害者を危険なものとして社会から排除しようとの意図が強かった。さらに，患者を社会復帰させるための機構もほとんど考慮されていなかった。1952（昭和27）年頃から大流行となった覚醒剤中毒による精神障害の精神症状（妄想，特に被害妄想，幻覚など）が統合失調症に似ていること，また，患者がしばしば暴行や傷害，殺人などによって社会不安を起こしたことにより，いわゆる措置入院が急増したことで，この法律は，まさに社会防衛の機能を果たしたのである。

2 経済措置入院

　覚醒剤取締法は1951（昭和26）年に施行されたが，1954（昭和29）年の改正により，覚醒剤中毒者で精神障害でない者も精神衛生法の対象とすることになった。また，当時貧困のため入院費に窮した患者の入院のため，社会防衛に名を借りた，いわゆる経済措置入院の増加がみられた。

　1954（昭和29）年の全国精神障害者実態調査によって，精神障害者は全国推定130万人，要入院は35万人とされており，わが国の精神科病床の数はこの時期，約3万床であった。以後，病床数は急激に増加し，1960（昭和35）年には8万5000床に達した。

3 ライシャワー事件

　1964（昭和39）年，アメリカ駐日大使ライシャワー（Reischauer, E. O.）が19歳の"異常な少年"に刺されるという事件が起きた（ライシャワー事件）。この少年には精神科治療歴があった。そのためマスメディアは，「精神障害者野放し」という論調で報じたため，精神障害者の犯罪に対する社会防衛的な考え方が再燃した。

4 精神衛生法の一部改正

　世論に押されて政府は精神衛生法の一部改正を打ち出し，医療関係者，家族会などの反対運動も起きるなか，措置入院の強化，緊急入院（48時間の時限入院）の制度が設けられた。一方で，地域の精神医療の推進にも主眼が置かれ，保健所の位置づけ，精神衛生相談員の設置，精神衛生センターの設置，医療費の公費負担制度などが規定された。

5．精神保健法

　1984（昭和59）年，報徳会宇都宮病院で，看護師による患者の撲殺事件が発生した。この事件では，患者に対する看護師の不法な保護・暴行などの事実が発覚し，精神病院の暗い内情が白日のもとに晒された（**宇都宮病院事件**）。このため世論の精神病院に対する糾弾，批判が一気に高まり，隔離収容入院中心的な精神医療に対する反省が生まれた。また，精神障害者に対する差別の撤廃，人権尊重の声が高まった。これを受けて1987（昭和62）年に精神衛生法が大改正され，**精神保健法**の制定となった。

　精神保健法第1条に「この法律は，精神障害者の医療及び保護を行い，その社会復帰の促進及びその自立と社会経済活動への参加の促進のために必要な援助を行い，並びにその発生の予防その他国民の精神的健康の保持及び増進に努めることによって，精神障害者の福祉の増進及び国民の精神保健の向上を図ることを目的とする」とある。

　従来の精神衛生法は，精神障害者の医療および保護の確保を主な目的としてきたが，精神保健法の考えは，それまでの精神障害者の入院中心の治療体制から，地域におけるケアを中心とする体制へ移そうとするものである。

　法改正とともに，精神衛生法から精神保健法という言葉になった理由は，新しい法律の目標が従来の精神衛生法における精神障害者の処遇に比べて，人権尊重の面をより強く推し進めているからにほかならない。開放的処遇，任意入院の重視，信書・通信の自由，および福祉対策，社会復帰の促進，すなわち社会における精神障害の治療およびケア，言い換えれば外来診療，デイケア，地域ケア，リハビリテーションの充実を強く打ち出し，保健所などを中心とする社会療法的な考えを大幅に取り入れ，さらに広く一般の人の心の健康の保持・増進を目指すものになったからである。

　したがって，精神保健とは，狭義の精神障害の診断治療にとどまらず，一般の人の心の健康の保持・増進を含めた考え方であり，従来の精神衛生法における考え方よりかなり広い概念である。

6．障害者基本法

　1988（昭和63）年の精神保健法の施行に加え，1993（平成5）年に**障害者基本法**が成立したことで，精神障害者もほかの障害をもつ人々と同様に，この法律の対象とされるに至った。

7．精神保健福祉法

　1993（平成5）年の精神保健法等一部改正において，精神障害者とは「精神分裂病（現在の統合失調症），中毒性精神病，精神遅滞，精神病質その他の精神疾患を有する者」とされたほか，地域ケアの考えが強く打ち出された。

　さらに，1995（平成7）年に施行された**精神保健及び精神障害者福祉に関する法律（精神保健福祉法）**では，精神障害者の医療，保護，社会復帰の促進と自立，社会経済活動への参加の促進のほかに，精神障害の発生予防，国民の精神的健康の保持・増進が目的とされている。ここでは医療と福祉が一体となってケアするというトータルケアの新しい理念が生まれ，精神保健センターは精神保健福祉センターに，精神保健相談員は精神保健福祉相談員に改称された。

　なお，1999（平成11）年改正では，精神障害者の人権に配慮した医療の確保に関する事項や，緊急に入院が必要となる精神障害者の移送に関する事項などが盛り込まれ，2022（令和4）年改正では，精神障害者の希望やニーズに応じた支援体

序　精神看護のとらえ方

1　心の健康と発達

2　心の働きと危機

3　精神障害者の診療

4　主な精神障害の治療

5　精神障害者の看護

6　精神保健福祉の変遷

7　精神保健福祉対策

8　精神的健康の保持・増進

制の整備がうたわれ，入院者訪問支援事業の創設などが盛り込まれた。

1　精神障害者保健福祉手帳

　精神障害者保健福祉手帳は，一定の精神障害の状態にあることを認定して交付することで，手帳を交付された者に，各方面の協力により各種の支援策が講じられることを促し，精神障害者等の社会復帰の促進，自立と社会参加の促進を図ることを目的とする。

　これまで身体障害者については身体障害者手帳が，知的障害者については療育手帳があり，様々な福祉的配慮がなされてきたが，障害者基本法の成立により，精神障害者が障害者として明確に位置づけられ，1995（平成7）年7月1日改正の精神保健福祉法により，手帳制度が創設された。

　この手帳は，本人の申請に基づき専門医が診断し，精神障害の状態にあると認められたとき，都道府県知事から市町村長を経由して交付される。障害等級は重い順に1級から3級までであり，2年ごとに都道府県知事の認定を受けて更新される。この手帳により各種の税制上の障害者控除や，公共交通機関，公共施設の利用割引などの支援を受けることができる。ただし，その内容は都道府県一律ではなく，地域により差がある。また，障害者自立支援法（現障害者総合支援法）の成立に伴い，障害者の自立と支援が図られることになった。

2　退院後生活環境相談員

　2013（平成25）年の精神保健福祉法改正により，医療保護入院者に対して退院後生活環境相談員を選任するよう，精神科病院の管理者に義務付けた。これにより，2014（平成26）年4月1日以降すべての医療保護入院者に，精神保健福祉士，保健師，看護師，准看護師，作業療法士または社会福祉士として精神障害者に関する業務に従事した経験を有する者などから，退院後生活環境相談員が選任されることになった。退院後生活環境相談員は，医療保護入院者および家族などに対して入院時から退院促進に向けてかかわる。また，患者や家族の相談に応じたり，地域援助事業者を紹介したり，退院支援委員会へ出席したりする。こうした積極的な関与によって退院促進に努めるのである。

8．心神喪失者等医療観察法

　心神喪失の状態で他害行為を行った精神障害者は，従来は精神科病院に入院していたが，精神科病院の治療環境が改善され一般社会と密接に関係するようになった今日では，特に重大な罪を犯した患者の場合，精神科病院に入院するのが不適切と考えられるようになった。**心神喪失等の状態で重大な他害行為を行った者の医療及び観察等に関する法律（心神喪失者等医療観察法）**は，殺人や放火など，重大事件を起こした精神障害者が，心神喪失や心神耗弱を理由に不起訴や無罪，または刑を軽減されたとき，裁判官と精神科医（精神保健審判員）の合議による審判で入院や通院の処遇を決定できるようにした。そして，処遇を受ける精神障害者に対し，国の責任によって医療ならびに社会復帰のための支援を提供する。

　入院決定の場合は指定入院医療機関に入院し，そこで多職種協働チームによる専門的な治療が行われる。この入院期間中から，社会復帰の準備として保護観察所の社会復帰調整官によって退院後の生活環境の調整が行われる。通院決定の場合は保護観察所による精神保健観察を受けることになり，指定通院医療機関に通院する。

　通院決定または退院許可決定がなされた場合には，社会復帰調整官が指定通院医療機関の管理者などと協議のうえ，処遇実施計画書を策定する。そして社会復帰調整官の観察・指導のもと，処遇の終了が決定されるまで地域での医療が継続される。

　本法は 2003（平成 15）年 7 月に制定され，2005（平成 17）年 7 月から施行されている。

9. 障害者総合支援法

　障害者総合支援法は，2013（平成 25）年 4 月に従来の障害者自立支援法（2006［平成 18］年施行）が改正・施行されたもので，身体障害者，知的障害者，精神障害者（発達障害者を含む），難病等の患者を総合的に支援する。この法による総合的な支援は，自立支援給付と地域生活支援事業で構成されている。それには，介護給付や訓練等給付，自立支援医療，補装具費支給，地域生活支援事業が含まれる（第 7 章-Ⅱ-A-6「社会復帰施設」，図 7-2 参照）。

> ### 学 習 の 手 引 き
> **1.** 近代精神医学を築いた人々の功績について，説明してみよう。
> **2.** わが国の精神医療の発展と，それに伴う法制度の変遷についてまとめておこう。
> **3.** 精神保健福祉法と障害者総合支援法の関係について，整理しておこう。

第 6 章のふりかえりチェック

次の文章の空欄を埋めてみよう。

1 近代精神医学の成立

　近代精神医学を築いた人々には，□ 1 □，グリージンガー，クレペリン，フロイトなどがいる。なかでも□ 1 □は精神病患者を人間として扱い，□ 2 □をはずし自由を与えたことは当時画期的なことであった。これをきっかけに，西欧の精神医学に□ 3 □の時代が訪れた。

　アメリカでは 1963 年，ケネディ大統領が精神障害者の処遇の改善を訴える，いわゆる「□ 4 □」を発表し，精神障害者の処遇改善事業が大幅に進展した。

2 日本の近代精神医学を築いた人々

　日本の精神医学の実質的な創立者・□ 5 □はドイツで□ 6 □のもとで学んだ。こ

序　精神看護のとらえ方
1　心の健康と発達
2　心の働きと危機
3　精神障害者の診療
4　主な精神障害の治療
5　精神障害者の看護
6　精神保健福祉の変遷
7　精神保健福祉対策
8　精神的健康の保持・増進

のため日本では　6　の精神医学が主流となった。　5　は医科大学の教育病院である東京府巣鴨病院の院長を兼ねていたことから，その運営を大改革して，精神病院のあり方の基礎をつくった。患者の　2　をはずして破棄したり，患者が　7　などに用いる作業場をつくったりした。

　加藤普佐次郎は，　8　により病院内に池と築山による庭園を築き，　8　の実践を行った。

3　精神保健福祉法

　精神保健福祉法では，精神障害者の医療，保護，　9　の促進と自立，　10　への参加の促進のほかに，精神障害の発生予防，国民の精神的健康の保持・増進が目的とされ，医療と　11　が一体となってケアするというトータルケアの新しい理念が生まれ，精神保健センターは　12　センターに，精神保健相談員は　12　相談員に改称された。

　精神障害者保健福祉手帳は，手帳を交付された者に，各方面の協力により各種の支援策が講じられることを促し，精神障害者等の　9　の促進，　13　と社会参加の促進を図ることを目的とする。

　これまで身体障害者については身体障害者手帳が，知的障害者については　14　手帳があり，様々な福祉的配慮がなされてきたが，障害者基本法の成立により，精神障害者が障害者として明確に位置づけられた。

■ 精神看護

第 **7** 章　精神保健福祉対策

▶ **学習の目標**
- ●わが国で実施されている，精神保健福祉の現状を理解する。
- ●各精神保健福祉対策の内容を理解する。
- ●地域における精神保健福祉対策について学ぶ。
- ●精神保健福祉の資源の種類，役割について学ぶ。
- ●入院形態の分類やそれぞれの特徴について理解する。

I　精神保健福祉のとらえ方

●**精神保健福祉の2つの対策**　精神保健福祉対策には，**国民の精神保健の保持・増進**と**精神障害者対策**がある。前者は主として，地域社会におけるあらゆる種類の精神障害の発生を減らすための対策である。後者は主に，従来の精神科病院，外来精神科，地域精神保健福祉のための諸施設や機関を中心として，社会復帰を目指し，全体として精神保健福祉のケアを行うものである。

●**問題への施策**　わが国の精神保健福祉対策は，精神障害者への精神保健対策として，精神医療対策，地域精神保健福祉対策，社会復帰・福祉対策があり，その他に自殺・うつ病対策，認知症対策，アルコール関連問題対策，薬物乱用防止対策，発達障害者への支援，思春期精神保健対策なども含まれる[*]。

A　精神保健

1．精神疾患と予防の関係

　世界保健機関（WHO）の憲章では，精神保健を「生物学的，医学的，教育的，社会的に良好な精神状態を目指すものである」と定義している。

　心の健康の保持・増進は，当然心の病を予防するという考えに到達する。ジェラ

[*] 2000（平成12）年に開始された介護保険制度と成年後見制度は，高齢者の医療・介護・福祉を統合的に行うよう意図したものであるが，高齢者には認知症の症例が多く，精神科的サービスにおいても上記と同じような総合的なサービスを行う時代になってきた。

ルド・カプラン（Caplan, G.）の考えによれば，予防には，第1次予防，第2次予防，第3次予防がある。第1次予防は精神疾患・精神障害の発生を防ぐことで，第2次予防は早期発見，早期治療により精神障害の悪化を防ぐこと，さらに第3次予防では長期在院によるホスピタリズム（施設症）を防ぎ，リハビリテーション，社会復帰を図ることである。

　精神保健とは，人々の健康のうち主として精神面，心の健康を対象とし，精神障害を予防・治療し，また精神的健康を保持・増進させるための諸活動をいう。精神保健には，①個人の精神保健や精神障害の予防，および②地域や社会における精神障害の予防・対策（地域精神医学，社会精神医学）などがある。

2．個人と精神保健

1 ライフサイクルと精神保健

　個人の精神保健には，ライフサイクルの各時期において，様々な異なった課題がある（第2章-Ⅵ「ライフサイクルにおける心の危機」参照）。

1）胎児期の精神保健

　母体または胎児にくわわる有害因子から胎児の健全な発育を守ることである。精神保健的には，妊産婦や若い母親への指導・援助や電話相談などの活動が必要になる。

2）乳幼児期の精神保健

　その発育に障害を与える要因を防止し，特に知的障害や脳器質障害の予防が大切であり，また乳幼児と母親の関係で人間として健全な発育を図り，精神発達の障害やパーソナリティ障害の発生を防ぐことである。

3）学童期の精神保健

　学校や社会生活における健全な人間関係の育成が大切である。学校では，いじめや非行，学業不振があり，注意欠如・多動症／注意欠如・多動性障害（ADHD），コミュニケーション症群，限局性学習症などの精神保健問題がしだいに顕著になってきている。

4）思春期～青年期の精神保健

　自我同一性の確立が中心であり，非行や社会的逸脱行為，不登校，校内暴力，家庭内暴力，犯罪などが問題となってくる。また，異性関係の始まり，職業と伴侶の獲得，親からの心理的独立の時期である。社交不安症，統合失調症や摂食障害の発病する時期でもある。

5）成人期の精神保健

　比較的安定する時期ではあるが，人格未成熟を引きずっていたり，社会的責任の重さや職場不適応，リストラその他の困難な状況による精神障害の発生がみられたりする。特にこの時期には，うつ病の発生が重要な問題である。また，女性では育児終了による空の巣症候群，嫁姑問題，更年期障害など，特有の精神保健問題が存

在する。

6）老年期の精神保健

　老年期の精神障害，特に認知症，環境の変化に対する不適応やうつ病があり，また，慢性病などの健康管理が問題となる。

❷　食事と精神疾患

　食物の成分は，主に炭水化物（糖質と食物繊維），たんぱく質，脂質である。これまでバランスの良い食事とは，総エネルギーの約 60（50〜65）％を糖質で摂取することとされてきた（厚生労働省「日本人の食事摂取基準 2020 年版」）。精神科病院で提供する普通食もこの割合である。しかし，糖質を多く摂り続けていると，体重増加（肥満），中性脂肪高値と HDL コレステロール低値，高血圧，糖尿病などが生じやすくなる。最近の研究では，糖質を過剰に摂取していると，うつ病やアルツハイマー病になる危険性が高まるといわれている。糖質を減らし，たんぱく質，脂質を多く摂る（糖質制限食）など，日々の食事を工夫することでうつ病やアルツハイマー病を予防できるかもしれない。

3．生活の場からみた精神保健

　生活の場からみた精神保健としては，家庭，学校，職場にそれぞれ特有の問題がある（第 2 章–Ⅴ「環境と心の健康」参照）。

　人の心は社会と密接な関係にあり，社会の様々な環境や問題が精神障害の原因になったり，それを増悪させたりする。心の発達の最初の環境は家庭，特に母子関係であり，次いで学校，職場である。また，生きてきた時代も人の心に大きな影響を与える。第 2 次世界大戦後の厳しい，貧しい時代の子どもと，物質的に豊かだがモラルが危機状態にある現代の子どもでは，精神保健的な問題も異なって当然である。通信手段が郵便と電話だけの時代とインターネット全盛の時代では，人々のコミュニケーションのしかたも変化する。このような社会環境が精神障害にどのように影響を及ぼすのか，理解することが大切である。

　家族の状態は，人の心の発達に決定的な影響を与えるといわれている。現代の家族にはゆがみが多い。大家族から核家族への変化，家庭内暴力，離婚，家庭の崩壊，一人っ子，母親の溺愛，父性の欠如，共働きによる子どもの放置，虐待などである。これらは様々な精神障害の原因になっている。母子関係のゆがみ，過保護または放置により，子どもは依存的，わがまま，自己中心的，反抗的になり，不登校，家庭内暴力，摂食障害などを起こす。また，家庭のゆがみは，子どもの強迫症，不安症群，パーソナリティ障害（境界性，演技性）などの原因になりやすい。このような家庭では父親にも問題があり，父親の権威は低く，子どもが父親によって精神的に鍛えられる機会をもてない。母親の溺愛，あるいは子どもの虐待は，様々な精神障害の原因となる。

　思春期，青年期では，インターネットや SNS を利用したコミュニケーションが広く行われるようになった。顔と顔を合わせる直接の人間関係が希薄になり，イン

序　精神看護のとらえ方

1　心の健康と発達

2　心の働きと危機

3　精神障害者の診療

4　主な精神障害の治療

5　精神障害者の看護

6　精神保健福祉の変遷

7　精神保健福祉対策

8　精神的健康の保持・増進

ターネット上での嫌がらせや誹謗中傷などのいじめが原因で自殺に至る場合もある。強迫的にインターネットを使用したり，オンラインゲームにのめり込んだりして，1日のほとんどの時間を費やしてしまい，学業や仕事がおろそかになる人もいる。インターネットを使った出会い系サイトなどで犯罪被害にあうこともある。

　中年から老年にかけての，離婚，配偶者との死別，転居，単身赴任，定年での社会的役割の減少などの環境の変化や喪失体験は，うつ病の原因になる。近年，老年期になって単身生活になる人が増えている。老年期にインターネットやSNSが利用できないと情報不足やコミュニケーション不足となり，ますます社会から孤立しやすくなる。また，この時期には自殺も増加する。寝たきりや認知症となった高齢者への虐待も問題になっている。

　職場における精神保健に関する分野を**産業精神保健**とよぶ。大企業では，産業医，総括安全衛生管理者，衛生委員会などの労働衛生対策組織が確立している。中小企業には地区医師会が委託されている地域産業保健センターがある。これを支援するために各都道府県には産業保健推進センターが設置されている。2015（平成27）年の労働安全衛生法の改正により，**ストレスチェック制度**が施行された。

B　社会復帰と地域精神医療

1．地域精神医療の幕開け

1　地域精神医療の幕開け

　1950年代に抗精神病薬がフランス（クロルプロマジン），ベルギー（ハロペリドール）で開発されて各国に普及した。こうした統合失調症に対する薬物治療の幕開けと時を同じくして，可能な限り強制的な収容処遇を避けようという人道的な配慮から，欧米諸国では入院中心の治療から，外来治療と地域でのケアを中心とした医療への転換が図られた。

2　日本における地域精神医療の整備

　1965（昭和40）年の精神衛生法改正により，保健所が地域における精神保健行政の第一線機関として位置づけられ，都道府県に精神衛生センター（現在の精神保健福祉センター）が設置され保健所に対して技術指導にあたることが決められた。この時から日本の地域精神医療の歴史が始まった。

　1987（昭和62）年には精神保健法へ改正され，精神障害者の社会復帰と社会参加が法制化された。1993（平成5）年には障害者基本法が制定されて精神障害者も身体障害者，知的障害者と並んで障害施策の対象にくわえられた。また，精神障害者の地域ケアに対する市町村の責任が明確化された。2006（平成18）年には，障害者自立支援法により精神障害・身体障害・知的障害共通の枠組みで支援が行われることになった。

2. 地域における精神科サービス

1 地域精神医療サービス

　地域精神医療には，まず第1に，急性期から慢性期までのすべての段階に対応する外来や入院での診療機能が求められている。第2に精神疾患の予防や教育に対応できる保健機能が必要であり，第3にはリハビリテーションや福祉機能も期待されている。医療，精神保健，福祉が連続的に連携しながら地域における精神科保健サービスが展開されることが望ましい。

2 精神科救急医療システム

　急性期の診療機能として精神科救急医療システムが整備されてきた。精神科救急医療の主たる対象者は，本人には受診する意思がなく，自傷・他害のおそれがあり，緊急性が高いものである。これは緊急措置入院・措置入院を想定している。措置入院以外にも応急入院や医療保護入院となるケースもある。精神科救急で対応するのは，幻覚妄想状態や精神運動興奮，せん妄，アルコール・薬物の急性中毒や離脱症状，自殺企図や自傷行為，強度の不安（パニック状態），けいれんなどである。

　精神科救急医療システムでは，救急医療施設，受付窓口，搬送体制，後方支援病院（緊急措置入院や応急入院を含めた救急処置後に引き続き入院を必要とするケースに対応する病院），連絡調整機関（医師会，消防署，警察署など）を定めている。

3 精神科診療所（精神科クリニック）と精神科病院

　精神科診療所は外来診療を行う施設である。近年，デイケアを付設している診療所が増加している。精神科病院は，急性期の対応や社会復帰へのリハビリテーションなど様々な機能を担っているが，長期入院患者の多いことが問題となっている。入院患者の約6割が統合失調症であり，約2割が認知症を含む器質性精神障害である。

4 地域包括ケアシステム

　精神障害の治療は医療施設で実施するだけでは不十分である。そうした不十分さを補うため，発生した精神障害に対して地域全体で対応しようとするのが，**地域包括ケアシステム**である。具体的には，外来治療，入院治療，**部分的入院治療**などがある。それらの施設における社会復帰活動や在宅患者に対する訪問看護（訪問指導）などにより，個々の症例の状態に応じて，外来・入院治療から地域での生活まで一貫したケアを提供する。その後，精神科病院，総合病院精神科，精神科診療所の外来診療を増やし，保健所の相談・指導を拡充し，患者がなるべく地域で生活しながら治療・ケアが受けられるようにする。

　ある程度回復したが社会で自立するところまでいかない軽症の患者には，**ナイトホスピタル**（昼間は働きに出て，夜だけ病院に帰る）や**デイケア**（昼間通って治療を受け，夜は家に帰る）のような部分的入院治療ができる中間施設が必要である。また，家庭に帰った患者も定期的に病院や診療所に通い，一定量の薬を服用することが大切である。認知症患者では，短期入院，またはショートステイにより急性症

状の治療，家族の負担軽減を図る。

　また，総合病院の精神科外来や精神科診療所への通院あるいは相談，精神保健福祉センターや保健所での精神保健相談も大切である。それとともに，最近では訪問看護（訪問指導）も重視されている。

　このような一貫したケアを行うためには，保健所や関連施設の行政事務，訪問看護ステーションなど，各施設やサービスの間の連絡，協力が不可欠であり，また同一施設においても，医師，看護師，精神保健福祉士，ヘルパー，精神科作業療法士などの各職種の緊密な協力が必要とされる。

　退院後の患者が生活する地域の医療や看護，ケアのシステムを整備し，病院や家庭，福祉施設，社会復帰施設などにより，一貫した治療・ケアが受けられる体制を整えることが，今後ますます重要になっていくであろう。

C　地域精神リハビリテーション

1．精神医療とリハビリテーション

1　社会療法の動き

　精神科病院入院患者の開放的処遇，生活療法や病院内の作業，リハビリテーションの動き，さらに精神障害者を社会において治療しようとする社会療法の思想は，まず第2次世界大戦後のイギリスで始まった。精神病棟の建築でも，開放的な構造になり，窓枠（鉄格子）が廃止され，病棟内には病室以外に，デイルーム，食堂，娯楽室などのスペースが設けられ，人間らしい生活の場が広がった。要するに，精神科病院の入院患者の人間的・開放的処遇が進んだのである。この結果，イギリスやアメリカなどでは，開放的環境での治療，および地域における精神障害者の受け入れ環境の改善により，精神科病床の数は大幅に減少した。

　わが国でも1955（昭和30）年頃から，薬物療法の導入とともに，同様の動きが活発化してきた。この結果，昭和30年代には，鍵のかかる閉鎖病棟は減少し，同時に院内作業やレクリエーション療法などの導入が盛んになった。さらに，作業療法やデイケア，ナイトケア，リハビリテーション事業などが，診療報酬における点数化の影響もあって活発化してきた。その結果，わが国の入院病床は減少してきている。

　患者の人権尊重や病院の開放的処遇の改善が行われ，病床数が減少傾向にあることは確かであるが，現在でも精神科病床（精神科病院および総合病院の単科精神科病床を合わせたもの）における1日平均在院患者は，約20万人もいるのである（2022［令和4］年）。その主な原因は，慢性患者に回復困難な要素があること，社会が精神障害者の受け入れに消極的であること，診療報酬体系が入院医療および薬物療法には有利であっても，リハビリテーション活動または地域ケアには不利である実情などが考えられる。入院期間の短縮，長期入院の防止のために精神保健福

祉法が改正され，2014（平成26）年4月から，精神科病院の医療保護入院者全員に**退院後生活環境相談員**がかかわることになった（第6章-Ⅱ-D-7-❷「退院後生活環境相談員」参照）。

❷　リハビリテーションとは

　社会復帰とリハビリテーションは同じことではない。リハビリテーションは，障害によって失われた，身体的，職業的，社会的および教育的な能力の回復を目指すもので，そのための種々の援助を提供する。精神障害者もまた「普通の生活」をする権利があり，そのために精神障害者自身の能力の改善のみならず，精神障害者を取り巻く環境の改善が図られなければならない。

　精神障害者では，身体障害者とは異なった次元の障害がある。たとえば，慢性の統合失調症患者では長期の入院によるホスピタリズム，病気自体の結果としての意欲減退，感情鈍麻などの陰性症状の存在，対人関係の支障などがあり，人間関係が円滑にいかない。そのため，まず対人関係や接触のしかた，日常生活能力，労働能力などを根気よく訓練する必要がある。

❸　トータルリハビリテーションと福祉

　精神医療におけるリハビリテーションは，医学的対応が中心になりやすい。精神科病院が実施する，リハビリテーション，デイケア，生活療法，作業療法などから始まって，外来治療，入所・通所訓練，外部作業および就労に至る活動も，あくまでも病院医療の延長としての色彩が強い。しかし，それでは良くない。精神障害者も地域の住民なのである。地域住民は病気になれば近隣の診療所を訪れ，必要に応じて総合病院や専門病院を紹介してもらう。失業すれば就労援助をしてくれるハローワーク（公共職業安定所）を訪ね，生活費に困窮すれば福祉事務所に相談する。その他，家庭争議や離婚，子どもの教育・非行などについても，サービスの提供を行う機関がある。精神障害者においても，このような社会資源を利用しつつ，社会的リハビリテーションが図れるようでなくてはならない。

　しかし，病院の関係者の努力には限界がある。精神障害者が社会のなかで人間として生活の回復を実現する（全人間的復権）ためには，福祉や職業，その他すべての分野からの援助が必要となる。これを**トータルリハビリテーション**という。

❹　リカバリーとストレングスモデル

　障害を抱えてはいても，希望や自尊心をもちながらできる限り自立して意味のある生活を送り，社会に貢献する過程を学んでいくことをリカバリーという。元来，リカバリーは多様な概念を含んだ言葉である。リカバリーを直訳すれば「回復」だが，治療の結果として症状が消失（寛解）しただけではなく，社会生活機能や職業的機能が十分に改善したことを意味する言葉として治療効果の指標に用いられてきた。

　一方，近年は精神障害者の主観的な体験としてリカバリーという言葉が使われるようになった。薬物療法などの治療で症状が改善しても，疾患や障害によって生活に様々な制約を抱えている患者が少なくない。患者自身がそれらを受容し，乗り越

序　精神看護のとらえ方

1　心の健康と発達

2　心の働きと危機

3　精神障害者の診療

4　主な精神障害の治療

5　精神障害者の看護

6　精神保健福祉の変遷

7　**精神保健福祉対策**

8　精神的健康の保持・増進

えながら，希望や目標をもって生活することがリカバリーである。また，患者が自分の望む生き方を主体的に追求する過程もリカバリーである。

　ストレングスとは「強み，長所」のことである。それは患者自身の「良いところ」であったり，患者が「上手にできること」であったりする。ストレングスは，個人の性質・性格，才能・技能，関心・願望，環境の4種類の要素からなっている。特に関心・願望が重要であり，リカバリーにつながる希望や目標を見いだすための要素になる。**ストレングスモデル**では，患者の夢や希望を実現させるために，患者のもつストレングスを見いだし，そこからかかわりを広げて生活を支援する。

　疾患や障害による問題点や「できないこと」に焦点をあてるのではなく，患者および患者を取り巻く環境が保持している健康な部分や可能性に焦点をあて，「できること」を大切にするという考え方がストレングスモデルである。これはラップ（Rapp, C.A.）が，アメリカが精神科医療の脱施設化を進める過程のなかで生み出したケアマネジメントの方法であり，患者のリカバリーを実現するために最も有用とされている。

2．地域精神リハビリテーションとセルフヘルプ運動の概要

　障害者総合支援法は，2013（平成25）年4月1日に施行され，自立支援施設の総合的運用を目指している。以下では，地域精神リハビリテーションにかかわる主な内容を示す（自立支援施設に関しては，本章-Ⅱ-A「精神保健福祉にかかわる施設」参照）。

1　精神科訪問看護

　退院後の患者で，引き続きある程度の指導を要する患者を週何回か訪問し，服薬・生活指導などを行うもので，精神障害の場合もほかの身体疾患と同様に，患者の環境の不備を補い，社会において生活できるように助ける。

2　包括型地域生活支援プログラム

　包括型地域生活支援プログラム（ACT）は，入退院を繰り返している，精神科救急サービスを頻繁に利用している，長期入院から退院した，治療中断しているなど，既存の地域精神保健福祉サービスの利用が困難で従来であれば入院が必要とされていた重い精神障害者が，地域で自分らしく生活できるよう，ストレングスモデルを用いた支援を行うことにより，障害者がリカバリーを実現することを目標としている。

　このプログラムの特徴は，多職種チーム（精神科医，精神科看護師，精神保健福祉士，ケアマネジャー，職業カウンセラーなどの多職種による協働チーム）がアウトリーチ（訪問活動）を中心としたサービスを24時間365日実施するなどの，高密度の精神保健福祉サービスにある。スタッフ1人当たりの担当する患者を10人以下とし，再発防止や危機介入などの医療サービスにくわえ，住居支援，資源調整・開発，就労支援などのリハビリテーションや福祉サービスまで，集中的・包括的（医療，リハビリテーション，福祉）に地域生活の支援を行っている。

ACT は「入院期間の短縮」「地域生活の安定」「利用者の満足度」について，多くの国で明らかな効果が報告されている。わが国でも 2003（平成 15）年度より千葉県市川市国府台地区で開始された日本版 ACT（ACT-J）を先駆けとして，全国十数か所で ACT が実施されている。

3　セルフヘルプ運動（家族会，当事者組織，自助グループ）

近年，患者と家族は単に医療の専門家に頼るだけの存在ではなく，医療サービスに積極的にかかわることで影響力をもつようになってきた。こうした動きをセルフヘルプ運動という。

1）家族会

精神障害者を家族にもつ人たちが悩みを分かち合い連携することで互いに支え合う会が，家族会である。病院を基盤とする「病院家族会」，保健所が行っている「保健所家族会，家族相談会」，地域ごとに結成されている「地域家族会」，全国や都道府県ごとの連合会などがある。

家族会は定期的に会を催し，家族どうしの交流を中心に，家族としての困り事を話し合ったり，専門家を呼んで病気や薬物療法，社会資源，福祉制度などの勉強会を行ったりする。普及啓発活動として，フォーラムやシンポジウムの企画や精神保健福祉に関する講演会を行うこともある。また，行政への要望・働きかけなどの社会的な活動も行っている。

2）当事者組織

当事者の組織や団体は，障害者自身が仲間と悩みや心配事，人生の希望を分かち合い，支え合って社会の偏見や差別をなくすための活動をしている。全国組織としてNPO法人ぜんせいれん（全国精神障害者団体連合会）があり，当事者活動（ピア活動）として**ピアサポート**（ピアグループ，ピアカウンセリング）が行われている。ピアサポートとは，同じ心の病を体験した仲間（ピアサポーター）が，同じ体験をしている仲間の相談にのったり，生活を助けたりすることである。

3）自助グループ

最も数が多いのはアルコール依存症患者の断酒会であり，ほかに薬物依存症患者の自助グループ，摂食障害自助グループ，引きこもり自助グループ，アダルトチルドレン自助グループなどがあり，一定の成果を上げている。1人で自分の問題から脱却することは難しいが，グループメンバーと体験を共有し，分かち合い，自分の抱える問題や悩みを直視して自分を変化させていくために有用である。

4　地域の職業，社会リハビリテーション

地域における社会（職場）復帰のための施設には，表 7-1 のようなものがある。そのほか，精神障害者の社会復帰を促進するための法整備も図られている。たとえば，心身障害者対策基本法の改正により 1993（平成 5）年に制定された障害者基本法のなかで，精神障害者が障害者として位置づけられたことは大きい。また，障害者雇用促進法の改正により，2018（平成 30）年度からは精神障害者の雇用を企業などに義務づけることになった。

表7-1 ● 社会（職場）復帰のための施設

ハローワーク（公共職業安定所）専門援助部門	仕事の紹介など，障害特性に応じた相談ができる。
障害者就業・生活支援センター（障害者就労支援センター）	働く意欲はあるが，1人で決めたり行動したりすることが苦手な場合に利用する。
地域障害者職業センター	働きたいが，適職や自分にあった働き方がわからない場合に利用する。
公共職業能力開発施設	職業上の知識や技能を身につけてから就職したい場合に利用する。
社会適応訓練事業所（職親）	通院中で症状が安定している場合に利用できる。
就労移行支援事業所	就労のための準備訓練を行い，患者の作業能力や職業適性を評価する。病状は安定しているが，仕事が長続きせず転職を繰り返していたり，就労経験がない場合に利用する。
就労継続支援A型事業所（雇用型）	就労移行支援事業を利用したが，企業などの雇用に結びつかなかった場合に，雇用契約に基づいて利用する。最低賃金の保障あり。一般企業への就労に向けて必要な訓練を行う。
就労継続支援B型事業所（非雇用型）	通常の事業所に雇用されるのは困難であり，雇用契約に基づく就労も困難な場合に利用できる。
福祉工場	身体障害者のための福祉工場でも，少数の精神障害者が働いている。
小規模作業所	国の助成は受けられないが，障害者，親，職員などが共同で働く場をつくり，自主的に運営している。

D　精神福祉

1．ノーマライゼーションと医療モデル，障害モデル，生活モデル

　障害者や高齢者などのハンディキャップをもつ人が，人間としての権利に基づいて，障害をもたない人と同じように地域社会で生活していくという考え方を，**ノーマライゼーション**という。しかし，精神障害者の場合には，従来は，たとえ慢性患者でもそのような扱いの対象にならなかった。ようやく，1993（平成5）年に制定された障害者基本法で障害者として位置づけられ，精神保健福祉法において，福祉施策の充実が図られるようになってきている。精神障害もまた障害者の処遇の対象となるのは当然のことで，精神障害者もまた"普通の生活"をする権利があるのである。

　たとえば，統合失調症の場合，急性期の症状に対してはまず**医療モデル***による診断，治療が行われる。しかし，ある程度慢性化した状態で欠陥状態を残しながら症状は固定化する。欠陥状態というのは感情，思考，意欲，疎通性などに障害があり，

---

*医療モデル：精神障害について医学の観点から，診断・治療をくわえるものである。精神障害とは医学的な概念であり，ほかの身体疾患，たとえば脳出血に対するのと同様に，これを診断し，治療しなければならない。この際の精神障害とは，精神が障害された状態という意味である。

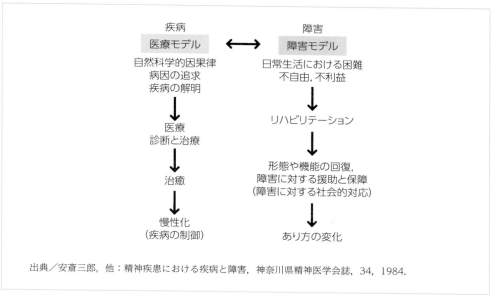

出典／安斎三郎，他：精神疾患における疾病と障害，神奈川県精神医学会誌，34，1984.

図 7-1 ● 医療モデルと障害モデル

日常生活，労働能力，対人関係などに支障があることである。このような状態は，脳出血後遺症が身体障害とよばれるのと同じ意味で，「精神に障害をもつ者」として「精神障害者」とよばれるべきであり，これを精神障害の**障害モデル**とよぶ（図7-1）。

　近年，社会福祉の分野では**生活モデル**が提唱されてきた。生活モデルでは，問題を発生させている外的要因，つまり社会的要因（環境的要因）に焦点をあてる。患者と環境との相互関係のあり方（相互作用）をとらえることで，患者の生活や問題状況を全体的に理解して援助を展開するのが生活モデルである。これは，健康上の目標を**生活の質**（QOL）の改善に置き換えただけではなく，疾患そのものの治癒から，疾患が生み出す生活上の困難さを解決することに焦点をあてている。精神科入院治療においても，医療保護入院者に対し，精神保健福祉士等が退院後生活環境相談員として選任されるようになり，従来の医療モデルによる援助にくわえて，入院中から生活モデルに基づく援助も行われるようになった。

2．精神障害へのアプローチ

　精神障害に対しては，2つのアプローチが考えられる。それは，①機能障害に対する**生活訓練**などと，②社会的ハンディキャップに対する**生活援助**である。

1　生活訓練

　精神障害者には，日常生活においては，不器用で融通や機転をうまく利かせることができない，対人関係が苦手，作業においては，決まった手順のものはこなせるが少しでも応用を必要とする仕事は難しい，などの特徴がある。

序　精神看護のとらえ方

1　心の健康と発達

2　心の働きと危機

3　精神障害者の診療

4　主な精神障害の治療

5　精神障害者の看護

6　精神保健福祉の変遷

7　精神保健福祉対策

8　精神的健康の保持・増進

　食事や洗面，入浴などの日常生活動作は，繰り返し生活指導を行えば何とかできるようになるが，対人関係や作業における応用動作は簡単ではない。このような能力障害（ハンディキャップ）をもつ精神障害者には，その社会的不利を補う工夫が必要である。具体的には，着衣や排泄などの身辺にかかわる行動，金銭管理，服薬管理，社会資源の利用，対人行動に対して繰り返し指導し支援する。これが生活訓練である。

2 生活援助

　精神障害者に対する社会的ハンディキャップ克服のためには，住居，所得および職業の面で福祉的援助が必要である。

　所得については，障害のために働けず収入が得られない場合は，障害年金の支給が認められる。また，生活保護や通院医療費公費負担も行われている。生活能力があれば社会で最低限の生活が保障されるようになった。なお，障害基礎年金の給付については，市区町村の年金担当課が行っている。

　住居については，退院したばかりで身の回りのことができない場合や，地域で生活していくうえで不安がある場合は，**グループホーム**（共同生活援助）が利用できる。

●社会適応訓練　精神障害者が職業に就くことは難しいが，ある程度仕事ができる患者には，保護的な環境の作業施設の増加が望まれている。また，精神障害に理解のある経営者に患者を依頼する，いわゆる精神障害者職親制度（社会適応訓練）や精神障害者職業訓練センターなどの充実も求められた。

　1987（昭和62）年6月，障害者の雇用の促進等に関する法律（身体障害者雇用促進法）が改正され，精神遅滞や精神障害者もくわえた雇用の促進のため，企業に一定の雇用を義務づけることになったが，2019（令和元）年には，障害者総数は約964万人となっており，このうち，雇用施策対象者（18〜64歳の在宅者）は，約377万人（身体障害者101.3万人，知的障害者58万人，精神障害者217.2万人）となっている[1]。

　障害者総合支援法における就労系障害福祉サービスには，就労移行支援事業，就労継続支援A型事業（雇用型），就労継続支援B型事業（非雇用型）がある（表7-1参照）。なお，2022（令和4）年改正では，障害者本人が就労先・働き方についてより良い選択ができるよう，就労アセスメントの手法を活用して，本人の希望，就労能力や適性等に合った選択を支援する新たなサービスである，就労選択支援が創設された。

Ⅱ　精神保健福祉の資源と施策

A　精神保健福祉にかかわる施設

1．精神科病院と処遇

　精神科病院は精神障害者治療の中核であり，入院・通院治療により，急性期では重症の精神障害の治療を行い，また慢性の状態の患者には種々の形の社会復帰支援，たとえば，院内作業療法やレクリエーション療法，生活療法などを行う。また，精神科救急にも対応する。

❶ 入院形態

　精神保健福祉法による精神科病院への入院の種類には，**任意入院**や**精神保健指定医**＊（以下，指定医）**の診察が必要**である**措置入院**および**緊急措置入院**，**医療保護入院**，**応急入院**がある。任意入院患者の入院継続の必要性の判定と，任意入院が行われる状態にないかどうかの判定は，指定医の職務である。なお，「仮入院」は1999（平成11）年の改正により廃止されている。

　精神病床の入院患者数は，医療保護入院が約13万人（50.4％），任意入院が約12万5000人（48.5％），措置入院は約1500人（0.6％）となっている（2022［令和4］年6月末厚生労働省調べ）。

❷ 任意入院

　本人の同意に基づいて入院が行われ，精神科病院の管理者は入院時に退院の請求を含む患者の権利について書面で知らせ，自ら入院する旨を記載した書面を受け取らなければならない（図5-5参照）。また，任意入院者から退院の申し出があった場合には，その者を退院させなければならないが，もし精神科病院の管理者が指定医による診察の結果，入院を継続する必要があると認めたときは，当該任意入院者に対しその旨を書面で知らせ，72時間に限り退院させないことができる。

　任意入院は，患者の自発的な意思に基づく入院であるため，任意入院中に患者の意に反することは行ってはならない。これには，患者の同意によらない閉鎖病棟での処遇，外出制限，電話など通信の制限，隔離室の使用や身体的拘束などすべての行動制限が含まれる。つまり，これらの制限が治療上どうしても必要な患者は，任意入院の対象とはならないのである。

＊**精神保健指定医**：5年以上の診療経験（そのうち3年以上の精神科診療の経験）を有し，所定の研修を修了し，適切と認められた医師を厚生労働大臣が指定するもの。非自発的な入院の要否など，入院患者の人権擁護にかかわる重要な責務を担う。

3 措置入院

　都道府県知事（または政令指定都市市長）は，指定医の診察の結果（2名以上の指定医の診察の結果が一致した場合），精神障害者であり，かつ医療および保護のために入院させなければ，その精神障害のために自身を傷つけ，または他人に害を及ぼすおそれ（自傷・他害のおそれ）があると認めた場合，その者を精神科病院または指定病院に入院させることができる。これを**措置入院**という。自傷・他害のおそれがあって入院になるため，使用する病棟は閉鎖病棟になる。また，同様の要件で緊急を要する場合，指定医1名の診察の結果，72時間に限って入院させることができる（緊急措置入院）。措置入院者の入院措置の解除にあたっては，指定医の診察が必要である。措置入院の申請・通報件数は年々増加傾向にある。

4 医療保護入院

　精神障害者であり，自傷や他害のおそれはないが，医療および保護のために入院の必要があるものの，患者本人が入院に同意しない場合に行われる入院形態である。本人の同意がなくても，その家族等（患者の配偶者，親権を行う者，扶養義務者および後見人または保佐人）のうち，いずれかの者の同意があり，指定医の診察により入院の必要が認められた場合，精神科病院に入院させることができる。入院させる際には，精神科病院の管理者はその者に対し，当該入院措置をとる旨，退院等の請求に関すること等を書面で知らせなければならない（図5-6参照）。なお，2022（令和4）年の精神保健福祉法改正により，「家族等」からDVや虐待の加害者が除外された。また，家族等がない場合，または家族等が入院の同意・不同意の意思表示を行わない場合にも，市町村長の同意により入院が可能となった。

　2014（平成26）年の改正で，「医療保護入院者を入院させている精神科病院の管理者は，（中略）退院後生活環境相談員を選任し，その者に医療保護入院者の退院後の生活環境に関し，医療保護入院者及びその家族等からの相談に応じさせ，及びこれらの者を指導させなければならない」と定めている。

5 応急入院

　医療および保護の依頼があった者について，緊急を要し，その家族等の同意を得ることができない場合において，指定医の診察の結果，精神障害者であり，かつ直ちに入院させなければその者の医療および保護を図るうえで著しく支障があると認められたときは，本人の同意がなくても72時間に限りその者を応急入院指定病院に入院させることができる。なお，移送の場合は，その旨を書面で告知する。

6 精神科病院入院患者の処遇（精神保健福祉法第36，37条）

①入院患者の通信・面会は基本的に自由である。信書（手紙やはがき）の発受信は，制限しないものとする。精神科病棟（病棟が開放か閉鎖かを問わず）には公衆電話を設置し，自由に電話を利用できるようにしておかなければならない。そして都道府県および地方法務局その他の人権擁護に関する行政機関の職員ならびに患者の代理人である弁護士との電話は制限しないものとする。

②患者の隔離（保護室入室）は，その医療または保護を図るうえでやむを得ず行わ

れるもので，12時間を超える隔離は指定医の判断により行われ，診療録に記録しなければならない。12時間を超えない隔離は指定医の判断を要さないが，医師によって判断されなければならない。医師は当該患者にその理由を知らせるよう努力し，かつ診療録に理由，開始・終結の日時を記載する。

③身体的拘束は，患者の生命保護および重大な身体損傷を防ぐためであり，必ず指定医の判断により行われ，医師は当該患者にその理由を知らせるよう努力し，かつ診療録に理由，開始・終結の日時を記載する。

　精神科病院内の治療においても，病院内の治療的雰囲気，すなわちマックスウェル・ジョーンズの治療共同社会の考え方が基本である。それは独裁的，権威主義的でなく，院内の人間関係は，医師や看護師，医療スタッフ，患者の相互に上下の関係ではなく，自由で民主的な関係が理想である。

2．通所型・入所型施設

　通所型施設は，慢性化した統合失調症，アルコール依存症などで通院医療が可能な精神障害者の社会生活機能の回復のため，昼間に集団療法，作業療法，レクリエーション，日常生活指導などを行う。最近では精神科病院に付設されるもののほかに，独立施設や，診療所に付設されるもの，保健所・精神保健福祉センターなどでデイケアプログラムをもつところが増加している。

　入所型施設は，宿泊施設を設置しており，夜間生活部門，昼間生活指導部門（デイケア）をもっている。

　精神科デイケアは，社会適応の改善や再入院の防止を目的とした通所型施設である。対象は通院患者であり，集団精神療法，生活指導，作業療法，レクリエーションなどを行う。その際，デイホスピタル，ナイトホスピタルの形をとることもある。デイホスピタルは通院患者が主であるが，ナイトホスピタルは宿泊施設をもっている。ナイトホスピタルは精神科病院内で行われ，昼間は元の職場，学校などに通うものである。

3．指定病院

　精神保健福祉法により，都道府県には精神科病院を設置する義務が課せられている。これは，自己の病状について的確妥当な判断ができない状態の精神障害者（特に措置入院患者）は，できるだけ公的機関で医療および保護を受けることが妥当であるという考え方に基づいている。しかし，**措置入院**を受け入れる病床が確保できない場合があるため，都道府県立精神科病院に代わる施設として，国，都道府県，都道府県立独立行政法人以外の者が設置した精神科病院（精神科病院以外の病院の精神科病室も含む）の全部または一部を，その設置者の同意を得て都道府県知事が指定する病院を**指定病院**という。

　このほかに**応急入院指定病院**がある。これは応急入院を行うことが認められる精神科病院であり，都道府県知事等から指定される。

4．保健所

　保健所および市町村は，地域における精神保健福祉活動の第一線の行政機関である。地域社会の諸機関と密接な連絡協調のもとに，入院中心のケアから地域社会でのケアへという流れに福祉の理念をくわえつつ，精神障害者の早期治療の促進ならびに社会復帰，自立と社会経済活動への参加の促進を図るとともに，地域住民の精神的健康の保持・増進を図るための諸活動を行う。

　業務としては，①実態把握，②精神保健福祉相談，③訪問指導，④患者家族会等の活動に対する援助・指導，⑤教育・広報活動，⑥関係諸機関との連携活動，⑦医療・保護に関する事務，がある。

　主な対応の中身としては，性に関する心の悩み相談，老人精神保健相談，精神保健福祉相談，訪問指導，患者クラブ等育成，通所リハビリテーション（デイケア），社会復帰の相談などがある。

5．精神保健福祉センター

　精神保健福祉センターは，精神保健の向上および精神障害者の福祉の増進を図るために，技術面から援助・指導する機関で，都道府県に設置される。その目的は精神保健および精神障害者の福祉に関し，保健所・関係諸機関への技術援助・指導，教育研修，調査研究を行い，相談および指導のうち複雑または困難な内容のものを扱う施設である。

　役割は，地域住民の精神的健康の保持・増進，精神障害の予防，適切な精神医療の推進から，社会復帰の促進（デイケア事業），自立と社会経済活動への参加の促進のための援助に至るまで，広範囲にわたっている。この役割を果たすためには，保健所および市町村が行う精神保健福祉業務が効果的に展開されるよう，積極的な技術指導および技術援助を行うほか，その他の医療，福祉，労働，教育，産業などの精神保健福祉関係諸機関と緊密に連携を図ることが必要である。

　精神保健福祉センターでは**精神医療審査会**の事務を行う。精神医療審査会は都道府県および政令指定都市に設置されている。そこでは，患者の人権擁護の観点に立ち，措置入院や医療保護入院で入院中の患者について，入院の必要性の有無，処遇の妥当性の審査を行う。

6．社会復帰施設

　精神保健福祉法に規定された社会復帰施設には，精神障害者生活訓練施設*，精神障害者授産施設，精神障害者福祉ホーム，精神障害者福祉工場，精神障害者地域生活支援センターがあったが，2006（平成18）年に障害者自立支援法（現障害者総

---

*精神障害者生活訓練施設：回復途上の精神障害者が一定期間利用する。生活の場を与えるとともに，医療的専門知識をもった職員による生活指導が行われ，昼間に治療的作業訓練などへ通うことにより，自立への促進を図るものである。

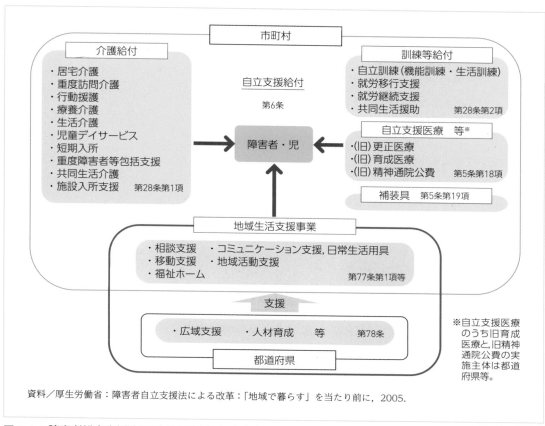

図7-2 ● 障害者総合支援法に基づく総合的な自立支援システム

合支援法）が施行されたことにより，前述の社会復帰施設は同法に基づく事業体系に移された（図7-2）。

このように，法律的には極めて体系化された組織がつくられ，円滑に運営されているような印象を与えるが，実際に整備されて運営されている施設の数も種類も極めて少なく，実効を上げているとはいいがたい。各精神科病院において，散発的な努力が行われているが，相互の連携も，行政との協力も十分ではない。

B　精神保健福祉施策

1. 社会復帰対策

障害者総合支援法の制定により，従来より行われてきた様々な社会復帰対策が総合的に運用される可能性が開けてきたが，現在はまだその緒についたばかりである。従来の社会復帰対策としては，前述の精神科病院，保健所，精神保健福祉センター，精神科デイケア施設などのほか，精神障害者生活訓練施設，精神障害者ショートス

テイ施設（一定期間の宿泊施設），精神障害者福祉ホーム（一定期間の宿泊提供），精神障害者授産施設（作業訓練），精神障害者福祉工場（就労訓練，最低賃金の保障），精神障害者グループホーム（日常生活の援助），精神障害者小規模作業所（作業訓練），精神障害者社会適応訓練（社会適応訓練），精神障害者地域生活支援センター（精神障害者社会復帰施設）などがあったが，これらは障害者総合支援法の事業に組み込まれ，身体障害者，知的障害者，精神障害者，難病患者等のサービスが一元的に行われるようになった。また精神保健福祉法では，社会復帰のための啓発活動や広報活動，訓練・指導など処遇方法の研究開発，調査研究などを推進する機関として精神障害者社会復帰促進センターを定めている。そして，相談，助言，指導，訓練等，精神障害者の社会復帰を推進する専門職として精神保健福祉士がいる。2013（平成25）年4月に精神保健福祉法が改正され，精神科病院に入院した医療保護入院者全員に退院後生活環境相談員がかかわることになった。主に精神保健福祉士が，この業務に携わっている。

2．統合失調症患者の社会復帰対策

統合失調症は約120人に1人が罹患（りかん）する精神疾患である。2020（令和2）年の「患者調査」によれば，統合失調症は「精神及び行動の障害」の入院患者のうち約6割で，依然として入院患者の多数を占めている。問題は，入院中の統合失調症患者のうち，病院内の生活指導その他社会復帰の努力にもかかわらず，短い入院期間で退院できる患者が少ないことである。これは，わが国の精神科病床が諸外国に比べて減少しない大きな原因となっている。このため，1987（昭和62）年の精神保健法の制定，その後の改正によって，精神障害者の社会復帰の促進が定められ，法に取り入れられることになった。

治療抵抗性統合失調症に対する効果が認められているクロザピンが2009（平成21）年に承認され，薬物療法に反応性不良の統合失調症治療が前進し，病状の改善が得られずに長期入院となっていた患者にとって朗報となった。

また，2014（平成26）年4月1日以降，すべての医療保護入院者に退院後生活環境相談員が選任されることになった。退院後生活環境相談員の積極的な関与によって退院促進が図られている。

3．認知症高齢者対策

2023（令和5）年10月時点で，65歳以上の高齢者人口の総人口に対する割合（高齢化率）は29.1％である。そして，2070年には高齢化率が38.7％となると予想されている。2022（令和4）年の平均寿命は男81.05歳，女87.09歳で，世界有数の長命な国民となっている。ところが，加齢は認知症の最大の危険因子である。つまり認知症の頻度は高齢になるほど増加し，65～69歳の認知症有病率は2.9％であるのに対し，85～89歳では41.4％に達するのである。実際に高齢者人口の急増に伴い，認知症高齢者はしだいに増加しつつある。専門家によれば，65歳以上

の認知症高齢者は2022（令和4）年の時点で443万人と推定され，2040（令和22）年には584万人まで増加すると予想されている[2]。

　厚生労働省は，認知症高齢者に対する施策の推進を図っている（認知症施策推進大綱［令和元年6月18日］）。認知症高齢者の増加が社会問題となり，これらの施策も各都道府県において次々に具体化されており，認知症の人の意思が尊重され，できる限り住み慣れた良い環境で，自分らしく暮らし続けることができる社会の実現を目指している。

4．アルコール関連問題対策

　近年，アルコール消費量の増加により，アルコール依存症をはじめとするアルコール性の精神障害者が確実に増加している。アルコール依存症は難治であり，本人の断酒の意志があってもなかなか禁酒に成功しない。多くのアルコール依存症患者の家庭は崩壊し，同居していた家族は家を出て，一人暮らしという状態で，環境的にも再起は難しい。一方，近年特に，女性のアルコール依存症の増加がみられ，中年において子育てが終わるとともにむなしくなり（空の巣症候群），アルコールに頼るという状態もみられる。

　アルコール関連問題対策としては，保健所や精神保健福祉センター，精神科病院，断酒会などにおける相談指導，治療，再発防止などが図られている。2014（平成26）年6月にはアルコール健康障害対策基本法が施行された。

5．思春期精神保健対策

　青少年を取り巻く生育環境は様々に変化しており，思春期を中心に，不登校，家庭内暴力，校内暴力などの適応障害や，不安，抑うつ，無気力などの神経症的症状，過換気，拒食，嘔吐などの心身症的症状をもつ青少年が増加している。また，有機溶剤，鎮咳薬などの薬物依存も広がっている。その対策としては，精神保健福祉センターにおける相談指導，専門職に対する研修などが行われている。

6．薬物乱用防止対策

　薬物乱用とは，社会的常識から逸脱した目的または方法で薬物を使用することである。薬物依存とは，生体と薬物の相互作用によって生じる，薬物摂取をやめようと思ってもやめられない状態をいう。また，薬物中毒とは，薬物の摂取によって人体にもたらされる，明らかに医学的対応を要する状態をいう。

　薬物乱用は，本質的には司法および取締機関が関与するが，薬物乱用防止教育が必要であり，また中毒は明らかに医療の対象である。薬物乱用には医療だけでは対応しきれない側面があり，医療，福祉，教育，取締および司法領域などの相互連携が必要である。薬物乱用に関する法律をあげると，精神保健福祉法，麻薬及び向精神薬取締法，覚醒剤取締法，毒物及び劇物取締法，大麻取締法，あへん法などがある。

序　精神看護のとらえ方
1　心の健康と発達
2　心の働きと危機
3　精神障害者の診療
4　主な精神障害の治療
5　精神障害者の看護
6　精神保健福祉の変遷
7　精神保健福祉対策
8　精神的健康の保持・増進

引用文献
1）厚生労働省職業安定局：障害者雇用の現状と対策（令和元年12月11日），2019.
2）内閣官房ホームページ：認知症及び軽度認知障害の有病率調査並びに将来推計に関する研究. https://www.cas.go.jp/jp/seisaku/ninchisho_kankeisha/dai2/siryou9.pdf（最終アクセス日：2024/9/19）

学習の手引き

1. 精神保健福祉対策の対象がそれぞれどのような人たちなのか，話し合ってみよう。
2. 入院形態にはどのようなものがあるか，その要件は何か述べてみよう。
3. 精神保健福祉にかかわる各施設の役割についてまとめてみよう。
4. 社会復帰へ向けての施設には，どのようなものがあるか，まとめてみよう。

第7章のふりかえりチェック

次の文章の空欄を埋めてみよう。

1 精神保健福祉対策

精神保健福祉対策には，地域社会におけるあらゆる種類の精神障害の発生を減らすことを目的とした，国民の精神保健の ① と，精神科病院，外来精神科，地域精神保健福祉のための諸施設や機関を中心とした精神保健福祉のケアを行う ② がある。

2 地域精神リハビリテーション

地域精神リハビリテーションには，③ ，包括型地域生活支援プログラム（ ④ ）とセルフヘルプ運動などがある。④ は，従来であれば ⑤ が必要とされていた重い精神障害者が，地域で自分らしく生活できるよう，⑥ モデルを用いた支援を行うことにより，障害者がリカバリーを実現することを目標としている。

⑥ モデルとは「できないこと」に焦点をあてるのではなく，「 ⑦ 」を大切にするという考え方である。

また，セルフヘルプ運動には，⑧ ，当事者組織，自助グループなどがある。1人で自分の問題から脱却することは難しいが，グループメンバーと体験を ⑨ し，分かち合い，自分の抱える問題や悩みを直視して自分を変化させていくために有用である。自助グループで最も多いのは，アルコール依存症患者の ⑩ である。

3 精神科病院への入院の種類

精神保健福祉法による精神科病院への入院の種類には，本人の同意に基づいて行われる ⑪ や ⑫ の診察が必要である措置入院，および緊急措置入院，入院の必要があるが患者本人が入院に同意しない場合に行われる ⑬ ，応急入院がある。任意入院患者の入院継続の必要性の判定と，任意入院が行われる状態にないかどうかの判定は，⑫ の職務である。

4 精神保健福祉にかかわる施設

通所型施設は，通院医療が可能な精神障害者の $\boxed{14}$ の回復のため，昼間に集団療法，$\boxed{15}$ ，レクリエーション，$\boxed{16}$ などを行う。

入所型施設は，$\boxed{17}$ を設置しており，夜間生活部門，昼間生活指導部門（$\boxed{18}$）をもっている。

保健所および市町村の業務としては，①実態把握，②$\boxed{19}$ ，③$\boxed{20}$ ，④患者家族会等の活動に対する援助・指導，⑤教育・広報活動，⑥関係諸機関との連携活動，⑦医療・保護に関する事務，がある。

精神保健福祉センターは，精神保健の向上および精神障害者の福祉の増進を図るために，技術面から援助・指導する機関で，$\boxed{21}$ に設置される。その目的は精神保健および精神障害者の福祉に関し，$\boxed{22}$ ・関係諸機関への技術援助・指導，教育研修，$\boxed{23}$ を行い，相談および指導のうち複雑または困難な内容のものを扱う施設である。また，精神医療審査会の事務を行う。

第 **8** 章 精神的健康の保持・増進

　精神保健の目的の一つである，精神障害の発生の予防，さらに精神的健康の保持・増進を目的とする実践活動は，まったく新しい分野の課題である。人類の文化も歴史も人間の精神活動の所産であることを思えば，精神的健康の保持・増進はとてつもなく大きな課題である。精神的健康の保持・増進は，社会の組織，国や民族のよって立つ原理，たとえば，民主主義，共産主義，資本主義，それによる社会の病理・人々に与えるストレス，宗教・文化・芸術の影響など，人間を取り巻く環境のすべての因子が関連してくる。これらは単に精神医学により解決できるものではないが，精神医学は精神的健康の保持・増進に対して，精神障害治療の経験をもとに，積極的な発言と関与によって貢献すべきである。

　精神的健康の保持・増進のためには，人間の精神的活動のすべての面が考慮されなければならないが，人類の精神的所産である文明や文化，宗教，哲学，学問，芸術，さらには社会の体制や政治のあり方まで関係があり，それらが人に及ぼす影響がどう精神に影響し，精神の異常をきたすかについては，とうてい分析不能である。社会病理一つをとっても精神医学のみで解決可能な問題ではあり得ない。

　このように考えると，われわれにできることは，まず身近な精神障害者を分析することにより，精神障害を引き起こす原因を一つ一つ突き止め，それを防止する方法を考え，その治療に専念することである。その際でも，たとえば，思春期の障害や家庭内暴力，摂食障害，認知症などは，社会病理や家庭の問題から切り離せない。それらを真に治療し解決するには，ほかの専門分野との協力が不可欠である。その場合は，心理・教育・家族・福祉の専門家などと共に，総合的・学際的なアプローチをしなければならない。

学習の総仕上げに，実際の試験で出題された問題を解いてみよう。

問題　1　エリクソンによる学童期の発達課題について，正しいのはどれか。

1　信頼　　対　不信
2　自律性　対　恥と疑惑
3　勤勉　　対　劣等感
4　同一性　対　同一性混乱

問題　2　困難に直面することで，過去の未熟な発達段階に戻った反応を表す防衛機制について，正しいのはどれか。

1　合理化
2　否認
3　退行
4　反動形成

問題　3　うつ状態でみられることが多いのはどれか。

1　思考抑制（制止）
2　滅裂思考
3　観念奔逸
4　常同思考

問題　4　抗精神病薬の副作用で，悪性症候群はどれか。

1　高熱
2　静止不能
3　前屈姿勢
4　起立性低血圧

解答1　3
1：乳児期の発達課題，2：幼児期初期の発達課題，4：青年期の発達課題

解答2　3
1：合理化は失敗したことを人のせいにする，2：否認は現実と直面することを避けて，考えないようにしたり意識しないようにしたりする，4：反動形成は自分の欲求と正反対の態度や行動をとる

解答3　1
2：滅裂思考は統合失調症でみられる，3：観念奔逸は躁状態でみられる，4：常同思考は，器質性の障害でみられる

解答4　1
2：アカシジア，3：パーキンソン症候群，4：自律神経異常

問題 5 統合失調症に関して，正しいのはどれか。

1 発病年齢は，成人期以降に多い。
2 陽性症状には，意欲の低下（無気力）・感情の平板化（鈍麻）がある。
3 陰性症状には，幻覚・妄想がある。
4 妄想型統合失調症は，比較的固定した妄想となる病型である。

問題 6 精神症状のある患者の看護について，適切なのはどれか。

1 幻覚や妄想は，現実ではないと否定する。
2 重度の躁状態の患者には，刺激を避けてかかわらないようにする。
3 不安状態では，患者の心配事や苦しみなどの話をよく聞き，受容する。
4 無為状態にある患者は，レクリエーションへの誘導を避ける。

問題 7 精神障害者保健福祉手帳について正しいのはどれか。

1 手帳の等級は1級から5級がある。
2 精神保健福祉法により創設された。
3 公共交通機関の利用は全国一律無料となる。
4 更新のための都道府県審査（認定）は3年毎である。

問題 8 入院形態について，正しいのはどれか。

1 任意入院は，本人の同意と精神保健指定医の診察に基づいた入院である。
2 応急入院は，本人や家族等の同意がなくても48時間に限り入院させることができる。
3 医療保護入院は，本人の同意がなくても家族などの同意で入院させることができる。
4 措置入院は，指定医の診察のもと厚生労働大臣の責任で行われる入院である。

解答5 4
1：成人期以降→青年期（思春期）に多い，2：意欲の低下（無気力）・感情の平板化（鈍麻）は陰性症状である，3：幻覚・妄想は陽性症状である

解答6 3
1：幻覚や妄想については肯定も否定もしないことが原則，2：重度の躁状態患者には，刺激にならないよう少し距離を置き，短時間のかかわりを頻回に持ちながら観察する，4：無為状態の患者はレクリエーションや作業療法に誘導し，患者の健康的な面を引き出す

解答7 2
1：精神障害者保健福祉手帳の等級は1級から3級まである，3：JRや航空各社は現時点では無料扱いにはなっていない，4：更新は2年毎である

解答8 3
1：任意入院は，本人の同意があれば，精神保健指定医ではない医師の診察でも入院可能である，2：応急入院は72時間に限る入院である，4：措置入院は，指定医の診察のもと都道府県知事・政令指定都市市長の責任で行われる入院である

索引

[欧文]

AA　93
ACT　137, 154, 200
ADHD　35, 116
ASD　35, 116, 117
BPSD　57, 72, 78, 165
CBT　102
DPAT　34, 128
DSM - 5　48, 78
DV　37
DV防止法　37
EAP　32
EE　75
FGA　66
HDS - R　61
ICD - 10　48
ID　116
JCS　53
mECT　74
MMSE　61
NaSSA　70
NIRS　61
POS　132
PTSD　3, 27, 33, 111
SCD　116
SGA　66
SLD　116
SNRI　70
SPECT　60
SSRI　67, 69
SST　75, 102, 170
well-being　125

[和文]

あ

愛着関係　29
アイデンティティ　10
アウトリーチ　3
アカシジア　67
悪性症候群　67
悪夢障害　114
アスペルガー障害　117
アタッチメント　29
アドヒアランス　167

アルコール依存症　73, 92
アルコール関連障害群　92
アルコール関連問題対策　193, 211
アルコール幻覚症　93
アルコール使用障害　92
アルコール性嫉妬妄想　93
アルコール中毒　92
アルコール離脱　93
アルツハイマー型認知症　40, 78, 79
アルツハイマー病　40, 78, 79
安全の欲求　41
アンビバレンス　99

い

意識　75
意識混濁　53
意識障害　54, 158
意識の障害　53
易刺激性　117, 159
いじめ　30
依存　163
依存性パーソナリティ障害　115
一次妄想　98
易怒的　52
意欲の障害　52
医療観察法　190
医療保護入院　205, 206
医療モデル　202
陰性症状　96
陰性転移　124

う

ウェクスラー知能検査　61
ウエスト症候群　88, 90
ウエルニッケ失語　58
内田 - クレペリン精神作業検査法　61
うつ状態　159
うつ病　23, 38, 74, 102, 103, 107
うつ病相　106
運動失語　58

え

エス　75
エスキロール　179
エディプスコンプレックス　29
エリクソン　10
エレクトラコンプレックス　29
演技性パーソナリティ障害　115

お

応急入院　205, 206
オランザピン　66
オレム　129

か

概日リズム睡眠・覚醒障害　114
外傷性てんかん　85
改訂長谷川式簡易知能評価スケール　61
外泊　143
回避性パーソナリティ障害　115
開放処遇制限　144, 147
開放療法　181, 182
外来通院　134
解離性健忘　57, 112
解離性障害　22, 50, 57
解離性遁走　112
学習障害　116
覚醒剤精神病　94
学童期　10, 14, 35
隔離　144, 206
仮性認知症　57, 110
家族会　201
カタレプシー　53
葛藤　75
家庭看護　181
過眠障害　114
仮面うつ病　110
空の巣症候群　38
感覚および知覚の障害　50
感覚失語　58

環境調整　156
関係妄想　51, 98
看護記録　131
ガンザー症候群　57
感情失禁　52
感情鈍麻　52, 99
感情の障害　99
感情表出　75
観念奔逸　50

き
記憶の障害　54
危機介入　23
器質性精神障害　47, 78
希死念慮　23, 40, 101, 149
起始不明発作　87
キッチンドリンカー　38
気分安定薬　68
気分循環性障害　107
気分障害　22, 48
気分の障害　52
基本的信頼　10, 13
基本的不信　10
記銘・記憶の障害　78, 80
逆転移　124
逆向健忘　54, 57
ギャングエイジ　14
急性一過性精神病性障害　102
急性ジストニア　67
急性ストレス障害　112
共依存　30
境界性パーソナリティ障害　115
共感　27
強硬症　53
強迫観念　51
強迫行為　53, 163
強迫症　111
強迫神経症　163
強迫性障害　111, 163
強迫性パーソナリティ障害　115
恐怖症　26, 161
拒絶　162
拒絶症　53
拒薬　155, 169
記録　131
緊急措置入院　205
緊張型　101
緊張病（性）症候群　53

勤勉性　10

く
クリニカルパス　132
グループホーム　136
呉秀三　185
クレッチマー　104
クレペリン　179
クロイツフェルト - ヤコブ　84
クロザピン　66, 101

け
経時記録　132
経済措置入院　188
傾聴　122
傾眠　53
血管性認知症　78, 82
欠神発作　87
血統妄想　51
幻覚　50, 98
幻覚妄想状態　56, 157
衒奇症　53
幻嗅　50
限局性恐怖症　111
言語新作　100
言語的コミュニケーション　27, 123
幻視　50, 83
現実感消失　111, 112
幻触　93
幻聴　50, 98
見当識　55, 57
健忘　54, 89

こ
行為依存　164
抗うつ薬　68
攻撃的行動　150
抗酒薬　73
抗精神病薬　66
考想化声　98
考想察知　99
考想吹入　99
考想奪取　99
考想伝播　99
抗てんかん薬　72, 90
行動療法　75, 77
抗認知症薬　71

広汎性発達障害　48, 116
抗不安薬　70
興奮状態　56
合理化　26
国際疾病分類　48
国民優生法　187
こころのケアチーム　128
個人精神療法　74, 75
誇大妄想　51, 100
ごっこ遊び　13
コミュニケーション　123
コルサコフ症候群　54, 94
昏睡　53
コンプライアンス　167
コンプレックス　75
昏迷　52, 99, 103
昏迷状態　56

さ
罪悪感　10, 13
災害派遣精神医療チーム　34, 128
猜疑性パーソナリティ障害　114
罪業妄想　51
作業療法　77, 102, 171
作為思考　51
作話症　54
させられ体験　51, 96, 99
錯覚　50
サバイバーズギルト　33
残遺型　101
三環系抗うつ薬　68
産業精神保健　196

し
自我　25, 75
自我意識　51
自我障害　99
自我同一性　10
自己愛性パーソナリティ障害　115
思考察知　99
思考吹入　51, 99
思考制止　50
思考奪取　51, 99
思考伝播　51, 96, 99
思考途絶　50, 99
思考の障害　50, 154

思考奔逸　50
思考抑制　50
自己実現の欲求　42
仕事と生活の調和　31
自殺　23, 38, 149
支持的精神療法　75, 102
思春期　15, 36
自傷行為　36, 160
自助グループ　172, 201
持続性抑うつ障害　107
失見当識　55, 81
失語　58
失行　58
失声　113
嫉妬妄想　51
失認　58
失歩　113
失立　113
指定病院　207
児童期　14, 35
児童虐待　35
児童虐待防止法　36
自閉　53, 99, 162
自閉状態　56, 162
自閉スペクトラム症　117
嗜眠　53
社会生活スキルトレーニング　75, 102, 170
社会復帰療法　64, 77, 183
社会防衛　188
ジャクソン発作　89
社交恐怖　36, 111
社交不安症　36, 111
社交不安障害　36, 111
ジャパン・コーマ・スケール　53
修正型電気けいれん療法　74
集団精神療法　74, 75
習癖　35
術後せん妄　54
出産　39
循環気質　104
昇華　26
障害者基本法　189, 201
障害者自立支援法　4, 191
障害者総合支援法　4, 191
障害モデル　203
症候性精神病　85
症状精神病　47, 85
焦燥　161
情緒不安定性パーソナリティ障

害境界型　115
焦点起始発作　87
焦点てんかん　88
情動　52
常同運動　53
衝動行為　53, 144
常同姿勢　53
職業訓練　78
叙述的経過記録　132
女性オルガズム障害　114
所属と愛情の欲求　42
自律訓練法　77
自立支援システム　209
自律神経症状　168
自律性　12
心因　47
心因性精神障害　47
心因性の性機能不全　114
心気症　59, 113
心気妄想　51
神経症性障害　46, 110
神経衰弱　85
神経性過食症　113, 164
神経性大食症　113
神経性無食欲症　36, 113, 164
神経性やせ症　113
進行麻痺　85
心神喪失者等医療観察法　190
心神喪失等の状態で重大な他害行為を行った者の医療及び観察等に関する法律　190
振戦　83
振戦せん妄　93
身体合併症　164
身体症状症　113
身体的拘束　144, 147, 151, 207
身体的側面の観察　129
身体表現性障害　96
身体療法　64, 74, 167
心的外傷後ストレス障害　3, 27, 33, 111
親密性　10, 17
心理教育　75, 102, 109, 170
心理的自立　15
心理テスト　61

す

錐体外路症状　168
睡眠薬　94

スクールカウンセラー　31
スクールソーシャルワーカー　31
鈴木 - ビネー法　61
スティーブンス - ジョンソン症候群　68
スティグマ　32
ストレス　26
ストレス関連障害　49, 96
ストレスコーピング　27
ストレス対処行動　27
ストレスチェック制度　32, 196
ストレッサー　26
ストレングスモデル　199

せ

生活援助　203, 204
生活訓練　203
生活支援　172
生活指導　77, 154, 182
生活モデル　203
生活療法　77
性機能不全　114
生産性　18
制止　52
性衝動　15
生殖性　10, 18
精神医学　178
精神依存　91
精神医療　134, 182
精神運動興奮　53, 56
精神運動興奮状態　144
精神衛生法　187
精神科看護　125
精神科救急医療システム　33, 197
精神科診療所　197
精神科デイケア　172, 207
精神科訪問看護　154, 200
精神科面接　59
精神科リエゾンチーム加算　127
精神科リハビリテーション　135, 169
精神看護　2, 125
成人期　17, 37
精神障害　2, 121
精神障害者　121
精神障害者アウトリーチ推進事

業 135
精神障害者生活訓練施設 208, 209
精神障害者の処遇改善 181
精神障害者保健福祉手帳 190
精神障害治療の体系 65
精神症状 142, 154
成人初期 10, 17, 37
精神遅滞 55, 61, 78, 116
精神病院法 186, 187
精神病者監護法 186, 187
精神病者慈善救治会 185
精神分析 75
精神分析学 179
精神分析的精神療法 75
精神分裂病 96
精神保健 189, 193, 194, 195
精神保健医療福祉の改革ビジョン 133
精神保健及び精神障害者福祉に関する法律 4
精神保健指定医 205
精神保健福祉センター 196, 208, 209
精神保健福祉対策 193
精神保健福祉法 4, 189
精神保健法 188
精神療法 64, 74, 109, 167
性的関心・興奮障害 114
青年期 10, 15, 36
性別違和 114
生理的欲求 41
赤面恐怖 52
世代性 18
積極性 10, 13
摂食障害 77, 113
絶望 10
セリエ 26
セルフケア援助 155
セルフヘルプ運動 172, 201
セロトニン症候群 67
セロトニン・ノルアドレナリン再取り込み阻害薬 70
先鋭恐怖 52
全健忘 54
前向健忘 54
選択的セロトニン再取り込み阻害薬 69
前頭側頭型認知症 83
全般性不安障害 111, 161
全般てんかん 88

全般非運動発作 87
全般不安症 111
全般発作 87
せん妄 54, 165

そ

躁うつ病 96, 104
爽快気分 52
双極Ⅰ型障害 107
双極性障害 47, 102, 103, 108
双極Ⅱ型障害 107
巣症状 58
躁状態 68, 158
壮年期 10, 18
早発性痴呆 96
躁病 50, 102
躁病エピソード 104, 105
躁病性興奮 53
相馬事件 184
措置入院 205, 206
尊敬と承認の欲求 42

た

第1次予防 194
第1世代抗精神病薬 66
第1反抗期 12
退院後生活環境相談員 190, 199, 210
退院調整 142
体感幻覚 50, 98
退行 26
第3次予防 194
代償 26
第2次性徴 15
第2次予防 194
第2世代抗精神病薬 66
第2反抗期 15
大麻 94
代理行為 143
代理ミュンヒハウゼン症候群 35
他害 147
多幸 81
断酒会 93
単純酩酊 92
断眠療法 74

ち

地域社会 32
地域生活支援センター 137
地域精神医療サービス 197
地域包括ケアシステム 152, 197
チーム医療 127
知覚の障害 157
父親との関係 29
チック 35, 118
知的障害 22
知的能力障害 78
知能指数 55, 61
遅発性ジスキネジア 67
注意欠如・多動症 73, 116
注意欠如・多動性障害 73, 116
中核症状 78, 165
注察妄想 51, 98
超自我 75
治療共同社会 4, 64
治療的環境 127, 144
鎮静 141

つ

追跡妄想 51
通院治療 134
通所型施設 207
通信・面会制限 144, 147
憑きもの妄想 51

て

デイケア 197
定型欠神発作 89
停滞 10
適応機制 23
適応障害 112
テレンバッハ 105
転移 75, 124
てんかん 85
転換 26
てんかん重積状態 72, 89
てんかん症候群 88
てんかん分類 86
電気けいれん療法 74, 101, 110, 169
転倒 149
転落 149

と

同一化　13, 26
同一視　13, 26
冬季うつ病　108
統合失調型パーソナリティ障害　115
統合失調感情障害　95, 102
統合失調質パーソナリティ障害　115
統合失調症　77, 95, 96, 97
統合失調症型障害　49, 96
統合失調症様障害　102
道徳療法　180
逃避　26
頭部外傷後遺症　84
動物恐怖　111
トータル・ケア・システム　4
トータルリハビリテーション　199
特発性てんかん　88
ドメスティックバイオレンス　37
トラウマ　3

な

内因　47
内観療法　77
ナイトホスピタル　197
ナルコレプシー　114

に

ニート　17
二重人格　51
日常生活援助　142
入院形態　205
入院時オリエンテーション　141
入院中のリスクマネジメント　149
入院治療　135
乳児期　10
入所型施設　207
入眠幻覚　50
乳幼児期　34
任意入院　205
人間関係依存　164
妊娠　39
認知機能リハビリテーション　171
認知行動療法　75, 76, 102, 110
認知症　40, 55, 78, 165
認知症高齢者対策　210
認知症性老年精神障害　78
認知症の行動・心理症状　57, 78
認知療法　75, 76

の

ノイガルテン　19
脳挫傷　85
脳振盪　85
脳波検査　60, 90
ノーマライゼーション　32, 202
ノルアドレナリン・セロトニン作動性抗うつ薬　70

は

パーキンソン症候群　66, 67
パーキンソン病　73, 83
パーソナリティ障害　29, 114
ハームリダクション　93, 95
ハーロウ　11
バーンアウト　38
徘徊　56
ハヴィガースト　19
破瓜型　101
恥と疑惑の克服　12
発達　10
発達障害　28, 115
発達性てんかん脳症　89
発達段階　10
発達理論　10
抜毛症　35, 118
パニック症　111
パニック障害　111
パニック発作　52
反響言語　53
反響動作　53
反社会性パーソナリティ障害　115
反跳性不眠　71
ハンチントン病　84
反動形成　26
反応性愛着障害　29

ひ

ビアーズ　180
ピアサポート　172, 201
ピアジェ　10
ピーターパン症候群　17
被害妄想　51, 98
光トポグラフィー検査　61
光パルス療法　74
引きこもり　17, 36
非言語的メッセージ　121
微小妄想　51
ヒステリー　57
ピック病　83
非定型抗精神病薬　66
被毒妄想　51
避難行動要支援者　128
否認　26
ピネル　179
ヒポクラテス　177
病型不明てんかん　88
病気不安症　113
病識　81, 100, 121, 126, 167
病的物忘れ　81
広場恐怖　52
広場恐怖症　111
貧困妄想　51

ふ

不安　161
不安状態　55
不安発作　52
フォーカスチャーティング　132
服薬　155, 167
不潔恐怖　52
物質依存　94, 164
不登校　29, 30, 37
部分健忘　54
不眠障害　114
フラッシュバック　111
プリオン病　84
プレイセラピー　13
フロイト　25, 75, 179
ブロイラー　179
ブローカ失語　58
フローシート　132
ブロス　15
プロセスレコード　132
分離 - 個体化　12

分離不安症　119
分離不安障害　119

へ

平均在院日数　45
閉所恐怖　111
ペプロウ　129
ヘロイン　94
変換症　113

ほ

防衛機制　20, 23, 25, 75
包括型地域生活支援プログラム　102, 137, 154, 200
暴力　150
ホスピタリズム　183, 194, 199
勃起障害　114
ポリグラフ　60

ま

マーラー　10
マザーリング　11
魔女裁判　178
マズロー　41
マタニティブルー　40
まだら認知症　82
マックスウェル・ジョーンズ　4, 181
麻薬　95
マリファナ　94

み

ミオクロニー発作　89

む

無為　53, 56, 100, 162
無断離院　151

め

迷走神経刺激療法　90

メタボリックシンドローム　38
滅裂　50
滅裂思考　99
メラトニン受容体作動薬　71
メランコリー性格　105

も

妄想　50, 97, 158
妄想気分　51, 97
妄想性障害　49, 96, 102
妄想知覚　98
妄想着想　98
もうろう状態　54, 58
燃えつき症候群　38
モラトリアム　17
モラルハザード　7
森田療法　77

や

夜間せん妄　54
薬物依存　211
薬物中毒　211
薬物乱用防止対策　193, 211
薬物療法　65, 109, 167, 182

ゆ

有害作用　168
遊戯療法　13
優生保護法　187
ユング　75

よ

幼児期　10, 12
幼児初期　10
陽性症状　96
陽性転移　124
要配慮者　128
予期不安　52
抑圧　26
抑うつエピソード　104, 106
抑うつ障害群　107
抑うつ状態　56, 155

抑うつ性昏迷　56
抑制　50
欲求階層説　42
欲求不満　75
予防　194
四環系抗うつ薬　69

ら

ライシャワー事件　188
ライフサイクル　34, 194
ライフステージ　7
ラポール　122

り

リエゾン精神医学　53
リエゾン精神看護　127
リカバリー　199
力動精神医学　23
離人症　51
リストカット　36
リスペリドン　66
離脱症状　91, 95
リハビリテーション　199
リビドー　75
流動性知能　19

れ

レクリエーション療法　77, 102, 170
劣等感　10
レビー小体型認知症　83

ろ

老年期　10, 18
老年期精神障害　7
老年の英知　20
ロールシャッハ・テスト　61

わ

ワーカホリック　31
ワーク・ライフ・バランス　31

看護学入門　13巻　精神看護

2009年11月25日	第1版第1刷発行
2012年11月26日	第2版第1刷発行
2013年11月25日	第3版第1刷発行
2015年11月25日	第4版第1刷発行
2021年11月26日	第5版第1刷発行
2024年11月25日	第5版第4刷発行

定価（本体1,600円＋税）

編　著　　代表　榎本　哲郎 ©

＜検印省略＞

発行者　　亀井　淳

発行所　　株式会社 メヂカルフレンド社

https://www.medical-friend.jp
〒102-0073　東京都千代田区九段北3丁目2番4号　麹町郵便局私書箱48号　電話(03) 3264-6611　振替00100-0-114708
Printed in Japan　落丁・乱丁本はお取り替えいたします
ISBN978-4-8392-2285-7　C3347

印刷／大盛印刷㈱　製本／㈱村上製本所
001013-069

看護学入門 シリーズ一覧

第 1 巻	人体のしくみと働き
第 2 巻	栄養／薬理
第 3 巻	疾病の成り立ち
第 4 巻	保健医療福祉のしくみ／看護と法律
第 5 巻	基礎看護Ⅰ（看護概論）
第 6 巻	基礎看護Ⅱ（基礎看護技術）
第 7 巻	基礎看護Ⅲ（臨床看護概論）　特論：治療法概説
第 8 巻	成人看護Ⅰ （成人看護概論，呼吸器疾患患者の看護，循環器疾患患者の看護，消化器疾患患者の看護，血液・造血器疾患患者の看護）
第 9 巻	成人看護Ⅱ （内分泌・代謝疾患患者の看護，腎・泌尿器疾患患者の看護，脳神経疾患患者の看護，アレルギー疾患・膠原病患者の看護，感染症・結核患者の看護，女性生殖器疾患患者の看護）
第 10 巻	成人看護Ⅲ （骨・関節・筋疾患患者の看護，皮膚疾患患者の看護，眼疾患患者の看護，耳鼻咽喉疾患患者の看護，歯・口腔疾患患者の看護）
第 11 巻	老年看護
第 12 巻	母子看護（母性の看護，小児の看護）
第 13 巻	精神看護

新刊 基礎分野

- 人間と生活・社会
- 論理的思考の基盤